急性期の検査・治療・看護・リハビリまで

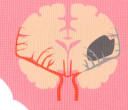

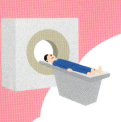

やさしくわかる
脳卒中

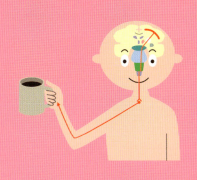

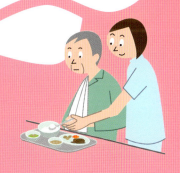

監修 永田　泉
編集 波多野武人
　　 平田雅彦

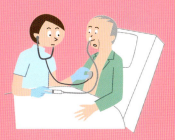

照林社

編著者一覧

● **監修**　永田　泉　　小倉記念病院 病院長

● **編集**　波多野武人　小倉記念病院 脳卒中センター長
　　　　　平田雅彦　　小倉記念病院看護部 ICU 病棟科長

● **執筆**（執筆順）

鎌田貴彦	小倉記念病院脳神経外科
瀧田　亘	名古屋医療センター脳神経内科、元 小倉記念病院脳神経外科
波多野武人	小倉記念病院 脳卒中センター長
安藤充重	小倉記念病院脳神経外科 部長
千原英夫	小倉記念病院脳神経外科 副部長
坂　真人	黒川病院脳神経外科 副院長、元 小倉記念病院脳神経外科 副部長
小倉健紀	小倉記念病院脳神経外科 副部長
定政信猛	武田病院脳卒中センター 部長、元 小倉記念病院脳神経外科 部長
甲斐康稔	飯塚病院脳神経外科 診療部長、元 小倉記念病院脳神経外科 副部長
鈴木啓太	小倉記念病院脳神経外科
徳永敬介	九州医療センター脳血管・神経内科、元 小倉記念病院脳神経外科
弓削恵子	小倉記念病院総合入退院支援センター 看護主任、救急看護認定看護師
秀田佳恵	小倉記念病院総合6階病棟 看護師、脳卒中リハビリテーション看護認定看護師
渡邊俊一	小倉記念病院 SCU 病棟 看護主任、脳卒中リハビリテーション看護認定看護師
相間知子	小倉記念病院医療支援総合サービスセンター 看護主任、脳卒中リハビリテーション看護認定看護師
市川真弓	小倉記念病院手術室 看護主任、手術看護認定看護師
濱井里佳	小倉記念病院手術室 看護師
豊里美穂	小倉記念病院手術室 看護師
高瀬ミサ	小倉記念病院医療支援課 退院調整看護師
高津康弘	小倉記念病院外来1 看護師
橋口友賀	小倉記念病院 SCU 病棟 看護師
両角麻理子	元小倉記念病院 SCU 病棟 看護師
原　陽子	元 小倉記念病院 SCU 病棟 看護師
石丸智之	小倉記念病院リハビリテーション科 理学療法士
菅原由香	小倉記念病院リハビリテーション科 言語聴覚士
藤川和輝	小倉記念病院リハビリテーション科 作業療法士
隈本伸生	小倉記念病院クオリティマネジメント科 看護主任、摂食・嚥下障害看護認定看護師
秋永弘美	小倉記念病院総合6階病棟 看護主任、認知症看護認定看護師
清水誉志	小倉記念病院薬剤部 課長
津田啓子	元 小倉記念病院 SCU 病棟 看護師
井上由紀	小倉記念病院栄養管理課 課長
中西優子	小倉記念病院 SCU 病棟 看護師
長野羽津季	小倉記念病院 SCU 病棟 看護師
長嶋史門	小倉記念病院医療連携課 主任 医療ソーシャルワーカー
高田清久	小倉記念病院 SCU 病棟 看護師
松本　卓	小倉記念病院経営企画部企画広報課

序

　『LIFE SHIFT（ライフ・シフト）――100年時代の人生戦略』（リンダ・グラットン 他著）がベストセラーとなり、「人生100年時代」という言葉をよく耳にするようになりました。この書のなかで、西暦2100年以降に50％が100歳を超える時代がくるという研究結果が紹介されています。

　脳卒中に関しては、確かに医療の進歩により死亡することが少なくなっており、今後も死亡率はさらに低下すると予想されます。しかし、いったん脳卒中を発症すると、後遺症を残すことが多く、日本の寝たきりの原因として不動の第1位となっています。寿命のみでなく健康寿命を延ばすために、脳卒中の予防と治療の重要性が、患者や医療従事者以外にも広く社会に認識されてきており、昨年末には「健康寿命の延伸等を図るための脳卒中、心臓病その他の循環器病に係る対策に関する基本法（脳卒中・循環器病対策基本法）」が成立しました。

　今後さらにその予防と治療の重要性が認識され、注目されてくるであろう脳卒中に関し、どなたが手に取ってもわかりやすく、実践的ですぐに役に立つ本をめざして、本書を作成しました。基礎知識編では、医療従事者以外の方でも理解できる脳卒中に関する基礎知識から専門知識、最新の知見までを詰め込みました。看護実践編では、看護スタッフのみではなく、脳卒中のハイボリュームセンターである当院の脳卒中にかかわるさまざまな分野の経験豊富な専門スタッフが、初期対応から治療・看護・リハビリテーション・退院支援までを、実践的にわかりやすく解説しています。

　文章をじっくり読むと専門性の高い濃い内容ですが、全編を通じて、イラストや写真、その解説だけを見ても理解しやすい構成となっています。必要に応じて、さまざまな活用方法でいろいろな方に読んでいただければ幸いです。

2019年2月

小倉記念病院
脳卒中センター長
波多野武人

チーム医療での看護の役割

　医師には、患者さんの医療全体に目を配り、各専門職種のもつ情報や技能を集約して、治療の方向性を導いていくチームの責任者、指揮官としての役割が求められます。
　一方、看護師に最も求められることは、患者さんや家族に常に寄り添って、その不安や苦痛が少しでも和らぐように気を配り、環境を整備し、周囲との関係を調整することでしょう。そのためには、すぐれた看護技術を習得することだけではなく、患者さんや家族の気持ち、欲求を察知して理解する能力や、各専門職種の業務内容に関するおおまかな知識も必要です。
　チーム医療が、患者さんを中心として、その周囲を多職種が取り巻く球体だとすれば、医師は全体を覆い形を支える被膜であり、看護師は患者さんを直接包み、中層にいる多職種との間を取り持つ最深層に位置します。看護師は医師と協調して、チーム医療を成立させる重要な役割を担っています。

　脳の疾患では、言葉の障害が現れたり、疾患の自覚ができなくなったりして、多くの患者さんは適切に自分の希望を伝えることが難しくなります。医師が診察しても、本当に患者さんの訴えが引き出せているか、わからないこともしばしばあります。そのなかで、患者さんや家族の近くで最も多くの時間を過ごす看護師の役割は大きく、看護の観察で得られた情報が医師の判断の中心になります。それらの観察をもとに、看護師、医師、薬剤師、セラピスト、ソーシャルワーカーなど多職種が協力して、薬物療法、手術、リハビリテーションなどの治療方針から、在宅までの道筋、再発予防など、患者さんの疾患や今後の生活全体を考えることになります。

　また、脳卒中では患者さんが急変することが珍しくありません。急変するといっても、血圧や呼吸など、バイタルサインに変化が出ることもありますが、脳の場合は意識状態レベルが悪化する、言葉が出なくなるなど、モニタリングではわからないような症状が突然出現することもあります。脳卒中をみる看護師には、患者さんの微妙な変化に気づいて、急変を前もって回避したり、すばやく発見して医師とともに適切な治療を行い、患者さんの予後を改善する役割もあるのです。

2019年2月

小倉記念病院看護部
SCU病棟科長
平田雅彦

CONTENTS

はじめに 脳卒中って何だろう？ ……………………… 鎌田貴彦、瀧田 亘、波多野武人 viii

基礎知識 編

1章 脳卒中の理解に必要な解剖生理 … 1

解剖
① 脳の構造 …………………………………………… 鎌田貴彦、瀧田 亘、波多野武人 2
② 脳を覆う膜：髄膜 ………………………………… 鎌田貴彦、瀧田 亘、波多野武人 10
③ 脳に栄養を運ぶ血管：大動脈～頸部動脈、脳血管 … 鎌田貴彦、瀧田 亘、波多野武人 11
④ 頭蓋内をめぐる脳血管 …………………………… 鎌田貴彦、瀧田 亘、波多野武人 12
⑤ 内頸動脈と外頸動脈 ……………………………… 鎌田貴彦、瀧田 亘、波多野武人 15
⑥ 椎骨動脈と脳底動脈 ……………………………… 鎌田貴彦、瀧田 亘、波多野武人 17

病態生理
⑦ 血液の流れ（脳循環） …………………………… 鎌田貴彦、瀧田 亘、波多野武人 18
⑧ 脳循環の自動調節能 ……………………………… 鎌田貴彦、瀧田 亘、波多野武人 20
⑨ 髄液の流れ（髄液循環） ………………………… 鎌田貴彦、瀧田 亘、波多野武人 21

2章 脳卒中の検査画像の見かた … 23

① 脳の画像検査 …………………………………………………………………… 安藤充重 24
② CT検査の特徴 ………………………………………………………………… 安藤充重 30
③ MRI検査の特徴 ………………………………………………………………… 安藤充重 33
④ 超音波（エコー）検査の特徴 ………………………………………………… 安藤充重 37
⑤ 脳血管撮影検査の特徴 ………………………………………………………… 安藤充重 39
⑥ 脳血流シンチグラフィー検査の特徴 ………………………………………… 安藤充重 41
⑦ 心臓超音波（心エコー）検査の特徴 ………………………………………… 安藤充重 43

3章 脳卒中の症状、検査、治療 … 45

① 脳梗塞 …………………………………………………………………………………… 46
　原因と分類 ………………………………………………………………………… 千原英夫 46
　症状 ………………………………………………………………………………… 千原英夫 50
　検査 ………………………………………………………………………………… 千原英夫 51

治療（超急性期、急性期〈回復期〉、慢性期〈予防〉）......... 坂　真人、千原英夫　52
② 脳出血　73
　　原因と分類 .... 坂　真人、小倉健紀　73
　　症状 .... 坂　真人、小倉健紀　75
　　検査 .... 坂　真人、小倉健紀　75
　　治療 .... 坂　真人、小倉健紀　79
③ くも膜下出血　83
　　原因と病態 .... 定政信猛　83
　　症状 .... 定政信猛　84
　　検査 .... 定政信猛　85
　　治療 .... 定政信猛　86
　　合併症 .... 定政信猛　88
④ 無症候性病変　93
　　無症候性脳梗塞 .... 甲斐康稔、鈴木啓太　93
　　無症候性頭頸部動脈狭窄・閉塞 .... 甲斐康稔、鈴木啓太　94
　　微小脳出血 .... 甲斐康稔、鈴木啓太　95
　　未破裂脳動脈瘤 .... 甲斐康稔、鈴木啓太　96
⑤ その他の脳卒中　98
　　脳動脈解離 .... 徳永敬介、鈴木啓太　98
　　もやもや病 .... 徳永敬介、鈴木啓太　99
　　脳動静脈奇形（AVM） .... 徳永敬介、鈴木啓太　100
　　硬膜動静脈瘻（dAVF） .... 徳永敬介、鈴木啓太　101
　　脳静脈洞血栓症 .... 徳永敬介、鈴木啓太　101

看護実践 編

1章　疾患別の看護　103

① ［共通］救急搬送時の看護 .... 弓削恵子　104
　　発症より来院までの対応 .... 弓削恵子　105
　　院内発症の場合 .... 弓削恵子　109
② 脳梗塞・一過性脳虚血発作（TIA）　110
　　脳梗塞（急性期）の看護 .... 秀田佳恵　110
　　出血性梗塞の看護 .... 秀田佳恵　115
　　分枝粥腫型梗塞（BAD）の看護 .... 秀田佳恵　116

一過性脳虚血発作（TIA）の看護 .... 秀田佳恵　116
③ 脳出血　122
　　　出血部位と症状 .... 渡邊俊一　122
　　　急性期の看護 .... 渡邊俊一　123
④ くも膜下出血　130
　　　急性期（搬入直後、術前）の看護 .... 相間知子　130
　　　急性期（術後）の看護 .... 相間知子　132

2章　治療別の看護　135

① 開頭手術 136
　　　外科的治療を適応した場合の看護 .... 渡邊俊一　136
　　　術前の看護 .... 市川真弓、濱井里佳、豊里美穂　137
　　　術中の看護 .... 市川真弓、濱井里佳、豊里美穂　138
　　　術後の看護 .... 高瀬ミサ　144
② 脳血管内治療 151
　　　治療前の看護 .... 高津康弘　151
　　　治療中の看護 .... 高津康弘　156
　　　治療後の看護（合併症の観察・ケア） .... 橋口友賀　164
　　　頸動脈ステント留置術後に起こる合併症の観察・ケア .... 橋口友賀　167
③ 血栓溶解療法 169
　　　受け入れ準備〜投与開始までの看護 .... 秀田佳恵　169
　　　投与後の看護 .... 秀田佳恵　170
④ ドレナージ管理 172
　　　閉鎖式ドレナージ（皮下、硬膜下、硬膜外）の看護 ...... 両角麻理子、原　陽子　173
　　　開放式ドレナージ（脳室、脳槽、スパイナル）の看護 .. 両角麻理子、原　陽子　175

3章　脳卒中急性期のリハビリテーションと看護　179

① 脳卒中急性期の離床とADL評価 .... 石丸智之、秀田佳恵　180
② 運動機能障害 .... 石丸智之、渡邊俊一　189
③ 高次脳機能障害 .... 菅原由香、相間知子、秀田佳恵、藤川和輝　202
④ 嚥下障害 .... 隈本伸生　215
⑤ 脳卒中後うつ病とアパシー .... 秋永弘美　221

4章 脳卒中に使用される薬剤の知識 225

① 脳梗塞の薬物療法 .... 清水誉志、津田啓子 226
② 脳出血の薬物療法 .... 清水誉志、津田啓子 229
③ くも膜下出血の薬物療法 .... 清水誉志、津田啓子 231

5章 脳卒中の栄養管理と看護 233

① 脳卒中の栄養管理 .... 井上由紀、中西優子 234
② 栄養剤の投与 .... 井上由紀、中西優子 239

6章 再発予防と退院支援 243

① 再発予防と退院指導 .... 長野羽津季 244
② 退院支援と在宅調整 .... 長嶋史門、高田清久 248

COLUMN・TOPICS

適応が広がるrt-PA静注療法 55 ／抗凝固薬と抗血小板薬、使い分けの根拠は？ 57 ／血行再建術（CAS・CEA）後の合併症：過灌流症候群 66 ／当院における救急室看護師の役割とチーム連携 107 ／脳卒中の評価スケール：NIHSS 117 ／患者にとっての正常を理解する 162 ／離床を行う際の基準は？ 182 ／よりよい介助を行うために 199 ／NOAC or DOAC？ 232

資料：GCS、Fisher分類 22 ／ABCD^{2}スコア、mRS 44 ／ Brunnstrom Stage 102 ／ 本書に登場する脳卒中にかかわる主なスケール・指標一覧 254
索引 255

- 本書で紹介している検査・治療・ケア方法などは、著者が臨床例をもとに展開しています。実践により得られた方法を普遍化すべく努力しておりますが、万一本書の記載内容によって不測の事故等が起こった場合、著者、出版社はその責を負いかねますことをご了承ください。
- 本書掲載の写真は、臨床例のなかからご本人・ご家族の同意を得て使用しています。
- 本書に記載している薬剤・材料・機器等の選択・使用方法については、出版時最新のものです。薬剤等の使用にあたっては、個々の添付文書を参照し、適応、用量等は常にご確認ください。

装丁・本文デザイン：熊アート　本文イラスト：津田蘭子、熊アート
DTP制作：株式会社明昌堂

> はじめに

脳卒中って何だろう？

1. 脳の血管障害が原因で発症する

脳卒中とは、脳の血管障害が原因で発症する疾患群の総称です。

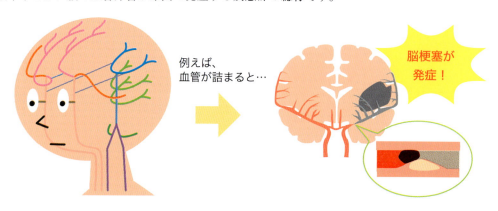

2. 症状は突然起こる

「ついさっきまで元気だったのに、突然、手足が動かなくなった」というような急性発症のエピソードを訴えることが多く、具体的な時間も言える場合が多いです。

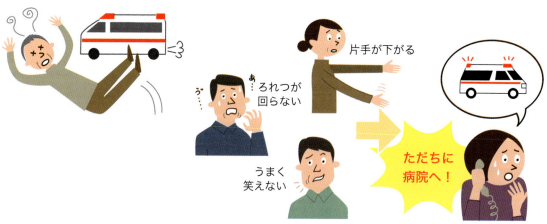

文献
1. 厚生労働省：平成29年（2017）人口動態統計月報年計（概数）.
   https://www.mhlw.go.jp/toukei/saikin/hw/jinkou/geppo/nengai17/index.html（2019. 1. 10. アクセス）
2. 厚生労働省：平成28年度国民生活基礎調査.
   https://www.mhlw.go.jp/toukei/saikin/hw/k-tyosa/k-tyosa16/index.html（2019. 1. 10. アクセス）

3. 死因の第3位、寝たきり原因の第1位

脳卒中は、2019年2月現在、わが国の死因の第3位を占めます（第1位：悪性新生物〈がん〉、第2位：虚血性心疾患）[1]。寝たきりの原因としては第1位であり、寝たきりとなった患者の約40％は脳卒中が原因です[2]。

4. 生活習慣病が大きく関与する

脳卒中には、高血圧、脂質異常症、糖尿病、喫煙など、いわゆる生活習慣病が大きく関与しています。また、食生活の欧米化などにより、日本人の脳卒中（特に脳梗塞）の割合が増加しています。

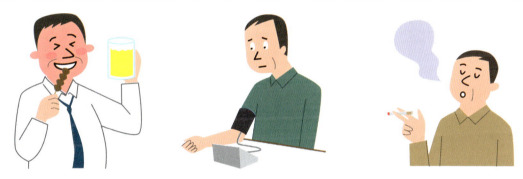

5. 虚血性と出血性に分かれる

脳卒中は、血管が詰まることで発症する「**虚血性脳卒中**」と、血管が破れて発症する「**出血性脳卒中**」に大別されます。虚血性脳卒中の代表疾患としては**脳梗塞**が、出血性脳卒中の代表疾患としては**脳出血**や**くも膜下出血**が挙げられます。

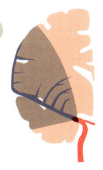

虚血性脳卒中
- 脳梗塞

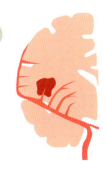

出血性脳卒中
- 脳出血
- くも膜下出血

代表疾患 ❶

脳梗塞

詳しくは ➡ 基礎知識 p.46
看護実践 p.110

主に脳動脈の閉塞によって起こる「虚血性」障害

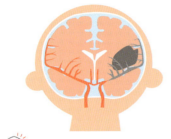
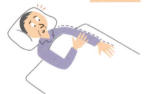

- 脳へと伸びる血管が閉塞したり、重度の狭窄を起こして血液の供給が十分でなくなった場合、血管の支配領域の細胞が栄養不足から死に至ります。まれに、脳の静脈が詰まることで血液の流れが悪くなり、脳梗塞が起こることもあります。
- 脳細胞は、皮膚などとは違って再生能力がないため、一度死滅した細胞はもとには戻りません。このように、==脳細胞が不可逆的に障害された状態==を「脳梗塞」といいます。脳梗塞は、主に4つの病型（**心原性脳塞栓症**、**アテローム血栓性脳梗塞**、**ラクナ梗塞**、**その他の脳梗塞**）に分類されます。
- 脳梗塞が起こる前触れの状態を**一過性脳虚血発作**（transient ischemic attack：TIA）といいます。脳梗塞と同様に突然症状がみられますが、多くは24時間以内に消失し、画像検査でも脳梗塞の所見を認めない場合を指します。TIAは、その後、脳梗塞に進展する危険性が高いといわれており、早急な原因検索や脳梗塞に準じた治療を行う必要があります。

心原性脳塞栓症

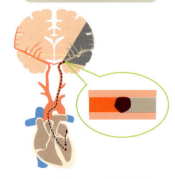

- 心臓からの血栓が脳動脈に詰まる

アテローム血栓性脳梗塞

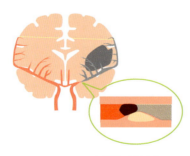

- アテローム硬化が原因で詰まる

ラクナ梗塞

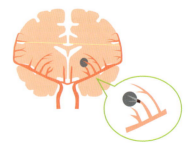

- 高血圧症によって細い血管が詰まる

代表疾患❷
脳出血

詳しくは ➡ 基礎知識 p.73
　　　　　　看護実践 p.122

脳の血管が破裂し、頭のなかで出血する「出血性」障害

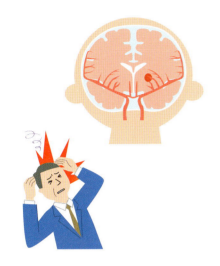

- 脳の血管が破れて、頭のなかで出血した状態をいいます。
- 脳出血の多く（約60％）は、高血圧症を基盤とする高血圧性脳出血です。高血圧と動脈硬化により脳細動脈が壊死を起こし、小さな血管のこぶ（微小動脈瘤）ができます。強い力（高血圧）がかかることにより、その微小動脈瘤が破れて脳出血を引き起こします。
- アルコール常飲者、肝機能障害者、血小板減少症の患者では止血機構の作用が悪く、大量出血になる傾向があります。
- 高血圧のほかには脆弱な血管ができる疾患（脳動静脈奇形、もやもや病、血管腫、脳腫瘍、アミロイドアンギオパチーなど）の合併症として脳出血が起こることもあります。

代表疾患❸
くも膜下出血

詳しくは ➡ 基礎知識 p.83
　　　　　　看護実践 p.130

くも膜下腔に出血することで起こる「出血性」障害

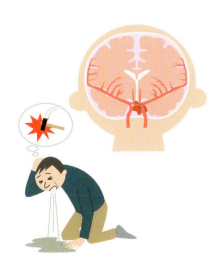

- くも膜下腔（脳の表面とくも膜の間のスペース）に出血が起きた場合にこう呼ばれます。
- 原因の多くは脳動脈瘤の破裂で、くも膜下出血の70〜80％に当たります。脳動脈瘤が破裂した場合、急激な頭蓋内圧の上昇により激しい頭痛や悪心・嘔吐、項部硬直などが、脳灌流の低下により意識障害が出現します。また、頭蓋内圧がさらに上昇すると、周囲の脳組織を圧迫して死に至ることもあります。
- くも膜下出血発症後の病態としては、再出血（最も多いのは、最初の出血後24時間以内）や水頭症、脳血管攣縮（くも膜下出血後第4〜14病日に発生）などがあり、時期に応じたケアが必要になります。

本書の特徴と活用法

脳卒中の「基礎知識」と看護師が知っておきたい「看護実践」のポイントを、2部構成でわかりやすく解説しています。解剖生理・検査・治療と看護を結びつけて理解することが大切です。

基礎知識編

基礎知識がわかる

まずおさえたい脳の構造や血管・神経の解剖生理、脳卒中の疾患の知識、検査・治療法を解説

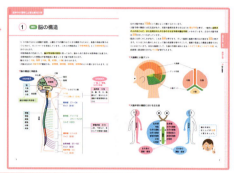

画像の見かたがわかる

CT・MR検査を中心に、脳卒中で行われる主な画像検査の見かたについて、おおまかなポイントを解説

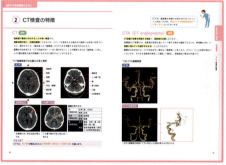

看護実践編

看護実践がわかる

疾患別、治療別の看護や薬剤の知識、栄養管理、再発予防と退院支援について、流れにそった看護のポイントや役割を解説

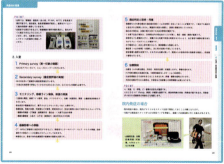

リハビリテーションがわかる

病棟でできる急性期リハビリテーションの介入方法や、麻痺の評価方法など、ナースが知っておきたいポイントを解説

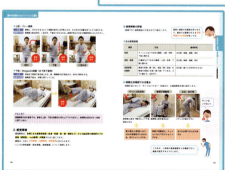

基礎知識 編

1章 脳卒中の理解に必要な解剖生理

脳卒中を理解するには、脳の機能や構造、血液の流れなどを知っておくことが欠かせません。体のなかで最も重要な脳には、さまざまなしくみとはたらきがあります。まずは、おおまかに脳の構造と病態生理をおさえておきましょう。

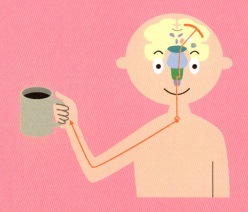

1 解剖 脳の構造

- ヒトの体のなかには運動や感覚、心臓などの内臓のはたらきを調節するために、無数の神経が張りめぐらされて、ネットワークを形成しています。これらの神経系は「中枢神経系」と「末梢神経系」に分けられます。
- 中枢神経系の代表として、**脳が司令塔の役目**を担っており、脳から出た指令は末梢神経に伝達され、末梢神経系からの情報は中枢神経系に集まってきて脳で処理されます。
- 脳は大きく大脳、脳幹（中脳、橋、延髄）、小脳に分けられます。
- 大脳は左右の大脳半球で構成され、前頭葉、頭頂葉、側頭葉、後頭葉の4つの葉に分けられます。左

▼脳の構造と神経系

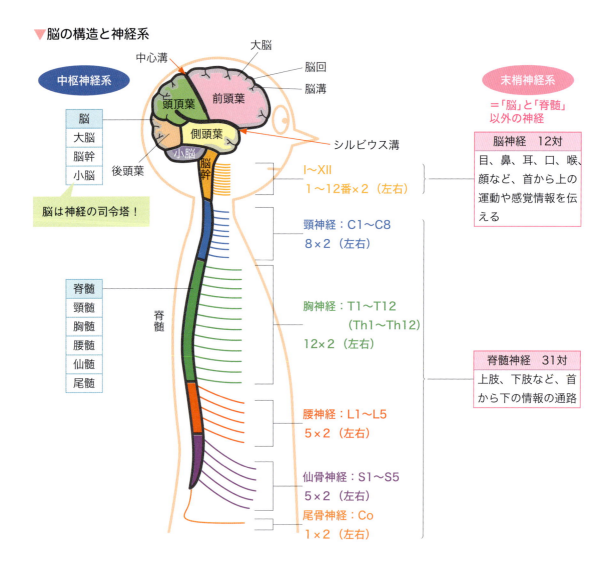

右の大脳半球は**大脳鎌**という膜によって隔てられています。
- 大脳半球の機能には左右差があり、言語や論理的思考を司るほうを優位半球と呼び、一般的に右利きの人のほとんど、また左利きの人の2分の3は左半球が優位半球といわれています。左右の大脳半球は脳梁を介してつながっています。
- 脳表には多くのしわがあり、これを脳溝と呼びます。そして脳溝と脳溝の間の山の部分を脳回と呼びます。ヒトはこれら脳のしわによって脳の表面積を増やすことで、複雑で発達した機能を獲得できたといわれています。有名な脳溝として、大脳の外側を斜めに走るシルビウス溝（シルビウス裂）や、前頭葉と頭頂葉を分ける中心溝が挙げられます。

▼大脳鎌と小脳テント

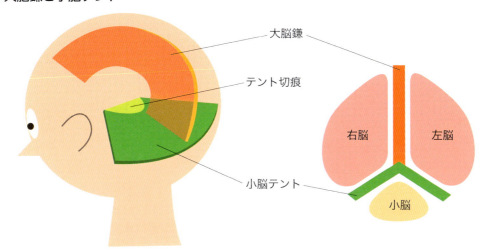

▼大脳半球の機能における左右差

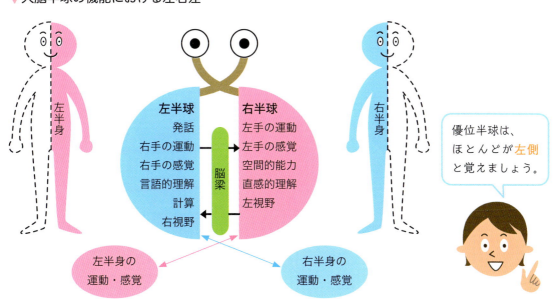

大脳 脳の約80%を占める

- 脳の断面を見てみると、大脳の表面にある薄い層（皮質）や深部の**大脳基底核**、**視床**と呼ばれる部分は灰色にみえるため、「**灰白質**」と呼ばれます。この部分には多数の**神経細胞体**が集合し、情報を受け取り、処理を行っています。
- 一方で、大脳皮質の下の深い部分（髄質）は白っぽくみえるため、「**白質**」とも呼ばれ、神経細胞から伸びる**神経線維（軸索）**が多く存在して情報伝達を行っています。
- 大脳の深部について細かくみると、視床の外側には**内包**があり、ここを運動や感覚に関与する神経線維が集合して通ります。さらに内包の周囲には大脳基底核（**淡蒼球、被殻、尾状核**）があります。
- これら内包や視床、基底核の領域は、==脳卒中の好発部位のため重要==です。
- 視床、視床上部、視床下部をあわせて**間脳**と呼びます。

▼ 脳の断面図

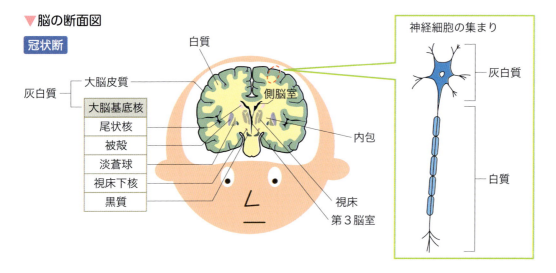

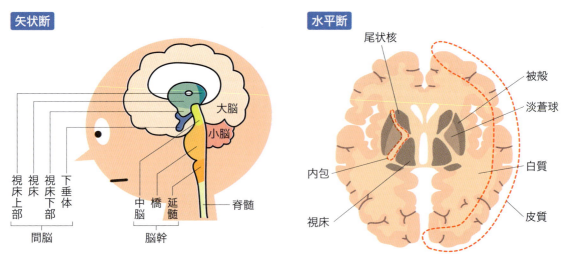

- 大脳のそれぞれの葉（前頭葉、頭頂葉、側頭葉、後頭葉）の皮質には、いくつかの「野」があります。それぞれの野にはさまざまな機能があり、関係する野どうしが連携して機能しています。
- それぞれの野から出た指令は、白質の神経線維を通り末梢に伝達されます。逆に末梢からそれぞれの野に向かう情報も同様です。これらの経路のうち、特に有名なものに運動路である皮質脊髄路（錐体路）と、感覚路である脊髄視床路があります（→p.8参照）。
- 運動路：一次運動野から出た指令が体の各部の筋肉へと伝えられる経路です。指令は同側の内包、脳幹を通って下行し、延髄下部錐体部で大部分が反対へ交叉し（延髄交叉）、脊髄を下行し、末梢神経を通って筋肉へと伝えられます。
- 感覚路：体の各部の感覚器からの情報は、末梢神経から脊髄に入ってすぐに反対側へと交叉し、脊髄を上行し、視床を経由し体性感覚野に到達します。
- 運動路は延髄で、感覚路は脊髄で反対側に交叉するため、いずれも脳での障害は反対側の症状として現れます。

▼大脳の「葉」と「野」

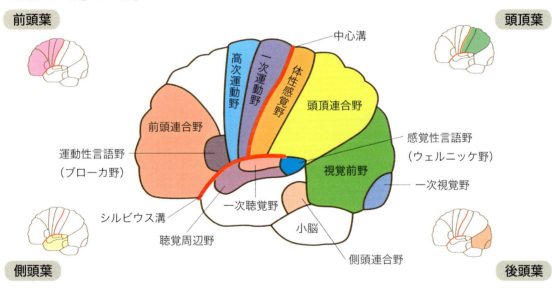

▼ 大脳の「葉」「野」とその機能

葉	野	機能	障害されると…
前頭葉	高次運動野	・運動の準備やプログラムを行う	・反対側の運動麻痺が起こる
	一次運動野	・準備、プログラムされた指令が一次運動野に送られ、実際の運動の指令が出される	
	運動性言語野（ブローカ野）	・言語の運動要素（話す、書くなど）の中枢 ・優位半球に存在する	・運動性失語（ブローカ失語）が出現する
	前頭連合野	・ヒトは、他の哺乳類と比べてこの部分の体積が特に大きくなっている ・複雑な感情や思考、計画性、注意力、社会性（コミュニケーションなど）など、人間らしく生きるために必要な場所といえる	・さまざまな症状が出現する ・複雑な思考、行動、判断力の欠如、自発性が著しく低下する場合もあれば、感情の起伏が激しく、多幸性になり、場の空気が読めなくなったりする。いずれも社会生活が困難になる
後頭葉	一次視覚野	・目からの情報を視覚情報として認識し、視覚前野に伝える	・部位に応じて反対側の視野障害が出現する ・両側の一次視覚野が障害されると盲（皮質盲）となる ・視覚前野とその周辺の障害で、物体失認（見ているものが何であるか理解できない）、相貌失認（誰の顔かわからない）、色彩失認（色が認識できない）、視覚運動盲（空間のなかでの物の動きが把握できない）などの症状が出現する
	視覚前野	・一次視覚野からの情報を、頭頂葉、側頭葉の連合野に伝える ・情報が側頭連合野に伝えられると、記憶と照らし合わせて見ているものが何であるか判断する。また、頭頂連合野では、見ているものがどこにあるかを判断する	
側頭葉	一次聴覚野 聴覚周辺野	・耳からの情報を一次聴覚野で音として認識し、さらに聴覚周辺野で何の音かを認識する ・右耳からの情報は、両側の一次聴覚野に伝えられる（左耳も同様）	・どちらか片側の一次聴覚野の障害では、症状は出現しない。しかし、両側が障害されると耳では聴こえているが音として認識できないため、聾（ろう）の状態（皮質聾）となる ・聴覚周辺野の障害では、環境音失認（聴こえてはいるが何の音かわからない状態）が出現する
	感覚性言語野（ウェルニッケ野）	・言葉を理解する領域で、優位半球に存在する	・感覚性失語（ウェルニッケ失語）が出現する
	側頭連合野	・後頭葉からの視覚情報を経験、記憶とすり合わせて、見ているものが何であるかを判断する	・視覚前野の障害と同様に、物体失認や相貌失認が出現する
	内側側頭葉	・側頭葉の内側には、海馬があり、記憶に関係する	・海馬の障害では、記銘力障害が出現する。アルツハイマー型認知症では、海馬の萎縮を画像上も確認できる
頭頂葉	体性感覚野	・反対側の末梢から伝えられた体のさまざまな感覚を認識する	・反対側の感覚障害が起こる
	頭頂連合野	・体性感覚野の感覚情報のみでなく、後頭葉からの視覚情報、側頭葉からの聴覚情報などを統合し、空間感覚や運動を認識する ・読む、書く、計算などにもかかわる	・障害を受ける側によって症状が異なる（p.7表）

頭頂連合野の障害による主な症状

左の障害で出現	右の障害で出現	どちら側の障害でも出現
・失読（読めない）、失書（書けない）、失計算（計算できない） ・手指失認（指がどの指かわからない） ・左右失認（左右がわからない） ・観念性失行（それまでできていた行為ができない、道具の使い方がわからなくなる） ・観念運動性失行（自発的にはできるが、他人から言われたことはできない）	・半側空間無視（見えているのに左側にあるものを認識できない） ・着衣失行（服を着たり脱いだりできない） ・病態失認（麻痺があるのに何ともないと言う）	・半側身体失認（自分の体の半分を無視する） ・構成障害（図形の構成などを再現できない、模写できない）

脳幹・小脳　生命維持と運動・バランスを担う

- 脳幹は上から中脳、橋、延髄からなり、大脳の下にあります。大脳と中脳がつながっており、延髄は脊髄につながります。
- 小脳は脳幹の後ろ側で、頭蓋骨の後頭蓋窩というところに存在します。大脳とは小脳テント（→p.3参照）によって隔てられています。
- 脳幹は大脳、脊髄、小脳を結ぶ神経線維がすべて通り、生命維持に不可欠な部分です。また小脳は脳幹と3か所の小脳脚（上・中・下小脳脚）を介して連絡を取り合い、四肢、体幹の動きの調節やバランスの調節などを行っています。

▼脳幹と小脳

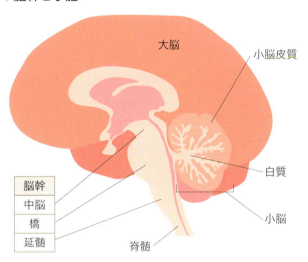

脳卒中の理解に必要な解剖生理

▼運動路（錐体路）と感覚路（脊髄視床路）

一次運動野と運動路（錐体路）

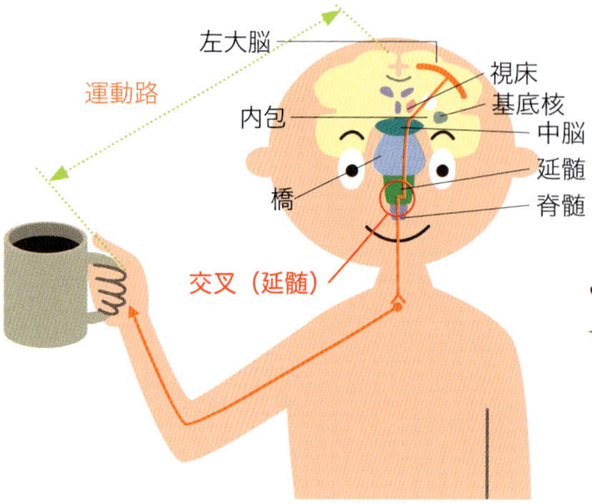

運動路

左大脳／視床／基底核／内包／中脳／橋／延髄／脊髄
交叉（延髄）

体性感覚野と感覚路（脊髄視床路）

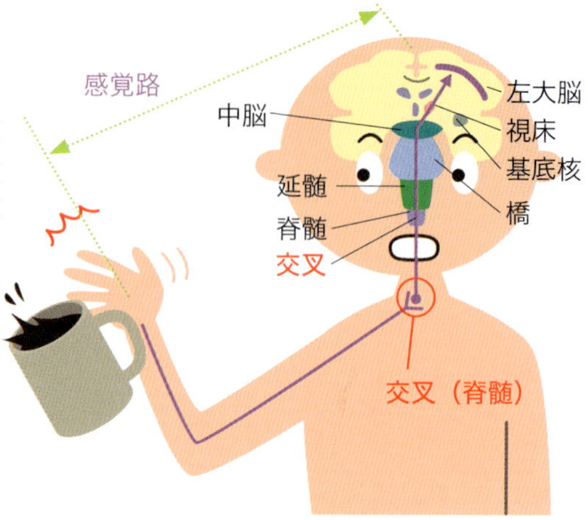

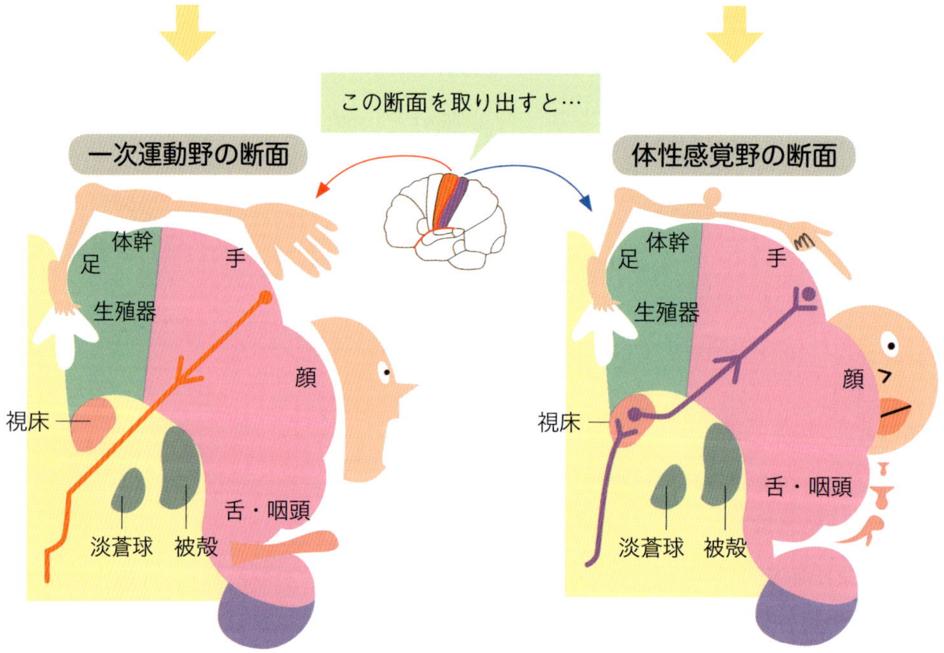

感覚路

左大脳／視床／基底核／中脳／橋／延髄／脊髄
交叉
交叉（脊髄）

この断面を取り出すと…

一次運動野の断面

体幹／足／生殖器／手／顔／舌・咽頭／視床／淡蒼球／被殻

- 手と顔の絵が大きく描かれていて目立つ。これは、顔や手が非常に繊細な動きをするため、広い範囲の運動野から指令が出ているため

体性感覚野の断面

体幹／足／生殖器／手／顔／舌・咽頭／視床／淡蒼球／被殻

- 舌や顔、手が大きく描かれている。より敏感に感じる部分からの情報処理には、広い範囲の大脳皮質が必要であることを示している

- 脳神経は脳から直接出る12対の末梢神経で、Ⅰ～Ⅻの番号がついています。
- Ⅰ（嗅神経）とⅡ（視神経）を除くすべての脳神経が、脳幹から出ています。

▼脳神経のはたらき

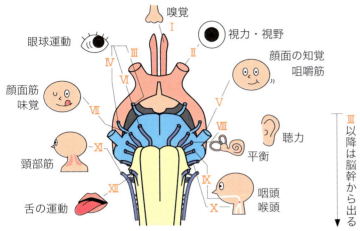

	名前	機能	障害
Ⅰ	嗅神経	においを嗅ぐ	嗅覚障害
Ⅱ	視神経	見る	視力・視野障害
Ⅲ	動眼神経	目を動かす まぶたを上げる 縮瞳	複視 眼瞼下垂 散瞳
Ⅳ	滑車神経	目を動かす	複視
Ⅴ	三叉神経	顔の感覚を伝える 噛む筋肉を動かす	顔の感覚障害
Ⅵ	外転神経	目を外側に動かす	複視
Ⅶ	顔面神経	顔の筋肉を動かす（表情） 舌（前2/3）の味覚	顔面麻痺 味覚障害
Ⅷ	聴神経 （内耳神経）	聴く 平衡感覚	聴力障害、めまい 平衡機能障害
Ⅸ	舌咽神経	咽頭の運動、感覚 舌（後1/3）の味覚	嚥下障害、構音障害 味覚障害
Ⅹ	迷走神経 副交感神経	咽頭、喉頭の運動	嚥下障害、構音障害 嗄声（声帯麻痺でかすれ声になる）
Ⅺ	副神経	胸鎖乳突筋、僧帽筋の運動	首、肩の運動障害
Ⅻ	舌下神経	舌を出す運動	舌を出すと麻痺のある側に舌が曲がる

脳神経は、「嗅いで視る、動く車の三の外、顔聴く咽に迷う副舌」と覚えましょう！

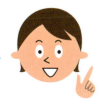

脳卒中の理解に必要な解剖生理

2 解剖 脳を覆う膜：髄膜

- 頭部の断面図を見ると、外側から頭皮、頭蓋骨、髄膜があり、その内側に脳が存在します。
- 脳と頭蓋骨の間には、髄膜と呼ばれる3層の膜が存在し、脳を保護しています。髄膜の3層構造は、外側から硬膜、くも膜、軟膜であり、通常、硬膜は頭蓋骨に、軟膜は脳表にくっついています。硬膜とくも膜の間は硬膜下腔、くも膜と軟膜の間はくも膜下腔と呼ばれています。
- くも膜下腔は脳脊髄液（髄液）で満たされ、脳はその髄液のプールのなかに浮かぶように存在しており、衝撃、振動や外部環境の変化などから守られています。

▼頭部（脳周囲）の断面

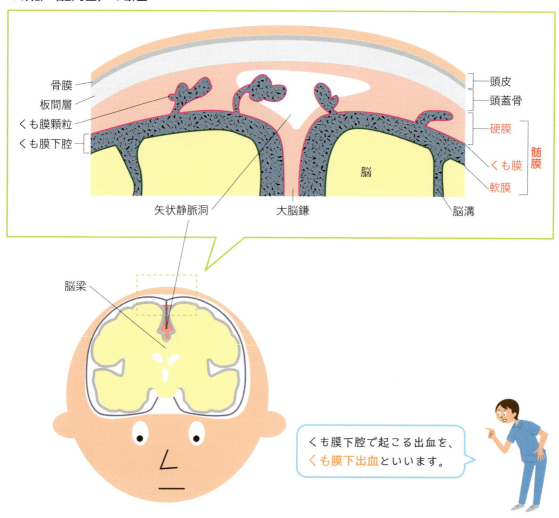

くも膜下腔で起こる出血を、くも膜下出血といいます。

3 解剖 脳に栄養を運ぶ血管：大動脈〜頸部動脈、脳血管

- 脳の主な栄養源であるブドウ糖と酸素は、血流に乗って脳に運ばれます。そのため、脳には非常に多くの血液が流れ込み、その量は心拍出量の15〜20％に上るともいわれています。
- 脳への血液の流れを詳しくみると、まず、心臓から大動脈という太い血管が出て上行し、すぐに折り返し、腹部や下肢へと向かって下行していきます。
- この大動脈の折り返し部分を大動脈弓と呼びます。そして通常、この大動脈弓部からは順番に腕頭動脈（無名動脈ともいう）、左総頸動脈、左鎖骨下動脈が分岐します。
- 腕頭動脈はさらに右総頸動脈、右鎖骨下動脈に分かれ、右鎖骨下動脈から右椎骨動脈が分岐します。
- 左鎖骨下動脈からは左椎骨動脈が分岐します。両側の総頸動脈はさらに内頸動脈（internal carotid artery：ICA）と外頸動脈（external carotid artery：ECA）に分かれ、内頸動脈が頭蓋骨の内部へと向かいます。
- こうして脳には左右一対の内頸動脈、椎骨動脈（vertebral artery：VA）のあわせて4本の動脈が血液を送っています。

▼脳に栄養を運ぶ血管

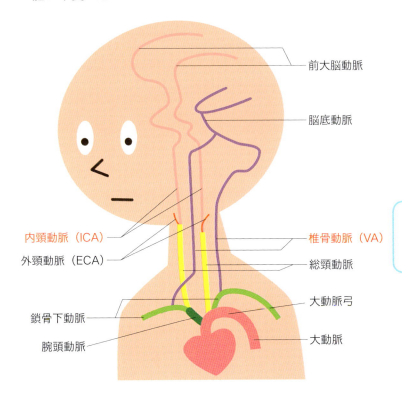

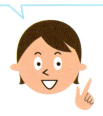

脳に栄養を運ぶ血管は、左右一対の内頸動脈、椎骨動脈の計4本の動脈です。

4 解剖 頭蓋内をめぐる脳血管

脳の主な動脈 〈酸素や栄養を脳に届ける太い血管〉

▼脳の主な動脈

太い動脈（前・中・後大脳動脈）は脳の表面のくも膜下腔を走ります。

- 内頸動脈は頭蓋内に入ると**前大脳動脈**（anterior cerebral artery：ACA）と**中大脳動脈**（middle cerebral artery：MCA）に分かれます。これらの血管は「**前方循環**」と呼ばれ、大脳の大部分が栄養されます（→p.15参照）。

- 一方、左右の椎骨動脈は頭蓋内に入ると合流し、**脳底動脈**（basilar artery：BA）となります。その前後で複数の血管（**後下小脳動脈**［posterior inferior cerebellar artery：PICA］、**前下小脳動脈**［anterior inferior cerebellar artery：AICA］、**上小脳動脈**［superior cerebellar artery：SCA］）が枝分かれします。そして最終的には左右に分かれて**後大脳動脈**（posterior cerebral artery：PCA）となります。

- これら椎骨動脈系の血管は「**後方循環**」と呼ばれ、脳幹、小脳、大脳の後ろ側（後頭葉と側頭葉の後下部）に血液を送ります（→p.17参照）。

- 左右の前大脳動脈の間は、**前交通動脈**（anterior communicating artery：Acom）、内頸動脈と後大脳動脈の間は左右それぞれ**後交通動脈**（posterior communicating artery：Pcom）と呼ばれる橋渡しの血管で結ばれており、いずれかの動脈の流れが悪い場合に、ほかの動脈から血液が回ってくるようになっています。こうして交通動脈によって輪のようにつながった動脈を、「**ウィリス動脈輪**」と呼んでいます。

▼ウィリス動脈輪を上から見た図

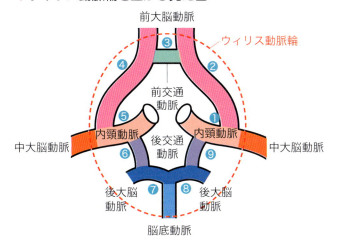

❶右内頸動脈
❷右前大脳動脈
❸前交通動脈
❹左前大脳動脈
❺左内頸動脈
❻左後交通動脈
❼左後大脳動脈
❽右後大脳動脈
❾右後交通動脈

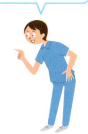

いずれかの動脈が閉塞しても、ほかの動脈から血流が回る"バイパス"になっています。

皮質枝と穿通枝　〈枝分かれして伸びる細い血管〉

- 太い脳動脈は、脳表のくも膜下腔を走行しており、枝分かれしながら少しずつ細くなっていき、脳内に入ります。こうして大脳皮質に血液を送る血管を**皮質枝**と呼びます。
- 一方で、太い脳動脈から直接細い動脈が分枝して、脳幹や大脳基底核、視床などに血液を送っており、この細い動脈を**穿通枝**と呼びます。

▼皮質枝と穿通枝

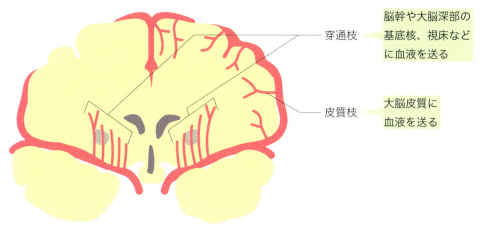

穿通枝 — 脳幹や大脳深部の基底核、視床などに血液を送る

皮質枝 — 大脳皮質に血液を送る

脳の主な静脈 〈 太い静脈洞となって脳外へ流出 〉

- 脳の動脈は、最終的には毛細血管を介して静脈となります。
- 脳の静脈は、脳表で合流しながら太くなり、硬膜のなかに入って静脈洞と呼ばれ、主に内頸静脈へと流出します。

▼脳の静脈と静脈洞

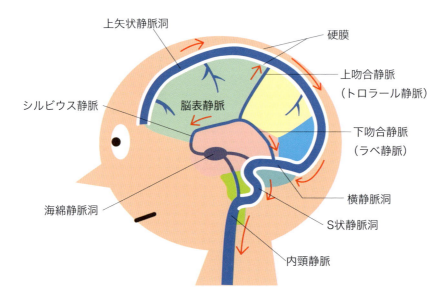

次のページからは、脳の動脈について、さらに詳しくみていきましょう。

5 解剖 内頸動脈と外頸動脈

- 両側の総頸動脈は、第2ないし第3頸椎の高さで、内頸動脈（ICA）と外頸動脈（ECA）に分かれます（→p.11参照）。この分岐部は**粥状動脈硬化の好発部位**です。

内頸動脈 〈前・中大脳動脈に分かれて、大脳を栄養〉

- 内頸動脈は頭蓋内に入った後、最初の枝である眼動脈（ophthalmic artery：OphA）を出し、さらに後交通動脈（Pcom）、前脈絡叢動脈（anterior choroidal artery：AChA）を分枝して、前大脳動脈（ACA）と中大脳動脈（MCA）に分かれます。
- 眼動脈は**目の網膜を栄養し、閉塞すれば失明する危険性**があります。
- 後交通動脈からは視床などに複数の穿通枝が出ており、閉塞すれば視床障害の可能性があります。
- 前脈絡叢動脈の障害の典型例では、**片麻痺、感覚障害、同名半盲**（障害を受けた側と反対側の視野が半分欠ける視野障害）といった症状が出ることが知られており、いずれも臨床的にはとても大切な血管です。

▼内頸動脈から分かれる前方循環

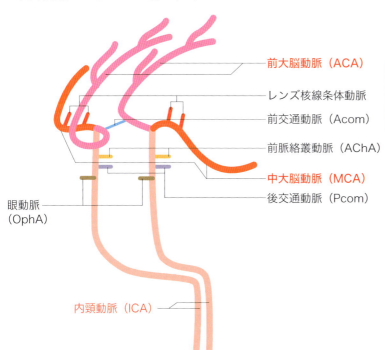

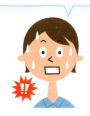

眼動脈と前脈絡叢動脈は、閉塞すれば失明や片麻痺などのリスクがあり、細くても重要な血管です。

脳卒中の理解に必要な解剖生理

外頸動脈 〈顔面や頭皮など頭蓋外を栄養〉

- 外頸動脈（ECA）は、主に頭蓋外に向かい顔面や頭皮に血液を送るほか、一部は頭蓋内に入って硬膜へ血液を送ります。

▼外頸動脈

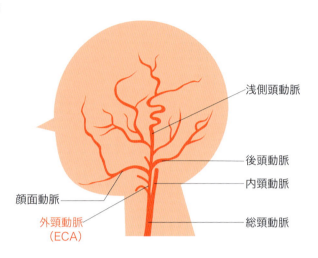

前方循環①：前大脳動脈 〈大脳の内側を栄養〉

- 前大脳動脈（ACA）は、内頸動脈先端部から前方に向かって分岐し、前交通動脈で反対側の前大脳動脈と交通した後、左右の大脳の間（半球間裂）を上方に向かい、脳梁に沿って後方に走ります。
- 主に、大脳の内側部に血液を送ります。
- 閉塞によって反対側の下肢に強い麻痺をきたします。

前方循環②：中大脳動脈 〈大脳の外側を栄養する、内頸動脈系最大の血管〉

- 中大脳動脈（MCA）は、内頸動脈先端部から外側へ向かって走行する内頸動脈系最大の血管です。
- 外側に向かってシルビウス裂に達するまで水平に走行し、この部分からはレンズ核線条体動脈という細い穿通枝が数本出ています。この穿通枝は、ラクナ梗塞や高血圧性脳出血の好発血管です。
- シルビウス溝に至った中大脳動脈は、さらに外側に広がって多くの皮質枝となり、大脳の外側の広範囲を栄養しています。そのため、中大脳動脈が太い部分で閉塞した場合は、片麻痺、感覚障害、構音障害のほか、失語症状や高次脳機能障害といったさまざまな症状をきたす可能性があります。

> **POINT**
> レンズ核線条体動脈は、ラクナ梗塞や高血圧性脳内出血がよく起こる穿通枝です。

6 解剖 椎骨動脈と脳底動脈

- 続いて後方循環について詳しくみていきましょう。
- 椎骨動脈は頭蓋内に入った後、小脳に向かう後下小脳動脈（PICA）や脊髄に向かう前脊髄動脈（anterior spinal artery：ASA）を分枝します。そして両側の椎骨動脈は合流して1本の脳底動脈（BA）となります。
- 脳底動脈からは、小脳に向かう前下小脳動脈（AICA）と上小脳動脈（SCA）が出た後、後大脳動脈（PCA）となります。
- 椎骨動脈や脳底動脈からは、ほかにも脳幹へと向かう穿通枝が複数出ています。

▼椎骨動脈から分かれる後方循環

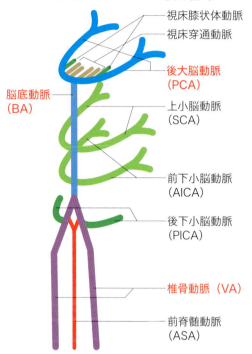

後方循環：後大脳動脈 〈大脳の後部～下内側面を栄養〉

- 脳底動脈の先端部は、左右に分かれて後大脳動脈（PCA）となります。後大脳動脈からは、すぐに視床穿通動脈などの重要な穿通枝が出て、視床や中脳を栄養しています。
- その後、後大脳動脈は主に後頭葉や側頭葉後下部への皮質枝となり、同領域へ血流を送っています。
- 片側の後頭葉の障害により、同名半盲が出現します。

POINT
左右の椎骨動脈が1本の脳底動脈となり、分枝を経て後大脳動脈につながります。

脳卒中の理解に必要な解剖生理

7 生理 血液の流れ（脳循環）

脳の血流と脳循環

- 脳の血流は、<mark>心拍出量の15～20%に相当する血液（50～60mL/100g脳/分）</mark>を受けています。20mL/100g脳/分未満では、神経の電気的な活動が停止し、脳活動が障害されます。10mL/100g脳/分未満で神経細胞が重篤な障害をきたし、5mL/100g脳/分未満になると、神経細胞は死んでしまうといわれています。

▼脳の主な動脈が血液を送る領域（灌流域）

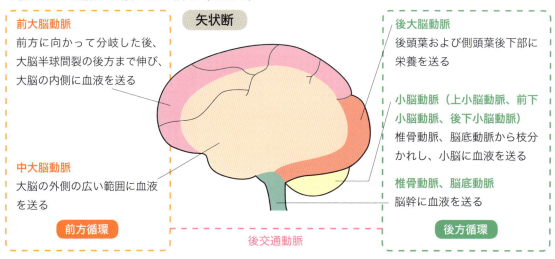

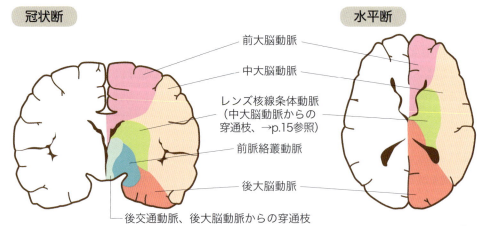

例えば、前大脳動脈の閉塞では、下肢の症状が出やすくなります（→p.8断面図を参照）。

- 脳の重量は体重の2％程度ですが、全身の約20％の酸素と約25％のブドウ糖を消費するため、血流により絶えず供給される必要があります。
- 内頸動脈から分かれる前大脳動脈は前頭葉の内側面・頭頂葉に、中大脳動脈は前頭葉外側面、頭頂葉、側頭葉に血液を送ります（＝前方循環系、→p.15参照）。
- 椎骨動脈と脳底動脈からの分枝（後下小脳動脈、前下小脳動脈、上小脳動脈）は、脳幹と小脳に分布し、血液を送ります。その後分かれる後大脳動脈は、後頭葉・脳幹に血液を送ります（＝後方循環系、→p.17参照）。

ペナンブラ

- 脳梗塞急性期には、脳血流が高度に障害される流心部から、ほぼ正常血流を示す遠隔部まで、脳血流の勾配が形成されます。
- 中心部は、脳血流低下のため神経細胞は死に至ります。しかし、中等度に血流が低下した周辺部は、脳機能は障害されますが、脳細胞がまだ生存している領域です。この領域は、血流再開などの治療によって神経機能の回復が可能な部位であり、ペナンブラと呼ばれています。ペナンブラでは、時間の経過によって脳梗塞へと進展してしまうため、1秒でも早い治療が重要です。

▼ペナンブラ

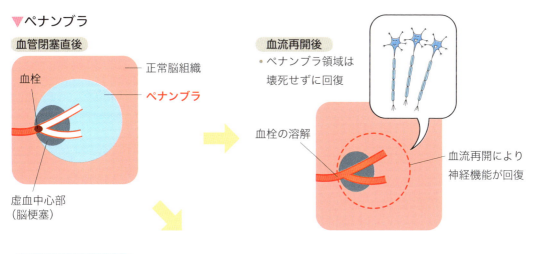

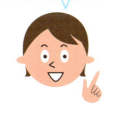

血流再開までの時間も影響します。

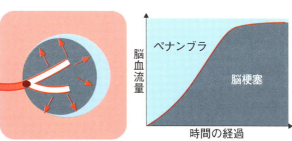

脳卒中の理解に必要な解剖生理

8 生理 脳循環の自動調節能

- 脳は虚血に対する抵抗力が弱く、著しい虚血は脳循環を低下させ、脳組織に不可逆的な障害をきたします。そのため、脳血管を収縮・拡張させることにより脳循環を一定範囲内に保つことができる、**自動調節能**（autoregulation）が備えられています。
- この機能は、**血圧の変動に対して、一定の脳血流量（cerebral blood flow：CBF）を維持しようとするはたらき**であり、平均動脈圧が50～60mmHg以上、200mmHg以下の条件であれば機能します。しかし、脳梗塞に陥った部位の脳血管では、この自動調節能が破綻しているため、脳循環が血圧の変動に直接左右されるようになります。
- 脳には、送られた血液から有害な物質が脳に侵入することを防ぐため、**血液脳関門**（blood-brain barrier：BBB）と呼ばれる調節機能が、毛細血管内皮細胞に備えられています。しかし、これらの機能も脳血管障害などによって、容易に破綻してしまいます。
- 脳梗塞急性期の場合、閉塞した血管の支配領域周辺には、まだ梗塞には至っていないペナンブラ（→p.19参照）と呼ばれる領域があります。このペナンブラへの血流は、血圧をある程度高めに保つことによって供給されます。つまり、不用意に血圧を下げると脳灌流圧が低下して、ペナンブラ領域への血流が保てなくなるので、脳梗塞の範囲が拡がってしまいます。
- したがって、脳梗塞の発症直後は、**無理に血圧を下げないほうがよい**とされています。ただし、あまりに高すぎる場合には、かえって出血性梗塞を発症する危険があります。

▼脳梗塞急性期に血圧を下げた場合

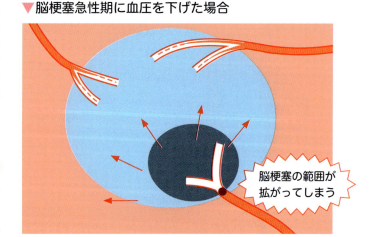

脳梗塞の範囲が拡がってしまう

> **注意**
> 脳梗塞の発症直後はペナンブラへの血流を考慮して、無理に血圧を下げません。

文献
1．波多野武人編著：まるごと図解 ケアにつながる脳の見かた．照林社，東京，2016．
2．医療情報科学研究所編：病気がみえる vol.7 脳・神経第2版．メディックメディア，東京，2017．
3．児玉南海雄，佐々木富男監修：標準脳神経外科学 第13版．医学書院，東京，2014．

9 [生理] 髄液の流れ（髄液循環）

- 脳および脊髄を覆う3層の膜（外側から硬膜、くも膜、軟膜）のうち、くも膜はオブラート様の膜で、その下に脳脊髄液（髄液）で満たされたくも膜下腔があります。脳は脳脊髄液のなかに浮かんだ状態にあり、脳脊髄液は脳の保護と物質交換の役割を担っています。
- 髄液は、脳室内にある脈絡叢により産生・分泌され、以下の経路を通り、脳表において静脈系（硬膜静脈洞）に吸収されるという説が一般的です。

POINT
- 髄液は以下の経路を通るといわれています。
  側脳室 → 脳室間孔（モンロー孔） → 第3脳室 → 中脳水道（シルビウス孔） → 第4脳室 → マジャンディ孔・ルシュカ孔 → くも膜下腔 → くも膜顆粒
- 最近では、髄液は脳の毛細血管からも吸収されることが報告されています。

- 側脳室は大脳半球内に、第3脳室は間脳内に、中脳水道は中脳内に、第4脳室は橋・延髄・小脳に囲まれて位置しています。
- 髄液の性状は無色透明です。総量は約100〜150mLです。また、髄液は1日に3〜4回入れ替わりながら絶えず循環しており、1日に約500mL産生されています。
- 髄液圧の正常値は、腰椎穿刺で50〜180mmH$_2$Oです。脳血管障害や占拠性物質により髄液の通過・吸収障害が生じて髄液圧が上昇すると、水頭症などの合併症をきたします。

▼髄液の流れ

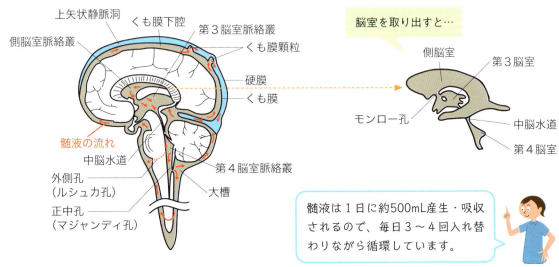

髄液は1日に約500mL産生・吸収されるので、毎日3〜4回入れ替わりながら循環しています。

資料1

脳卒中でよく使われるスケール・指標（その1）

▼GCS（Glasgow Coma Scale）

- JCS（→p.51参照）と同様に、意識障害の重症度を評価するスケールです。

観察項目	反応	スコア
開眼（E） (eye opening)	自発的に開眼する	4
	呼びかけにより開眼する	3
	痛み刺激により開眼する	2
	まったく反応しない	1
	小計	点
最良言語反応（V） (best verbal response)	見当識あり	5
	混乱した会話	4
	混乱した言葉	3
	理解不明の音声	2
	まったく声を出さない	1
	小計	点
最良運動反応（M） (best motor response)	命令に従う	6
	痛み刺激に対する払いのけ動作	5
	痛み刺激に対する逃避運動	4
	痛み刺激に対する異常な屈曲運動	3
	痛み刺激に対する伸展運動	2
	まったく動かない	1
	小計	点
	合計（E+V+M）	点

＊正常ではE、V、Mの合計が15点（E4V5M6）、深昏睡では3点（E1V1M1）になります。

3つの要素の合計点が低いほど重症です。

▼Fisher分類

- くも膜下出血のCT所見による重症度分類です。

group 1	CTでは出血なし
group 2	くも膜下腔のびまん性の薄い出血（厚さ1mm以下）
group 3	くも膜下腔の厚い出血（厚さ1mm以上）、あるいは局所性の血腫
group 4	脳内もしくは脳室内の血腫

Fisher CM, Kistler JP, Davis JM. Relation of cerebral vasospasm to subarachnoid hemorrhage visualized by computerized tomographic scanning. *Neurosurgery* 1980；6：1-9.より引用

もともとは脳血管攣縮の発生を予測するための分類法で、Group 3が最も発生頻度が高くなります。Group 4では、脳内や脳室内出血を伴うため、予後が悪くなります。

基礎知識 編

2章

脳卒中の検査画像の見かた

受診時のバイタルサインや症状、病歴から、ある程度は障害部位や脳卒中の形式は予想できます。しかし、診断を確定したり、その後の治療を考えるうえでは画像検査が必要です。外からは見えない脳や体のなかを、画像を通して確認するのです。
脳卒中の検査にはさまざまなものがあり、それぞれに得意分野があります。基本的な検査や画像の見かたについて、理解しておきましょう。

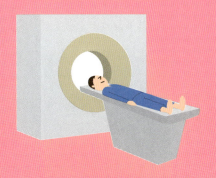

1 脳の画像検査

検査の種類 〈代表的な検査はCTとMRI〉

- 脳卒中で行われる代表的な検査には、<mark>脳の形態</mark>をみるCT（computed tomography、コンピューター断層撮影）やMRI（magnetic resonance imaging、磁気共鳴画像）、<mark>脳の血管</mark>をみるMRA（MR angiography、磁気共鳴血管造影）などがあります。

▼脳卒中で行われる主な画像検査

	検査名	特徴	何を調べる？
脳の形態をみる	CT検査 →p.30 	・X線を利用した撮影（多少の被曝あり） ・短時間（数分程度）で検査可能 ・緊急時にも対応しやすく、脳卒中検査で最初に行われる検査 ・出血や骨の情報を得やすいが、血管はわからない	・脳卒中（出血と梗塞の見きわめ）
脳の形態をみる	MRI検査 →p.33	・磁力を利用した撮影（被曝しない） ・CTより撮影に時間がかかるが、脳の詳しい情報を得られる ・特に発症早期の脳梗塞の診断に、絶大な威力を発揮する ・さまざまな撮影方法があり、目的によって適した撮影方法が異なる	・脳梗塞（発症早期や梗塞部位、範囲などの特定） ・脳梗塞（陳旧性） ・出血（くも膜下、脳内） ・微小出血痕
脳の血管をみる	CTA検査 →p.31	・CTと同じ装置で、造影剤を使用して撮影することで血管も見える ・短時間で脳全体の血管がわかる	・脳血管異常（閉塞・狭窄、動脈瘤）

検査	特徴	主な対象
MRA検査 →p.35 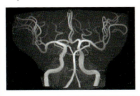	・MRIと同じ装置で、造影剤を使用せずに血管を見ることができる ・空間分解能（鮮明さ）が若干落ちる	・脳血管異常（閉塞・狭窄、動脈瘤）
超音波（エコー）検査 →p.37 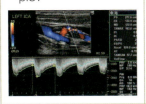	・頸動脈の評価に用いることが多い ・非侵襲的に頸動脈の狭窄、プラーク性状、血流速度などが評価できる	・頭頸部動脈狭窄症
経頭蓋ドプラ（TCD）検査 →p.38 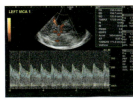	・超音波の応用で、頭蓋内血管の評価を頭蓋骨の外から行う ・血管攣縮や微小塞栓をとらえる際などに有用	・（くも膜下出血）血管攣縮 ・（脳梗塞）微小塞栓
脳血管撮影（DSA、アンギオ）検査 →p.39 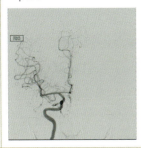	・血管の最も詳細な評価が可能 ・カテーテルを血管内に通すため、侵襲は最大 ・造影剤を使用するため腎機能の評価が必要 ・造影剤が流れている様子を連続撮影するため、時間軸を得られる ・場合によっては、そのまま血管内治療（カテーテル治療）に移行可能	・動脈瘤 ・脳血管異常
脳の血流をみる 脳血流シンチグラフィー（SPECT）検査 →p.41 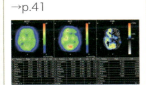	・目的にあった放射性同位元素を注射して、その分布状況を撮影する ・使用する放射性同位元素の種類により、脳血流や代謝を評価できる ・検査を行う装置がある医療機関が限られる	・バイパス術の判断 ・過灌流症候群の測定

このほか、心臓の状態を評価するため、心エコー検査や心電図検査なども行われます。

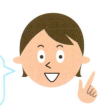

脳卒中の検査画像の見かた

- 脳の画像検査では、主に3つの断層（水平断・矢状断・冠状断）があります。

▼画像検査の断層面

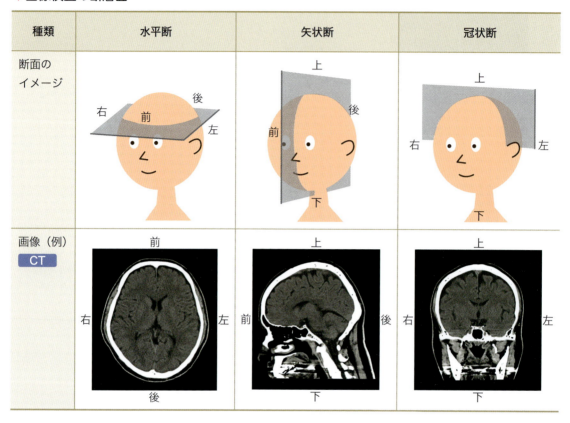

POINT

CT・MRI画像は、通常、水平断面図を足側から見る表示になるので、以下のようになります。

水平断（CT）

- 画像の上→頭の前
- 画像の下→頭の後ろ
- 画像の右→頭の左
- 画像の左→頭の右

矢印の向きから見る

見かたの基本 <正常と異常の違いをチェック！>

- 検査画像を見るために、おさえておきたい基本を解説します。

▼画像を見るための基本の流れ

Step 1
症状を確認して、異常部位を予測する
例：左半身麻痺→右半球に異常が予測される

Step 2
左右対称か確認する

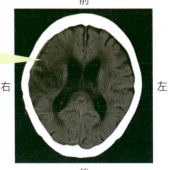

CT

左右対称ではない
→やはり右半球に異常あり！

前／右／左／後

Step 3
どのように信号変化しているか確認する
例：CTの場合　白色→出血
　　　　　　　黒色→梗塞　など

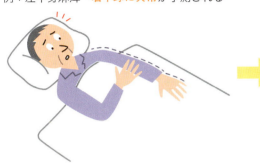

CT

信号変化は黒色
→「梗塞」と判断

Step 4
血管支配領域もあわせて考えるとよい

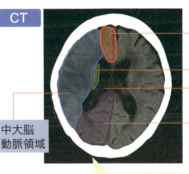

CT

前大脳動脈領域
穿通枝領域
側脳室
後大脳動脈領域
中大脳動脈領域

病変は右中大脳動脈の支配領域
→右中大脳動脈に問題があると予想される

実際にCTAで血管評価してみると…

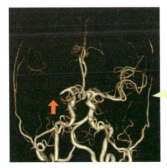

CTA

CTAで見ると、予想通り右中大脳動脈が閉塞していることがわかる（➡）

- 右中大脳動脈閉塞による脳梗塞

基礎知識 2　検査画像　❶脳の画像検査

脳卒中の検査画像の見かた

1. 画像の異常所見を見る

- Step 2〜3 にあるような画像の異常所見を見るために、いくつかのポイントを確認します。

▼画像の見かた（CTの場合）

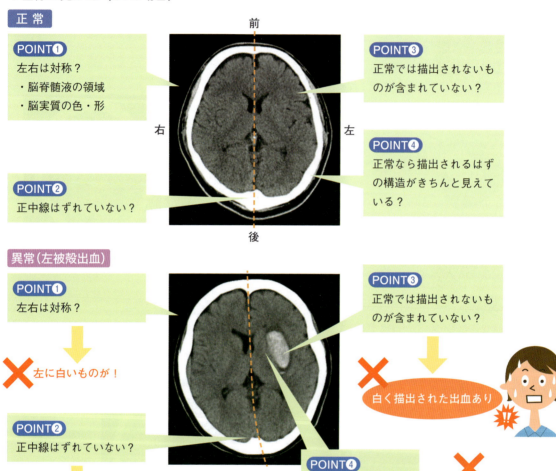

2. 血管の支配領域を考える

- 病変がどの血管支配領域にあるかによって、脳梗塞の病型や出血の原因も予測することができます。
- 慣れてくれば症状→病変→血管の流れで、症状からどの血管に問題があるか予測することもできます
- はじめはおおまかでよいので、前大脳動脈、中大脳動脈、後大脳動脈、穿通枝の4つの血管支配領域に分けて考えるとわかりやすいでしょう。

▼画像でわかる症状

CT 障害部位別の症状

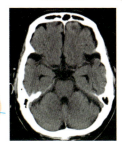
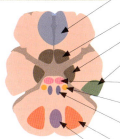

- 左側；無感情　右側；認知症
- 両側；認知症、脱抑制、感情失禁、嗅覚障害
- 記銘力障害
- 記銘力障害、健忘　両側；時間概念障害
- 失読、失書
- 対側の片麻痺
- 対側の感覚障害
- 意識障害、眼球運動障害、嚥下障害
- 同側の運動失調
- 体幹失調

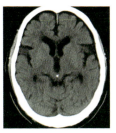
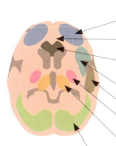

- 感情鈍麻、遂行機能障害、意欲低下、認知症
- 両側内側面；無言無動
- 無感情、気力低下、記銘力障害
- ブローカ；運動失語　ウェルニッケ；感覚失語
- 内包後脚；対側の片麻痺
- 視床；対側の感覚障害
  - 左側；視床性失語（一過性）
  - 両側；意識障害
- 対側視野障害（同名半盲）、両側；Anton症候群

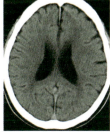
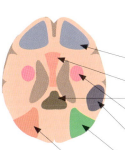

- 感情鈍麻、遂行機能障害、意欲低下、認知症
- エイリアンハンド症候群　記銘力障害
- 対側の片麻痺
- 伝導性失語症
- Gerstmann症候群；左右失認、手指失認、失算、失書
- 着衣失行、対側空間失認

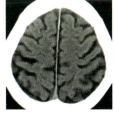
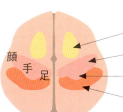

顔　手　足

- 同側へ共同偏視
- 運動野；対側の片麻痺
- Hand knob；手の運動神経起始部
- 感覚野；対側の感覚障害

基礎知識 2　検査画像　❶ 脳の画像検査

脳卒中の検査画像の見かた

2 CT検査の特徴

CT 形態

- **脳疾患で最初に行われることが多い検査**です。
- **撮影時間が短く、比較的簡便**にできるため、スピードを要求される脳卒中の診断には非常に有用です。
- 主に、脳卒中のうち、「脳出血」か「脳梗塞」のどちらかを判断する目的で行われます。
- 結果からわかること：CTで出血がない（＝白い部分がない）ことが確認できれば「脳梗塞」と考え、rt-PA静注療法や血行再建術にすみやかに移行することができます。

▼CT画像検査でみる脳の正常と異常

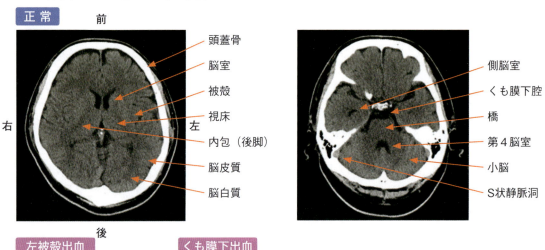

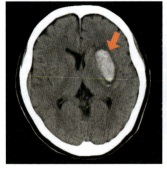

- 左被殻に白く写る出血が見られる

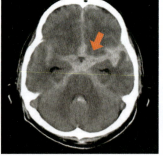

- くも膜下腔がびまん性に白く見える

画像の写りかた

	正常	病変
白（高吸収域）	骨、石灰化	出血
灰色（等吸収域）	脳実質	梗塞
黒（低吸収域）	髄液、空気（真っ黒）、脂肪（真っ黒）	急性期脳梗塞（発症から約数時間経過後）

POINT

CTでは、白い部分が認められたら出血性病変（脳出血、くも膜下出血）を疑います。

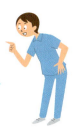

CTでは、脳梗塞は初期には変化がわかりにくいことが多いですが、発症から6時間程度経過すれば黒く見えるようになります。

CTA（CT angiography） 血管

- **CT装置で血管を評価する検査**で、**造影剤が必要**になります。
- 高機能なCT装置では、造影剤が血管を通っていく様子を何回も撮影できるため、時間軸も含む（＝**実際に流れている様子がわかる**）ことができます。
- 結果からわかること：CTで出血がない場合は「脳梗塞」と考えます。さらに、どこの血管が流れていないかを、そのまま造影剤を使用して連続して検査し、閉塞部位の特定が可能です。

▼3D-CTA画像検査

正常

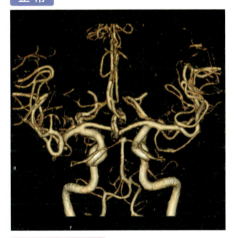

左中大脳動脈瘤

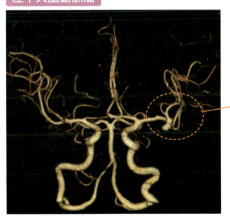
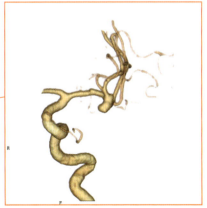

- 左中大脳動脈分岐部に下方に突出した血管の膨らみが見られる

▼3D-CTA画像検査 正常 (動脈＋静脈)

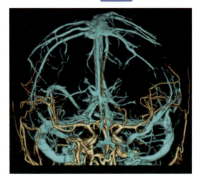

- 動脈（白）、静脈（青）を色分けして、わかりやすくしている

▼3D-CTA画像検査 正常 (骨＋静脈)

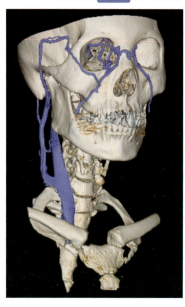

- 顔面静脈から外頸静脈、内頸静脈への走行がわかる

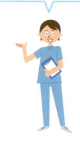

3次元の3D-CTAは、より詳細かつ立体的に、広範囲の血管を一度に撮影できます。

CTP（CT perfusion） 血管

- CTを利用した**脳血流検査**で、CTAの応用であるため、**造影剤が必要**です。
- CTAを応用して、造影剤の濃さや到達時間を計算することで、脳にどのくらいの血液が回っているかを計算することができます。
- **結果からわかること**：血管が閉塞していても、その先の脳実質には周りの血管から側副血行が発達している場合もあります。その場合は、CTPでは「血流低下はなし」と判断できることもあります。

▼CTP画像検査

左中大脳動脈閉塞

CTA

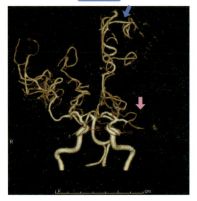

- CTAでは左中大脳動脈で閉塞（➡）
- 左前大脳動脈が発達している（➡）

CTP

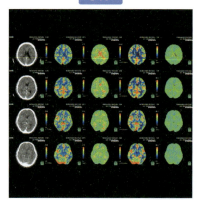

- CTAでは左中大脳動脈で血流が途絶えているが、CTPで見ると血流低下は軽度であり、側副血行が発達していることがわかる

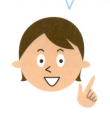

CTPは、血流量によって、色分けされることが多いです。

③ MRI検査の特徴

MRI 形態

- MRIの最大の利点は、急性期の脳梗塞を判断できることです。
- 磁力を用いるため、放射線の被曝はありません。
- 検査時間が若干長く、スピード感はやや鈍ります。
- 脳卒中の診断においては、CTで出血がみられなかった場合に、続けてMRIを行い、梗塞の部位、範囲などの特定のために使用されることが多いです。
- **結果からわかること**：梗塞病変の部位や範囲、どの血管が閉塞しているかを判断します。くも膜下出血もCTより診断能力が高いです（出血量が少ない亜急性期）。

1. 撮影方法による違い

- MRIには、さまざまな撮影の方法があります。
- 脳梗塞を疑うときは、スピードが要求されるため、必要な情報が多く得られる撮影のみを行い、時間の短縮を図ります。
- 脳梗塞が疑われる際の撮影方法には、DWI（拡散強調画像、ディフュージョン）、FLAIR（フレア）、T2*（ティーツー スター）強調画像などがあります。

MRIはCTよりも時間はかかりますが、脳の詳しい情報が得られます。撮影方法による違いは次のページで紹介します。

脳卒中の検査画像の見かた

▼脳梗塞を疑うときに行われるMRIの種類

種類		DWI	FLAIR	T2*強調画像
画像（例）	正常			
	異常			
		・急性期脳梗塞（白く見える部分）	・脳梗塞（白く見える部分）	・出血や出血痕（黒く見える部分）
特徴		・超急性期の脳梗塞を描出できる ・急性期のみ白く見える	・DWIより遅れて変化が出現 ・病変と脳室との境界の判別など、脳室周囲の病変の検出に役立つ	・主に、出血病変の検出に役立つ

画像の写りかた（脳卒中の場合）

種類	DWI	FLAIR	T2*強調画像
超急性脳梗塞	淡く白	信号変化なし	信号変化なし
急性脳梗塞	白	白	信号変化なし
陳旧性脳梗塞 慢性虚血病変	信号変化なし	白	信号変化なし
急性期脳出血	まだら状に白	黒	黒
陳旧性脳出血	信号変化なし	白	黒

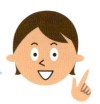

MRIの種類によって、見え方は大きく違います。

MRA（MR angiography） 血管

- MRIと同時に、造影剤を使用することなく、血管の評価ができます。
- 結果からわかること：血管の異常（閉塞、狭窄、拡張など）がわかります。

▼MRA画像検査

| 正 常 | 右中大脳動脈閉塞 |

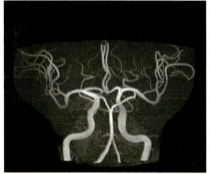 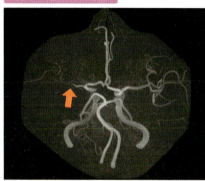

- 血管の異常（狭窄、動脈瘤など）はない
- 右の中大脳動脈が途絶しており、それより末梢の血管の描出が不良である

MRP（MR perfusion） 血管

- MRIを利用して、CTPと同じように脳血流評価（脳血流が十分かどうか）ができます。
- 最近では、造影剤を使用しなくても評価できる撮影方法も出てきています。
- 結果からわかること：血流を増やす治療が必要かどうか判断できます（主に左右差で判断します）。

▼MRP画像検査（造影剤を使用しない方法で撮影）

| 正 常 | 左中大脳動脈狭窄症 |

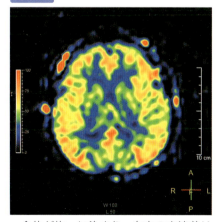 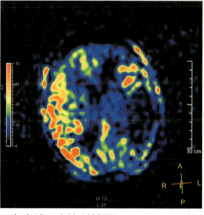

- 全体が均一に染まり、左右の血流差は目立たない
- 左半球で血流が低下していることがわかる

その他の撮影方法

- MRIには、ほかにも脳血管障害で使用される特殊な撮影方法があります。

1. 頸動脈プラークイメージ 血管

- 頸動脈狭窄のプラーク性状を評価します。結果により、治療方法が変わることがあります。
- 不安定なプラーク（壁内出血やコレステロールが豊富）の場合は、白く描出されます。

▼頸動脈プラークイメージ

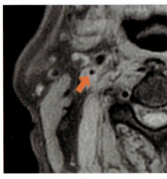

右内頸動脈狭窄症（安定プラーク）

- 狭窄部分の輝度が低く、安定プラークと診断される

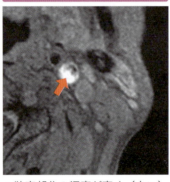

左内頸動脈狭窄症（不安定プラーク）

- 狭窄部分の輝度が高く（白い）、不安定プラークと診断される

2. BPAS（basi-parallel anatomical scanning） 血管

- 血管を外側から描出する方法です。特に椎骨動脈、脳底動脈で検査されることが多く、MRA（血液が流れているところが描出）と比較することで、狭窄や動脈解離などの診断に利用されます。

▼BPAS画像検査

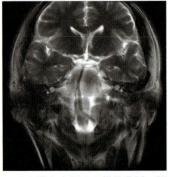

正常

- くも膜を走行する椎骨動脈〜脳底動脈の外側の形状がわかる

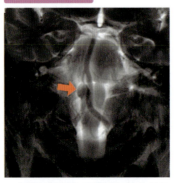

椎骨動脈解離

- 血管が拡張して瘤状に見えることがわかる

4 超音波（エコー）検査の特徴

超音波（エコー）検査 血管

- 超音波（エコー）の跳ね返りを測定して、画像を描出させています。
- 画像上で血流を色で表現したり、血流のスピードや波形を計測することもできます。
- **体に対する侵襲は最少**ですが、骨や空気などが間にあると描出が難しくなります。
- 救急室で、簡便に短時間で頸動脈に関して評価することが可能です。
- 脳卒中においては、**頸動脈の評価**に用いられることが多いです。
- 結果からわかること：頸動脈狭窄の程度やプラークの性状がわかります。

▼超音波検査

【正常】

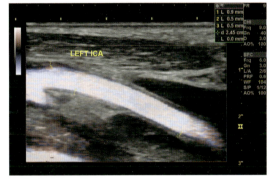

- 血管壁はスムーズで突出した部分はなく、血流に乱流（赤と青が入り交じる）なども見られない

【頸動脈狭窄】

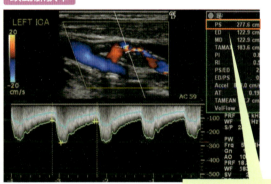

- 狭窄部の血流速度を測定し、狭窄の程度のめやすにする

  収縮期血流速度
  277.6cm/s

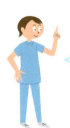

血流の方向で、色が分けられます。

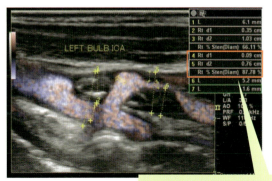

- 狭窄率やプラークの輝度（性状）をみる

  狭窄率
  87.8%（0.9mm/76mm）

TCD（transcranial Doppler、経頭蓋ドプラ）検査 血管

- 超音波で得られる血流波形をもとに、頭蓋内の==血管を評価==する方法です。
- モニターをこめかみ部分に留置して、持続的に測定する装置（プローブホルダー）もあります。
- 脳梗塞を引き起こす微小塞栓のモニタリングや、くも膜下出血の血管攣縮の評価などで有用です。

▼TCD検査

脳血管攣縮

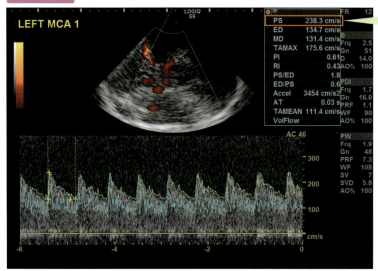

収縮期血流速度
238.3cm/s

- 中大脳動脈の血流スピードを測定し、狭窄の程度を判断する

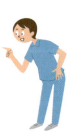

頭蓋骨の外から超音波を用いて行う検査です。

5 脳血管撮影検査の特徴 血管

- 脳血管撮影（digital subtraction angiography：DSA、アンギオ）検査の利点は、脳の血管の詳細がわかることと、実際に造影剤が流れている様子がわかる（時間軸がある）ことにあります。
- CTのように回転させて撮影することが可能で、血管の詳細な3D画像を得ることができます（3D-DSA）。
- 低用量の造影剤を流しながら、ゆっくりと時間をかけて撮影し、高解像度の画像を得る撮影方法や、得られた画像をワークステーションで計測したり、重ね合わせたりすることもできます（high resolution DA）。
- 動脈瘤破裂のコイル塞栓術（→p.87参照）や、脳梗塞の急性血行再建術（→p.55参照）などの血管内治療にそのまま移行することもできます。
- カテーテルを体内に挿入するため侵襲性が最も高く、造影剤の使用に伴い腎機能の評価が必要です。
- 結果からわかること：血管の詳細な評価を行い、血管の異常、血行動態が把握できます。

▼脳血管撮影検査

正常 正面

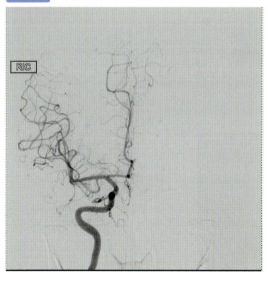

正常 側面

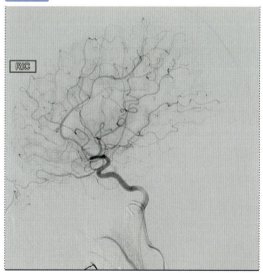

画像の見かた

以下の点を確認する
- 欠けている血管がないか？
- 動脈のふくらみがないか？
- 異常な血管がないか？

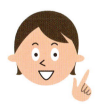

同時に2方向から撮影が可能です。

脳卒中の検査画像の見かた

左内頸動脈瘤

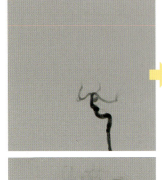 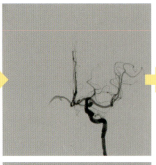 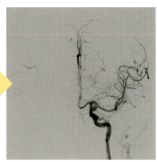

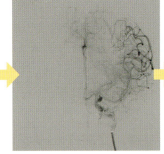 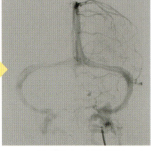

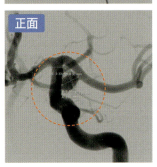
正面

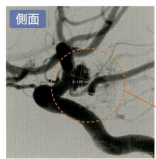
側面

詳細な脳血管と、造影剤が流れていく様子（時間軸）がわかります。

左内頸動脈瘤
正確な計測ができ、動脈瘤周囲の細かい血管が見える

▼3D-DSA画像検査

左内頸動脈後交通動脈瘤

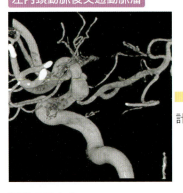 → 計測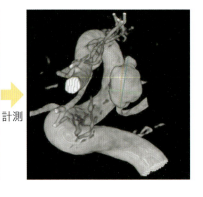

立体的に血管の詳細がわかります。

画像の見かた

- 狭窄の程度（血管の径）や動脈瘤の大きさを測定する
- 3D-DSA画像をもとに、治療の際に見えやすい角度（working angle）を選定する

6 脳血流シンチグラフィー検査の特徴

- 脳血流シンチグラフィー（single photon emission computed tomography：SPECT）検査は、==脳にどの程度の血流があるのかを調べる方法==です。
- 脳血管が狭窄すると、血管代償が働き、細動脈が拡張して血液を取り込もうとします（血管予備能が使われる）。血管予備能を使い果たすと、細動脈が拡張した状態でも血液が足りなくなり、安静時でも血流量が下がり始めます。脳が活動を維持できないほどに血流量が低下すると、脳梗塞になります。SPECTは、この==安静時血流量と血管反応性（血管予備能）をみて、現在の血流状態がどのレベルにあるか==を判断する検査です。
- **核医学検査**の1つであり、**核種**（^{123}I-IMPや^{99m}Tc-HMPAO、ECDなどの放射性同位元素で標識された医薬品）がどれくらい脳に取り込まれているかを測定します。
- バイパス術の必要性を考えたり（→p.66参照）、血管を拡張（CEAやCAS）した後に血液が流れ過ぎていないか（過灌流症候群、→p.66参照）などの測定に用いられます。
- **結果からわかること**：核種は脳血流に比例して分布するため、==脳の血流状態==がわかります。また、脳血管拡張薬（アセタゾラミドナトリウム、ダイアモックス®）を投与すると、==血管予備能（どれぐらい脳血管が拡張する余裕があるか）==を知ることができます。

> **注意**
> 検査装置はCT、MRIほどに普及しておらず、検査ができる施設が限られています。

▼SPECTのstage分類

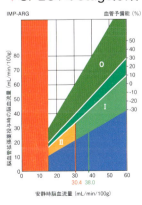

Stage	血流状態
Stage 0	血流は十分保たれている（血管反応性が30％以上） →血管予備能を使わなくても血流量が維持できている
Stage I	少し血流が落ちている（血管反応性が10％以上30％以下、あるいは安静時血流量が80％～正常） →血管予備能が使われ始めているが、血流量は維持できている
Stage II	血流がかなり落ちている（血管反応性10％以下かつ安静時血流量が80％以下） →血管予備能を使い切って、血流量が低下し始めている

 手術適応

脳卒中の検査画像の見かた

▼SPECT

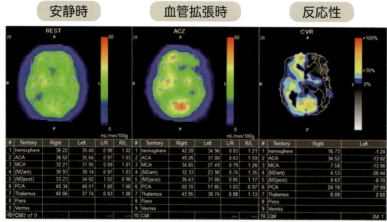

安静時　血管拡張時　反応性

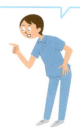

SPECTは、
● 血流が多い部分→赤
● 血流の少ない部分→青
に描出されることが多いです。

- SPECTは、安静時の血流量と血管予備能をあわせて、脳血流の状態を「3段階（stage 0〜Ⅱ）」に分けて考えます。

画像の見かた

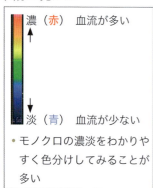

濃（赤）　血流が多い

淡（青）　血流が少ない

- モノクロの濃淡をわかりやすく色分けしてみることが多い

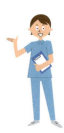

脳卒中のほかに、最近では認知症の判定などにも用いられる検査です。

7 心臓超音波（心エコー）検査の特徴

- 脳卒中と心臓は密接な関係があります。脳梗塞のうち、**心原性脳塞栓症**は不整脈（心房細動）が原因で心臓に血栓ができることで起こります。そのため、心臓の状態を評価する検査も脳卒中の診断・治療において重要です。
- 心エコー検査で心臓の状態を評価し、**心内血栓**がないことを確認することは必須です。

▼心エコー検査

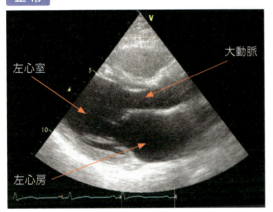
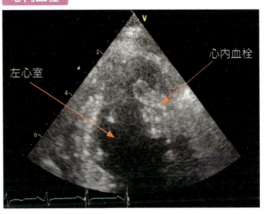

- 心内血栓はなく弁構造も異常はない
- 心室内に血栓があることがわかる

POINT

発作性（一時的）心房細動の場合は、1回の心電図検査ではとらえられないことがあります。その場合、**ホルター心電図や植込み型心臓モニタで持続的に記録する**ことが必要になります。

▼心電図検査の例

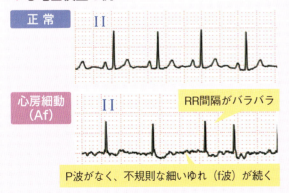

▼植込み型心臓モニタ

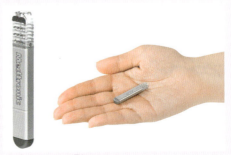

- Reveal LINQ™（日本メドトロニック株式会社）

資料2

脳卒中でよく使われるスケール・指標（その2）

▼ABCD²スコア

- 一過性脳虚血発作（TIA）患者のその後の脳梗塞発症リスクを評価するためのスコアです。

	臨床所見	カテゴリー	スコア
A	年齢（age）	60歳以上	1
		60歳未満	0
B	血圧（blood pressure）	収縮期＞140mmHg and/or 拡張期＞90mmHg	1
		その他	0
C	臨床症状（clinical features）	一側の筋力低下	2
		麻痺を伴わない構音障害	1
		その他	0
D	持続時間（duration）	60分以上	2
		10〜59分	1
		10分未満	0
D	糖尿病（diabetes）	あり	1
		なし	0

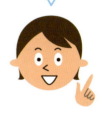

点数が高いほど、脳梗塞の発症リスクが高くなります。

Johnston SC, Rothwell PM, Nguyen-Huynh MN, et al. Validation and refinement of scores to predict very early stroke risk after transient ischaemic attack. *Lancet* 2007 ; 369 : 283-292. より引用

▼modified Rankin Scale（mRS）

- 脳卒中の回復状況を評価するために用いられる、日常生活の指標です。2以下は日常生活が自立しています。

スコア	程度	内容
0	まったく症候がない	自覚、他覚所見なし
1	症候はあっても明らかな障害はない	日常の務めや活動は行える
2	軽度の障害	発症以前の活動をすべて行えるわけではないが、自分の身のまわりのことは自立
3	中等度の障害	何らかの介助を必要とするが、歩行や食事は自立している
4	中等度から重度の障害	歩行、着衣、食事に介助は必要であるが、持続的な介助は必要ではない
5	重度の障害	寝たきり、失禁状態、常に誰かの介護と見守りが必要である
6	死亡	

点数が高いほど、介助が必要になります。

基礎知識 編

3章

脳卒中の症状、検査、治療

ここでは脳卒中の3大疾患「脳梗塞」「脳出血」「くも膜下出血」を中心に、脳血管障害で起こる疾患の知識について学びます。脳のはたらきや血管の解剖、画像を見るポイントなど、ここまで学んだことを思い出しながら、それぞれの原因、症状、検査、治療を理解しましょう。

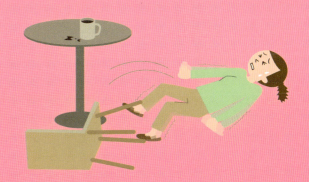

脳卒中の症状、検査、治療

① 脳梗塞

原因と分類

- 日常業務で耳にする脳梗塞の分類とは、おおまかな原因疾患で臨床的に分けられたNINDS-Ⅲ[1]の「臨床病型分類」のことです。この分類により、症状の経過や必要な急性期治療、再発予防治療・指導方法が異なるため、おさえておく必要があります。
- 臨床病型分類のほかに、起こりかたによる「発症機序分類（血栓性、塞栓性、血行力学性）」もあります。

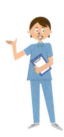

NINDS-Ⅲとは、米国立神経疾患・脳卒中研究所（National Institute of Neurological Disorders and Stroke）による脳血管障害分類です。

1. 心原性脳塞栓症　＜最も重症なことが多く、予後不良＞

- 心房細動や心臓弁膜症などが原因で、心臓のなかにできた血栓（比較的大きい）が血流に乗って、脳動脈に詰まることによって起こります。
- 血栓のサイズによりますが、ときに太い血管を一瞬で閉塞させてしまうこともあります。その場合には、突然広い範囲が脳梗塞となり、重い症状をきたします。

2. アテローム血栓性脳梗塞　＜生活習慣病と関連、動脈硬化によって発症＞

- 頭蓋内外の脳主幹動脈のアテローム硬化（動脈硬化）が原因で起こる脳梗塞です。
- プラーク（粥腫）の破綻による動脈の閉塞や、そこから発生した血栓が末梢動脈へ流れることによる血栓塞栓（artery to artery embolism）が代表的です。

3. ラクナ梗塞　＜比較的症状は軽く、予後良好＞

- ラクナとはもともと、"小空胞"を意味する病理用語（ラテン語）です。脳深部（穿通枝領域）に小さな脳梗塞が現れます。
- 高血圧症によって、穿通枝が詰まる（脂肪変性、lipohyalinosis）ことにより生じます。
- MRI画像などで梗塞巣が1.5cm以下とされています。

▼臨床病型分類

		心原性脳塞栓症	アテローム血栓性脳梗塞	ラクナ梗塞
病態と検査 MRI		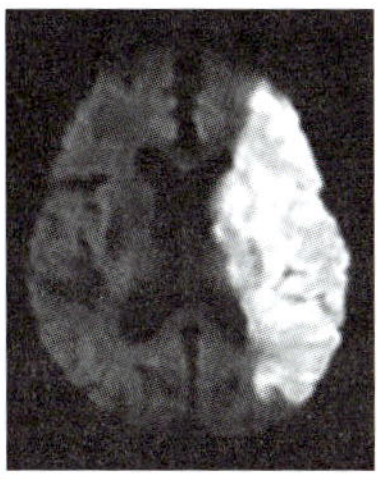 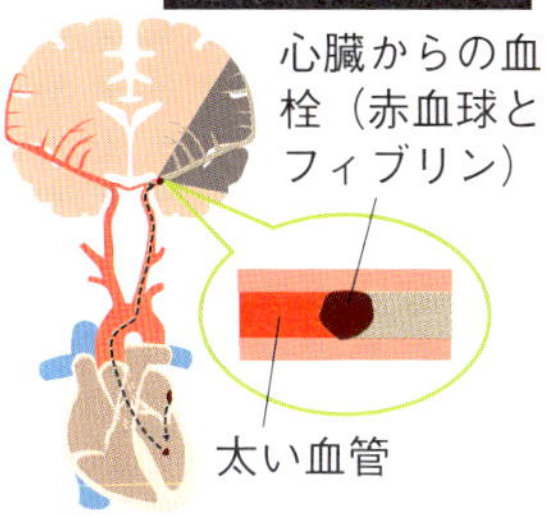 心臓からの血栓（赤血球とフィブリン）／太い血管	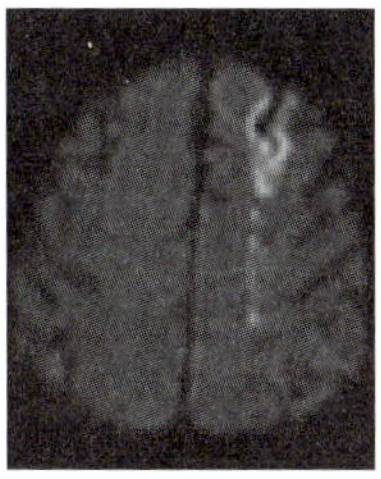 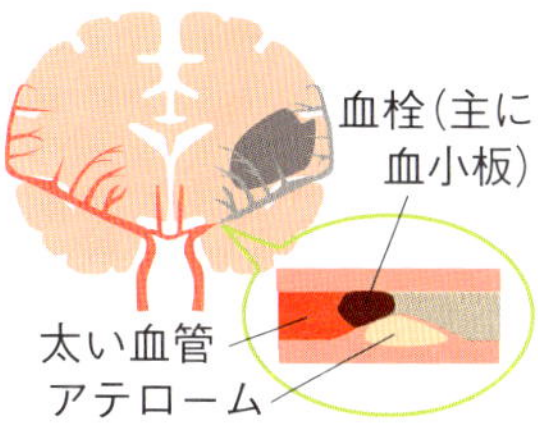 血栓（主に血小板）／太い血管／アテローム	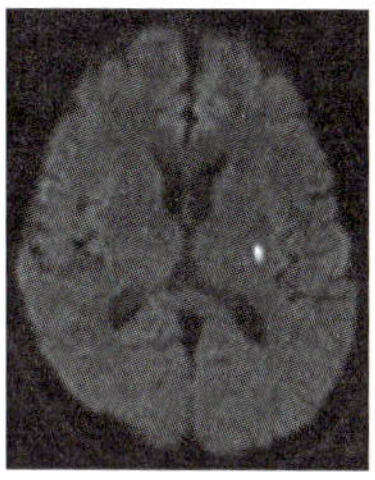 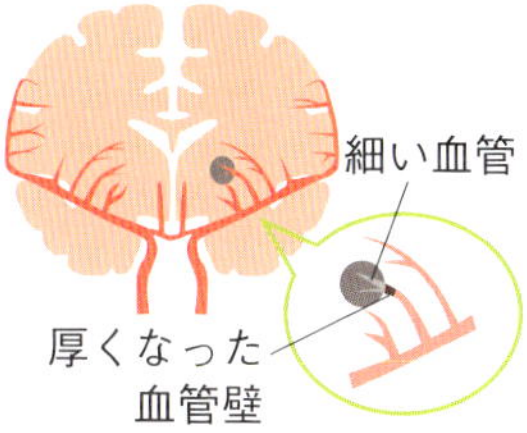 細い血管／厚くなった血管壁
MRA		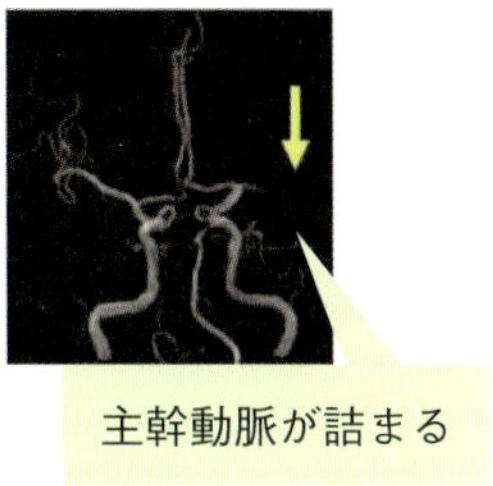 主幹動脈が詰まる	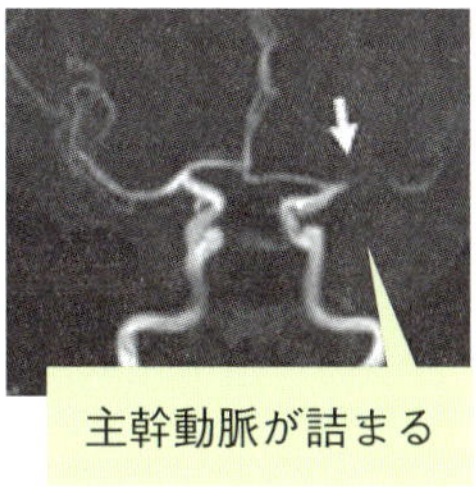 主幹動脈が詰まる	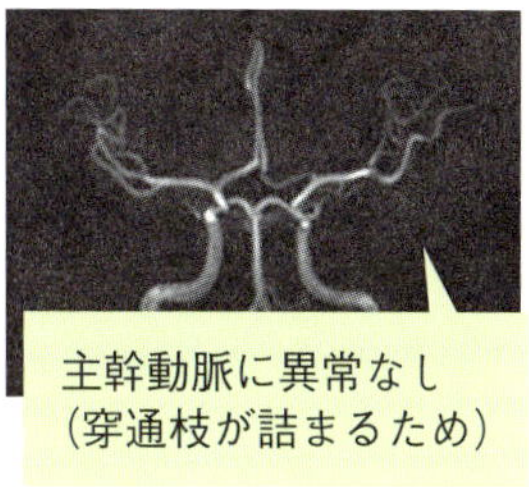 主幹動脈に異常なし（穿通枝が詰まるため）
主な原因		・心房細動 ・弁膜症 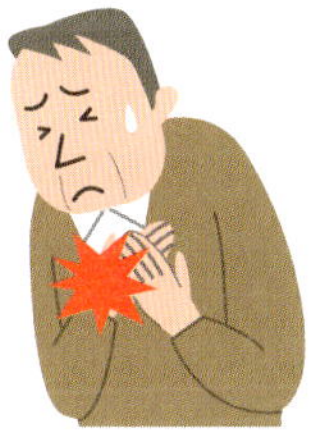	・メタボリックシンドローム ・高コレステロール血症 ・糖尿病 ・高血圧 ・喫煙 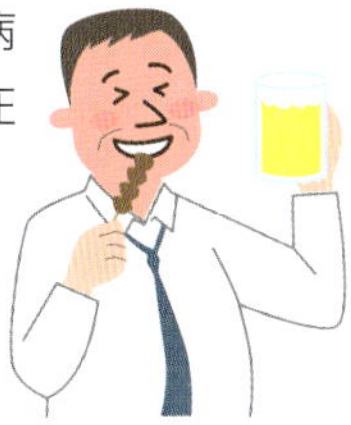	・高血圧 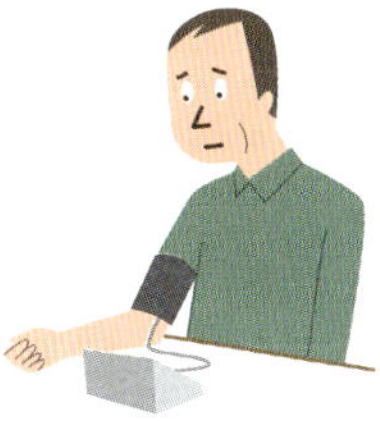
超急性期治療	rt-PA静注療法	〇	〇	〇
	血栓回収	〇（主幹動脈閉塞）	△（主幹動脈閉塞）	×
薬物療法	エダラボン	〇	〇	〇
	ヘパリン	〇	△	△
	アルガトロバン水和物	×	〇	×
	オザグレルナトリウム	×	〇	△
	経口抗血小板薬	×	〇	〇
	経口抗凝固薬	〇	×	×

〇：推奨、△：使用を考慮、×：使用しない

基礎知識 3　症状、検査、治療　❶脳梗塞

4. その他の脳梗塞、分類が難しい脳梗塞

❶ BAD　アテローム血栓性

- 分枝粥腫型梗塞（branch atheromatous disease：BAD）は、ラクナ梗塞と同様に穿通枝領域に生じますが、太い血管から分岐する穿通枝の根元（起始部）の閉塞によって、罹患した穿通枝の支配範囲が広い場合、広い範囲に梗塞が生じます。
- ==発症時点から数日で梗塞が拡大する==ことが特徴で、動脈硬化による機序と考えられています。

▼ラクナ梗塞とBADの違い

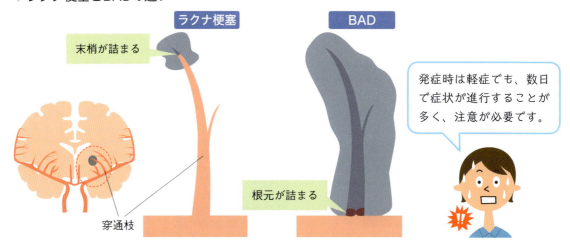

❷ 血行力学的脳梗塞　アテローム血栓性

- 主幹動脈の閉塞や高度狭窄により、支配領域の末梢部に脳梗塞が生じます。
- 循環血液量の低下や低血圧、貧血などが原因となります。
- ==境界領域（分水嶺）に生じるもの==が代表的です。

▼境界領域（分水嶺）梗塞

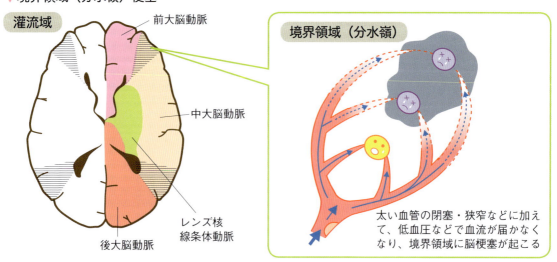

❸ 奇異性脳塞栓症 心原性

- 本来、静脈由来の血栓は"静脈→右心房→右心室→肺（毛細血管）→左心房→左心室→大動脈→脳"という経路の肺で捕捉され、脳へは到達しません。しかし、途中で卵円孔開存のような"右心房→左心房（心房中隔欠損）"などの抜け道があると、**静脈でできた血栓が脳に到達する**ことがあります。この奇妙な脳梗塞を**奇異性脳塞栓症**と呼びます。

▼奇異性脳塞栓症の発症機序

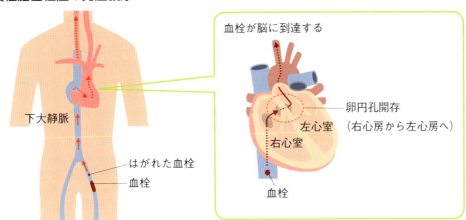

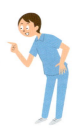

胎児期に右心房と左心房を仕切る心房中隔にある卵円孔という孔が、何らかの原因で生後も閉じられないままの状態を**卵円孔開存**といいます。

❹ 動脈解離に伴う脳梗塞

- 動脈解離は、内膜損傷により血液が動脈壁内へ流れ込む状態のことです（→p.98参照）。真腔（本来の血流路である動脈内腔）の閉塞・狭窄や分枝の閉塞が原因となり、脳梗塞をきたす場合があります。
- 解離の伸展により、梗塞が拡大したり、くも膜下出血をきたす場合もあります。
- 代表的なものは、椎骨動脈解離に伴う**延髄梗塞**や、大動脈解離に伴う**頸動脈閉塞**などです。

❺ 出血性梗塞

- 出血性梗塞とは、梗塞をきたし、傷んだ脳血管に再び血液が流れ込むことで出血する現象をいいます。
- 多くは太い血管が閉塞し、その後に再開通した場合に生じるため、**心原性脳塞栓症で多くみられます**。
- 出血は、すでに脳梗塞になった範囲でとどまる場合や、梗塞範囲を超えて増大する場合があります。

▼出血性梗塞の発症機序

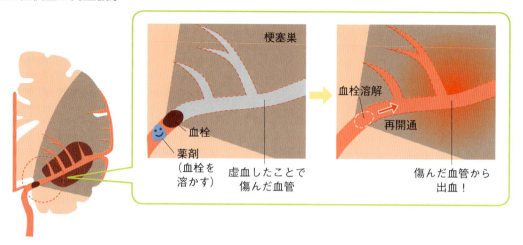

5. 一過性脳虚血発作（TIA） 脳梗塞の一歩手前

- 一過性脳虚血発作（TIA）は、"急性脳梗塞を伴わない、局所的な脳、脊髄、網膜の虚血によって生じる、神経機能障害の一過性エピソード"と定義されています。麻痺や失語、視野障害などが発症した後に消えて、検査画像上（MRIなど）で脳梗塞の所見がないもののことです。
- 脳梗塞の予兆 としてとらえ、原因精査・予防治療を行うことが勧められます。

症状

- 脳梗塞の症状は突然出現することが多く、超急性期治療が盛んに行われるようになった現在では、早期発見・早期観察・早期報告 が重要です。

1. 起こりやすい症状

- 脳梗塞の症状は、閉塞した血管の領域によりさまざまですが、頻度の高い、特異的な症状として言語障害（失語・構音障害）、顔面麻痺、上肢麻痺があります（FASTの症状、→p.104参照）。これらは、早期発見のための啓蒙や救急隊員の判断基準として利用されています。

2. アセスメント

- 脳梗塞は障害部位・範囲により、さまざまな意識障害や神経症状を呈します。それらをスクリーニングする手段として、ジャパン・コーマ・スケール（Japan Coma Scale：JCS）やNational Institutes of Health Stroke Scale（NIHSS、→p.117参照）が用いられます。

- 脳卒中超急性期の初期対応の流れについては、"ISLSコース"（http://www.isls.jp/top.html）などでも習得することができます（→p.105参照）。
- 急性期・慢性期にも神経症状や生活自立度を評価するために、NIHSSやmRS（modified Rankin Scale、→p.44参照）、バーセルインデックス（Barthel Index：BI、→p.188参照）、機能的自立度評価表（Functional Independence Measure：FIM、→p.187参照）、脳卒中機能評価法（Stroke Impairment Assessment Set：SIAS）などのスケールが用いられています。

▼ジャパン・コーマ・スケール（JCS）

I：刺激しないでも覚醒している状態（1桁で表現）		
0	意識清明	
I-1	だいたい清明であるが、今ひとつはっきりしない	
I-2	見当識障害がある（場所や時間、日付がわからない）	
I-3	自分の名前、生年月日が言えない	
II：刺激で覚醒するが、刺激をやめると眠り込む状態（2桁で表現）		
II-10	普通の呼びかけで容易に開眼する	
II-20	大きな声または体を揺さぶることにより開眼する	
II-30	痛み刺激を加えつつ呼びかけを繰り返すことにより開眼する	
III：刺激しても覚醒しない状態（3桁で表現）		
III-100	痛み刺激に対し、払いのける動作をする	
III-200	痛み刺激に対し、少し手足を動かしたり、顔をしかめたりする	
III-300	痛み刺激に反応しない	

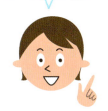
桁が多くなるほど重症です。

記載例：JCS=20、JCS=300、JCS=100-I など

［注］R（restlessness）：不穏状態、I（incontinence）：失禁、A（akinetic mutism, apallic state）：無動性無言・自発性喪失

検査

- 検査には、"障害部位を診断する"ための検査、"原因を調べる"ための検査があります（→p.24参照）。
- 画像検査のほかに、不整脈を検出するためのホルター心電図や植込み型心臓モニタ（→p.43参照）、動脈硬化の原因疾患の精査や凝固能異常の検索のために血液検査が行われます。

> **注意**
> 各種検査・治療には、腎機能障害のある症例では行えないものもあり、腎機能の把握はすみやかに行う必要があります。

治療（超急性期、急性期〈回復期〉、慢性期〈予防〉）

- 脳梗塞の治療は、発症からの時間経過によって適応が限られるものもあるため、超急性期（発症～8時間）、急性期（発症後8時間～48時間）、慢性期（発症後48時間～）に分けて考えます。また、治療の目的として、①脳そのものに対する治療、②全身管理、③合併症の予防、の大きく3つに分けられます。
- 昨今の治療法の進歩により、脳梗塞に対する超急性期治療の重要性が増しています。脳梗塞を「"いつまで発症していなかったか"＝最終健常確認」がポイントとなり、==発症後、1秒でも早く治療を行う==ことが求められています。

POINT

脳梗塞は、発症してから発見されるまで時間が経過していることがあります。その場合、発症から経過しているかもしれない「最長時間」が、超急性期脳梗塞治療（rt-PA静注療法、急性血行再建術）の適応にかかわります。なぜなら、時間が経過した患者に治療を行うと、出血性梗塞をきたす可能性が高くなるからです。

まさに"Time is Brain（時は脳なり）"。
超急性期の治療では、よどみなく治療につなげるために、フローチャートを確認しておきましょう。

▼超急性期の治療フローチャート

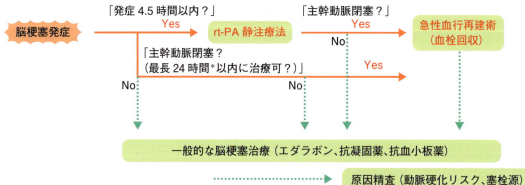

"1秒でも早く＝1つでも多く脳細胞を救う"
赤字の判断・治療は最も迅速に

＊画像検査で脳梗塞が完成してしまっている範囲が小さく、まだ脳梗塞に至っていない（ペナンブラ）部位の範囲が広い患者では、急性血行再建術（血栓回収術）を行う

1. 超急性期 血栓溶解療法（rt-PA静注療法） 脳の治療

- 脳血管に詰まった血栓を、薬剤を用いて強力に溶かす治療です。遺伝子組み換え組織型プラスミノゲン・アクチベータ（recombinant tissue plasminogen activator：rt-PA、アルテプラーゼ）を静脈内投与します。
- 発症（もしくは最終未発症確認、発見時刻は発症時刻ではない）から4.5時間以内の投与が強く推奨されていますが、いうまでもなく1分でも早く投与したほうが良好な転帰が期待できるので、発見までの時間や症状確認・禁忌項目除外の検査・画像検査を行う時間を短縮する努力が必要です。
- 投与方法は、アルテプラーゼを体重別投与換算表（0.6mg/kg＝34.8万国際単位/kg）に基づいて準備し、10分の1量を急速投与した後に、残りを1時間で投与します。
- 血栓溶解療法の最も危険な合併症は、脳出血です。投与前後では神経学的評価（NIHSS・JCS）と血圧を密に観察しましょう（→p.169参照）。
- 上記と同じ理由で、アルテプラーゼ投与後、原則24時間はヘパリンやアルガトロバン水和物などの抗凝固薬は投与できません。

POINT
経過・症状確認や検査の時間を短縮して、1分でも早く投与できるよう努めます。

▼血栓溶解療法のイメージ

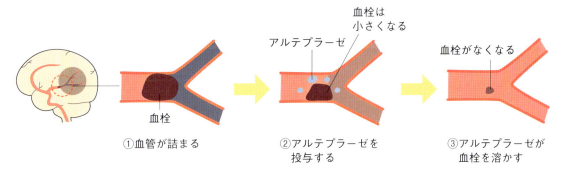

①血管が詰まる　②アルテプラーゼを投与する　③アルテプラーゼが血栓を溶かす

▼アルテプラーゼ注射剤

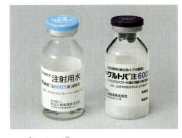
- グルトパ®（田辺三菱製薬株式会社）

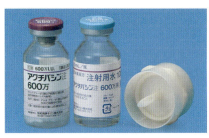
- アクチバシン®（協和発酵キリン株式会社）

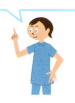
シリンジポンプを用いて静脈内投与します。

脳卒中の症状、検査、治療

▼アルテプラーゼ静注療法のチェックリスト（小倉記念病院）

適応外（禁忌）	あり	なし
発症～治療開始時刻4.5時間超 ※発症時刻（最終未発症確認時刻）[　：　]　※治療開始（予定）時刻[　：　]	☐	☐
既往歴 　非外傷性頭蓋内出血 　1か月以内の脳梗塞（一過性脳虚血発作を含まない） 　3か月以内の重篤な頭部脊髄の外傷あるいは手術 　21日以内の消化管あるいは尿路出血 　14日以内の大手術あるいは頭部以外の重篤な外傷 　治療薬の過敏症	☐ ☐ ☐ ☐ ☐ ☐	☐ ☐ ☐ ☐ ☐ ☐
臨床所見 　くも膜下出血（疑） 　急性大動脈解離の合併 　出血の合併（頭蓋内、消化管、尿路、後腹膜、喀血） 　収縮期血圧（降圧療法後も185mmHg以上） 　拡張期血圧（降圧療法後も110mmHg以上） 　重篤な肝機能障害 　急性膵炎	☐ ☐ ☐ ☐ ☐ ☐ ☐	☐ ☐ ☐ ☐ ☐ ☐ ☐
血液所見 　血糖異常（＜50mg/dL、または＞400mg/dL） 　血小板　100,000/mm³以下	☐ ☐	☐ ☐
血液所見：抗凝固療法中ないし凝固異常症において 　PT-INR＞1.7 　APTTの延長（前値の1.5倍〈目安として約40秒〉を超える）	☐ ☐	☐ ☐
CT/MR所見 　広汎な早期虚血性変化 　圧排所見（正中構造偏位）	☐ ☐	☐ ☐
慎重投与（適応の可否を慎重に検討する）	**あり**	**なし**
年齢　81歳以上	☐	☐
既往歴 　10日以内の生検・外傷 　10日以内の分娩・流早産 　1か月以上経過した脳梗塞（特に糖尿病合併例） 　3か月以内の心筋梗塞 　タンパク製剤アレルギー	☐ ☐ ☐ ☐ ☐	☐ ☐ ☐ ☐ ☐
神経症候 　NIHSS値26以上 　軽症 　症候の急速な軽症化 　けいれん（既往歴などからてんかんの可能性が高ければ適応外）	☐ ☐ ☐ ☐	☐ ☐ ☐ ☐
臨床所見 　脳動脈瘤・頭蓋内腫瘍・脳動静脈奇形（AVM）・もやもや病 　胸部大動脈瘤 　消化管潰瘍・憩室炎、大腸炎 　活動性結核 　糖尿病性出血性網膜症・出血性眼症 　血栓溶解薬、抗血栓薬投与中（特に経口抗凝固薬投与中） 　　※抗Xa薬やダビガトランエテキシラートメタンスルホン酸塩の服薬患者への本治療の 　　　有効性と安全性は確立しておらず、治療の適否を慎重に判断せねばならない。 　月経期間中 　重篤な腎機能障害 　コントロール不良の糖尿病 　感染性心内膜炎	☐ ☐ ☐ ☐ ☐ ☐ ☐ ☐ ☐ ☐	☐ ☐ ☐ ☐ ☐ ☐ ☐ ☐ ☐ ☐

〈注意事項〉
1. 1項目でも「適応外」に該当すれば実施しない
2. 1項目でも「慎重投与」に該当すれば、適応の可否を慎重に検討し、治療を実施する場合は患者本人・家族に正確に説明し同意を得る必要がある
3. 「慎重投与」のうち、下線をつけた4項目に該当する患者に対して発症3時間以降に投与する場合は、個々の症例ごとに適応の可否を慎重に検討する必要がある

> **注意**
> 頭痛の出現、血圧の上昇、神経症状の増悪など、頭蓋内出血を疑う変化があれば、医師にすぐ報告します。

投与量を決めるには、患者の体重を把握することが重要です！

TOPICS 適応が広がるrt-PA静注療法

　これまで発症時間が不明の脳梗塞患者さんの場合、最終健常確認時刻からの経過時間が4.5時間を超えている場合には、rt-PA静注療法は適応外とされてきました。しかし、最終健常確認時刻から4.5時間を超えた患者さんで、MRI拡散強調画像（DWI）で脳梗塞の所見が出現していても、FLAIR画像で変化が出現していない場合（DWI/FLAIRミスマッチと呼ぶ、→p.34参照）には、発症から4.5時間以内の可能性が高いことがわかってきました。

　また、起床時に発見された場合など発症時刻不明のとき、DWI/FLAIRミスマッチを認める患者さんに発見から4.5時間以内にrt-PA静注療法を施行した場合に、予後が改善することが報告されました。

　今後は、発症時刻不明の脳梗塞患者さんにおいても、==MRIの所見（DWI/FLAIRミスマッチの有無）次第では、rt-PA静注療法が可能==になります。

2. 超急性期 急性血行再建術（血栓回収） 脳の治療

- 脳の太い血管（主幹動脈）が閉塞したことによる急性期脳梗塞に対しては、ステント型血栓回収機器や吸引型血栓回収機器を用いて**急性血行再建術（血栓回収術）**を行います。
- 現時点でこの治療を行うことが推奨される主な条件としては、1．発症前の日常生活が自立している、2．内頚動脈または中大脳動脈近位部の閉塞、3．広範な脳梗塞が出現していない、4．中等度以上の神経所見を認める、5．18歳以上、となっています。最終健常確認から治療開始までの時間は、条

▼急性血行再建術

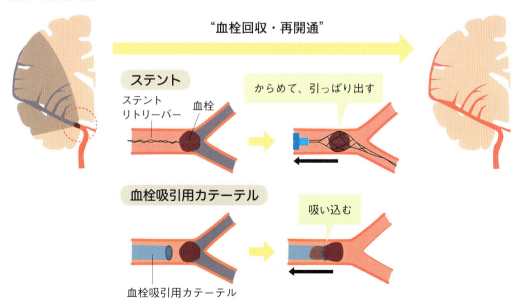

- 件を満たせば最長で24時間まで、この治療を行うことが勧められています。
- 内頸動脈、中大脳動脈近位部以外の血管の閉塞や、その他の条件を満たさない場合にも、症例ごとに治療の有効性と危険性を慎重に検討し、治療を行う場合もあります。
- 血栓回収術を行う場合にも、rt-PA静注療法の適応があれば、あわせて行います。rt-PA静注療法を行ったほうが、血栓回収術の成績がよいことが報告されています。
- 血栓回収術も血栓溶解療法と同じで、再開通までの時間が早ければ早いほど良好な転帰が得られます。そのため、すみやかに治療につなげられるように、フローチャートなどで神経症状評価や検査・確認事項を整理しておく必要があります。
- 術後の看護観察ポイントは、①再開通による頭蓋内出血（出血性梗塞）、②再閉塞、③穿刺部血腫（アルテプラーゼ静脈注射を併用している症例が多い）です。① ②では神経症状の増悪、①では頭痛や血圧上昇（頭蓋内圧亢進症状、→p.113参照）、③は穿刺部の観察が重要です。

3. 急性期 薬物療法　脳の治療

❶ エダラボン（脳保護療法）

- 脳が虚血に陥ったときに増加して細胞を傷害する、**フリーラジカル（活性酸素）を除去**する抗酸化薬です。フリーラジカルを除去することで、梗塞巣の拡大を防ぎます。
- 発症から24時間以内のすべての脳梗塞が対象になります。

> **注意**
> 腎・肝機能障害をきたすことがあるため、腎・肝機能障害の患者にエダラボンは使用できません。

❷ 抗凝固薬（抗凝固療法）

- 二次凝固の因子である**フィブリンの生成を抑制**する薬剤です。
- 血液を固まりにくくする作用があり、活性化部分トロンボプラスチン時間（activated partial thromboplastin time：APTT）やプロトロンビン時間（prothrombin time：PT）を測定して効果判定に用います。
- **ヘパリン**：発症48時間以内の心原性脳塞栓症、塞栓源不明脳塞栓症で使用します。効果に個人差がでやすいため、APTTで効果判定を行い、用量調整を行います。
- **アルガトロバン水和物**：日本で開発された選択的抗トロンビン薬です。発症48時間以内のアテローム血栓性脳梗塞で使用します。

❸ 抗血小板薬（抗血小板療法）

- 心原性脳塞栓症以外の脳梗塞に対して使用します。
- 経口薬には、アスピリン・クロピドグレル硫酸塩・シロスタゾールがあります。
- 注射剤はオザグレルナトリウムがあります。

▼ 急性期の薬物療法

	脳保護療法	抗凝固療法	抗血小板療法
作用	フリーラジカルを除去	フィブリン生成を抑制	血小板の凝集を抑制
薬剤名	・エダラボン	・ヘパリン ・アルガトロバン水和物	・経口：アスピリン、クロピドグレル硫酸塩、シロスタゾール ・注射：オザグレルナトリウム
適応	発症から24時間以内のすべての脳梗塞	発症48時間以内の ・心原性脳塞栓症 ・塞栓源不明脳塞栓症（ヘパリン） ・アテローム血栓性脳梗塞（アルガトロバン水和物）	心原性脳塞栓症以外の脳梗塞
注意点	腎・肝機能障害の患者は使用不可	APTTやPTで効果判定が必要	アスピリンでは胃炎・胃潰瘍予防のため、プロトンポンプ阻害薬（proton pump inhibitor：PPI）を併用する。クロピドグレル不応性に注意が必要

COLUMN 抗凝固薬と抗血小板薬、使い分けの根拠は？

　心原性脳塞栓症は、フィブリン凝固（広い腔でよどんだ血流が固まる）による機序で生じます。そのため、治療薬としてフィブリン生成を抑制する抗凝固薬が用いられます。

　一方、アテローム血栓性脳梗塞は血小板凝集（血液が血管壁にこすれて固まる"雪だるま式"）による機序で生じます。そのため、血小板の凝集を抑制する抗血小板薬が用いられます。

　どの薬剤が使われるのか、疾患の発症メカニズムから考えてみると覚えやすいです。

4. 急性期 脳浮腫 合併症の予防

- 脳梗塞や脳出血のときにみられる脳浮腫は、2～4日ごろが最も強く、広範囲脳梗塞や脳出血では脳ヘルニアをきたすことも少なくありません。
- 脳梗塞に伴う虚血性脳浮腫は、「細胞毒性浮腫」に、血液脳関門の破綻の結果生じる「血管原性浮腫」が加わることによって生じると考えられています。

脳卒中の症状、検査、治療

▼脳浮腫の種類

分類	特徴
細胞毒性浮腫 （cytotoxic edema）	・脳血流の低下や低酸素血症による脳低酸素から生じる、脳細胞の傷害による脳細胞自体の浮腫 ・水分は神経細胞やグリア細胞内にみられ、単独では著明な脳浮腫は生じない
血管原性浮腫 （vasogenic edema）	・血管壁が損傷して、血漿成分が細胞外腔（間質）に漏出することによる浮腫 ・脳組織にリンパ系がないため、漏出したタンパク成分の処理ができず、細胞外腔の浸透圧が上昇して水分を引き込んでしまう。主として白質にみられ、腫瘍周囲や頭部外傷でみられる

▼脳梗塞にともなう虚血性脳浮腫のメカニズム

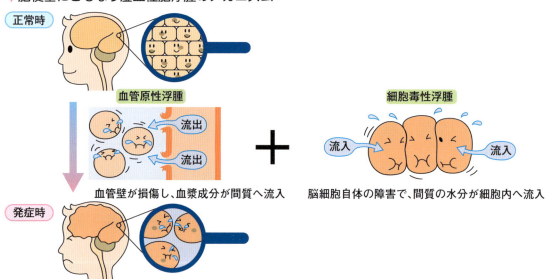

▼CT画像の例　脳浮腫

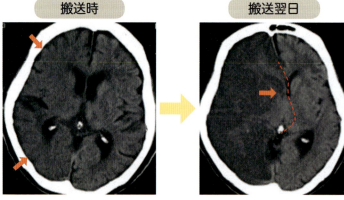

- すでに右半球に広範な皮髄境界不明瞭（early CT sign、超急性期変化）を認める
- CTで著明な浮腫と中心偏移を認める

本来皮質はCTで信号がやや高く、髄質はやや低いのでコントラストが見えるのですが、梗塞になると皮質と髄質の境界がボヤけて、よくわからなくなります（＝皮髄境界不明瞭、➡）。

POINT
- 脳梗塞に伴う脳浮腫は、発症2～4日ごろが最も強く、特に発症数日は神経症状の悪化やヘルニア徴候に注意が必要です。
- 出血性梗塞の合併や梗塞が経時的に拡大した場合には、脳浮腫がより増悪・延長する可能性があります。
- 心不全により体液量が増悪している場合や呼吸不全により二酸化炭素（CO_2）が貯留している場合には、脳浮腫が増悪するため、是正しなければいけません。

▼脳浮腫の治療

全身管理	頭部挙上（15～30°）	脳から心臓への静脈還流の促進
	過換気管理	低酸素血症、高二酸化炭素血症による頭蓋内圧上昇の予防
	プロポフォールによる鎮静	疼痛、興奮などによる頭蓋内圧上昇の予防
内科的治療	脳浮腫治療薬	脳浮腫の改善
	バルビツレート療法	脳代謝低下と脳血管収縮

脳浮腫治療薬による治療

ガイドライン[1]では、以下の場合に"適応を考慮してもよい"となっています。
- 高張グリセロール（10%）静脈内投与：心原性脳塞栓症、アテローム血栓性脳梗塞のような、頭蓋内圧亢進を伴う大きな脳梗塞の急性期
- D-マンニトール（20%）：脳梗塞の急性期

薬剤の特徴

薬剤名	効果発現時間	リバウンド
高張グリセロール（10%）	効果発現まで時間がかかるが、長時間効く	生じにくい
D-マンニトール（20%）	効果発現まで早いが、持続時間は短い	生じる可能性あり

5. 急性期 開頭外減圧術（内減圧） 脳の治療

- 超急性期・急性期に治療を行ったとしても、広範囲に脳梗塞が生じてしまう場合があります。脳梗塞による浮腫や出血性変化により脳ヘルニアを起こす場合に、頭蓋骨を外し（硬膜を切開）、圧を外へ逃がす手術が開頭外減圧術です。
- 推奨される症例は、①18～60歳、②NIHSS 15以上、③NIHSSの1aが1以上、④中大脳動脈領域の梗塞が50％以上（特に広範囲の中大脳動脈領域梗塞や小脳梗塞など）、⑤発症48時間以内になります。

▼外減圧術のCT画像 　広範囲脳梗塞

手術前

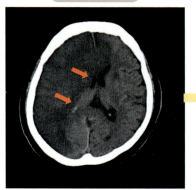

- 広範囲脳梗塞、脳ヘルニアの危険性大

手術後

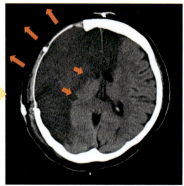

- 外減圧術を行った脳の腫れが頭蓋骨を外した部分（外側）へ逃げている

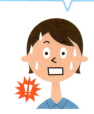

浮腫や出血から脳ヘルニアが生じて、そのままでは脳幹が圧迫されてしまいます。

6. 急性期 深部静脈血栓症 　合併症の予防

❶ 深部静脈血栓症（deep vein thrombosis：DVT）

- 下腿静脈は、①筋肉の収縮によるポンプ作用と、②静脈弁による逆流防止によって、心臓へ血液を戻しています。

脳梗塞が生じると…

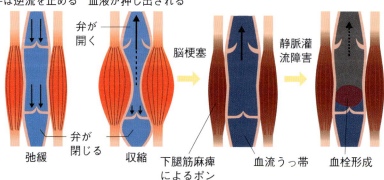

静脈うっ血と圧上昇により、下肢は著明に腫脹する
下肢組織圧も過度に上昇することで、下肢痛と肺塞栓症（pulmonary embolism：PE）のリスクが生じる

❷ 肺塞栓症（PE）

- DVTの血栓が剥がれて静脈の流れに乗ると、下大静脈から右心房→右心室→肺動脈へと到達し、そこで血管径が細くなるので再度血栓が詰まります。

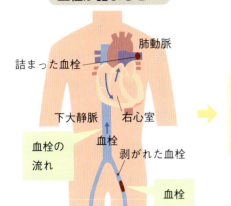

肺に血液を送れず、ガス交換ができなくなり、呼吸不全を生じる。さらに肺から戻る血液も減ることになり、循環不全も生じる可能性がある

> **注意**
> 卵円孔開存などの心臓内に右房→左房シャントがあれば、肺動静脈を介さず大動脈へ血栓が流れ、脳梗塞（奇異性脳塞栓症、→p.49参照）や全身塞栓症を生じえます。

▼DVTとPEの比較

	症状	診断	治療	予防
DVT	・末梢まで著明な腫脹 ・疼痛 ・発赤 ・熱感 ・Homan's sign（足の背屈で腓腹筋に疼痛）	・下肢静脈エコー ・腹部-下肢造影CT ・RIベノグラフィー ・MRベノグラフィー ・下肢静脈造影 ・D-dimer（除外診断に非常に有用） （・採血）	・**基本**：ヘパリン化 → ワルファリンカリウムまたは直接作用型経口抗凝固薬（direct oral anti-coagulant：DOAC）内服へ ・血栓溶解を行うこともある → rt-PA、ウロキナーゼ ・必要時は下大静脈フィルター留置 ・手術での血栓除去はまれ	・両下肢挙上、早期離床、長期の不動状態を回避 ・間欠的空気圧迫法 ・**薬物療法**：ヘパリン注射、ワルファリンカリウム内服、DOAC内服
PE	・突然の胸痛、呼吸困難 ・ショック ・意識消失 ・血痰 ・無症状の場合もあり	・血液ガス分析（PO_2↓、PCO_2↓）、胸部X線、ECG、心エコー ・胸部造影CT ・肺血流シンチグラフィー ・肺動脈造影 ・D-dimer（除外診断に非常に有用）（・採血）	・**基本**：ヘパリン化 → ワルファリンカリウムまたはDOAC内服へ ・カテーテルによる血栓除去/血栓溶解 ・下大静脈フィルター留置 ・手術での血栓除去（循環不全時に限る）	・DVTの予防 ・抗凝固の禁忌や抵抗性 → 下大静脈フィルターもあり

■：特に重要な部分を強調

❸ DVTとPEの予防法

- 『脳卒中治療ガイドライン2015』[1]では、予防について以下のように示されています。

  ① 下肢の麻痺を有する急性期脳梗塞患者では、DVTおよびPEの予防に抗凝固療法（ヘパリン皮下注、低分子ヘパリン・ヘパリノイド）が推奨される。しかし、頭蓋内外の出血リスクが増加するため、ルーチンに投与することを支持する十分な科学的根拠がない。

  ② アスピリンは、急性期虚血性脳卒中患者におけるPE予防に推奨されない。またデキストランはDVTの予防効果について、科学的根拠がないので、勧められない。

  ③ 段階的弾性ストッキングのDVTの予防効果について、科学的根拠がないので、勧められない。

  ④ 間欠的空気圧迫法は、DVTの予防に勧められる。

▼ 静脈血栓塞栓症の薬物的予防法

種類	施行方法	施行対象
低用量未分画ヘパリン	8時間もしくは12時間ごとに未分画ヘパリン5,000単位を皮下注射する。脊椎麻酔や硬膜外麻酔の前後では、未分画ヘパリン2,500単位皮下注（8時間ないし12時間ごと）に減量することも考慮する	高リスクにおいて、単独で使用する。最高リスクでは、間欠的空気圧迫法あるいは弾性ストッキングと併用する
用量調節未分画ヘパリン	最初に約3,500単位の未分画ヘパリンを皮下注射し、投与4時間後のAPTTが正常上限となるように、8時間ごとに未分画ヘパリンを前回投与量±500単位で皮下注射する	最高リスクにおいて、単独で使用する
用量調節ワルファリン	ワルファリンを内服し、PT-INRが1.5〜2.5となるように調整する	最高リスクにおいて、単独で使用する

開始時期：疾患ごとに異なるが、出血の合併症に十分注意し、必要ならば手術後（なるべく出血性合併症の危険性が低くなってから）開始する。
施行期間：少なくとも十分な歩行が可能となるまで継続する。血栓形成のリスクが継続し長期予防が必要な場合には、低用量（あるいは用量調節）未分画ヘパリンはワルファリンに切り換えて継続投与することを考慮する。
PT-INR：PTの国際標準化比

肺血栓塞栓症/深部静脈血栓症（静脈血栓塞栓症）予防ガイドライン作成委員会：肺血栓塞栓症/深部静脈血栓症（静脈血栓塞栓症）予防ガイドラインダイジェスト版第2版. メディカル フロントインターナショナル リミテッド, 東京, 2014. より許諾を得て引用

7. 慢性期 内頸動脈狭窄症 脳の治療

- 内頸動脈狭窄症に対する治療法の選択には、大きく2つのポイントがあります。
- 1つめは、手術を行うか否かです。手術を行わない場合は、内科的管理（動脈硬化危険因子の管理、抗血小板療法）を徹底します。
- 2つめは、手術を行う場合の治療方法の選択です。頸動脈プラークを摘出する頸動脈内膜剥離術（carotid endarterectomy：CEA）と、狭窄部位をバルーンで拡張し、ステントを留置する頸動脈ステント留置術（carotid artery stenting：CAS）があります。

- 一般的に海外でも実績のあるCEAが優先されますが、CEAの危険因子（CEAハイリスク、SAPPHIRE study）がある場合にはCASが選択されます。ただし、日本では低侵襲治療が好まれる傾向にあり、CASが優先される場合もあります。また、日本ではCASの治療成績はCEAに劣らないとの報告があります。

▼CEAハイリスク（SAPPHIRE study）

- 心臓疾患（うっ血性心不全、冠動脈疾患、開胸手術が必要、など）
- 重篤な呼吸器疾患
- 対側頸動脈閉塞
- 対側喉頭神経麻痺
- 頸部直達手術、または頸部放射線治療の既往
- CEA再狭窄例
- 80歳以上

これらのリスクがある場合、CASが選択されます。

- 当院ではCEAハイリスクに加えて、狭窄病変の位置（高位）や頸動脈プラークイメージ（MRI、→p.36参照）でのプラーク性状（プラークと胸鎖乳突筋T1信号値の比：PMR）を参考にして、CEA/CASの選択を行っています。

❶ 頸動脈内膜剥離術（CEA）

- <u>全身麻酔</u>で行います。
- 皮膚を切開して、総頸動脈から内頸動脈、外頸動脈を露出させます。血管壁のプラークを切除するときは、一時的に血流を遮断します。側副血行が乏しく、長時間の遮断により脳虚血が予想される場合には、シャントを併用し手術を行います。

▼CEA手術の様子

皮膚切開前

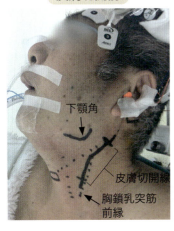

- このような皮膚切開線が一般的だが、美容的な観点から皮膚活線にそった横切開で手術を行う場合もある

皮膚切開後

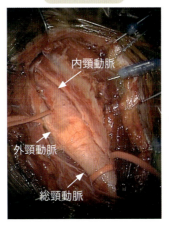

- 総頸動脈、内頸動脈、外頸動脈を露出して手術を行う。周囲には舌下神経、迷走神経が走行している

脳卒中の症状、検査、治療

▼内頸動脈狭窄症の治療

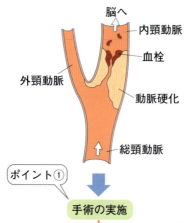

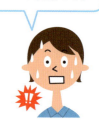

プラークが血管壁に溜まって、血流腔が狭くなっている状態です。

ポイント①　手術の実施

- 実施する → ポイント②
- 実施しない → 内科的管理（動脈硬化危険因子の管理、抗血小板療法）の徹底

治療方法の選択
以下を判定して、CEA/CAS を選ぶ
- CEA ハイリスクの有無
- 検査（頸動脈プラークイメージ）でのプラークの安定性

治療法	頸動脈内膜剥離術（CEA）	頸動脈ステント留置術（CAS）
	血管を切開し、内側の血管壁についたプラーク部分を取り除く 頸部を切開 （手術前）（手術中）（手術後）	血管のなかからカテーテルを入れ、留置したステントが狭窄部位を押し広げる 主に大腿動脈アプローチ
麻酔方法	全身麻酔	局所麻酔
抗血小板薬	必須ではない。原則、1剤	必須。手術期間は2剤
対象プラーク	すべてのプラークに対応可能	不安定性が強いもの（脂の成分が多く、バルーンでの拡張によりステントの隙間から漏れ出してくる可能性がある症例）は対象外
合併症	・脳梗塞・過灌流症候群 ・創部血腫 ・舌下神経・迷走神経麻痺	・脳梗塞・過灌流症候群 ・一過性徐脈、低血圧 ・穿刺部血腫 ・造影剤アレルギー、造影剤腎症
利点と欠点	○プラークの性状によらず、全摘出できる ×全身麻酔が必要 ×頸部に傷が残る ×舌下神経・迷走神経障害の可能性あり	○局所麻酔で行うことができ、低侵襲 ×プラーク性状によっては脳梗塞の危険性が高くなる ×術後も抗血小板薬が必要

❷ 頸動脈ステント留置術（CAS）

- 局所麻酔で行います。
- 多くの場合は、大腿動脈アプローチで行います。大腿動脈（鼠径部）を穿刺し、シースを挿入し、ガイディングカテーテル（太いカテーテル）を大動脈内で上行させて、総頸動脈に留置します。
- 狭窄病変をバルーンで拡張させるときや、ステントを留置するときには、プラークが破綻し脳塞栓となる危険性があるので、プロテクション（遠位塞栓予防）を行います。プロテクションには、内頸動脈の下流（脳側）にフィルター（網）やバルーン（風船での遮断）を設置する遠位型プロテクションと、総頸動脈・外頸動脈をバルーンで遮断する近位型プロテクションがあります。ガイディングカテーテルの血液を静脈へ還流させることで、持続的に内頸動脈の血流を逆流させて、遠位塞栓を防ぐフローリバース法もあります。
- 危険性の高い症例（狭窄病変が非常に狭く、ワイヤーが通しにくい場合や、血栓などがあり、ワイヤーを通す際に脳塞栓の危険性がある場合）では、双方をあわせて使用する場合もあります。

▼頸動脈ステント留置術におけるプロテクション

プロテクションの方法	遠位型バルーン	遠位型フィルター	近位型ダブルバルーン
遮断の位置	内頸動脈の下流（脳側）		総頸動脈・外頸動脈
種類	バルーン	フィルター	バルーン（2種類）
選択の基準	側副血行があり、一時的な血流遮断に耐えうる	一時的な血流遮断に耐えられない	狭窄病変が非常に高度の狭窄または、狭窄部に血栓が付着しており、ワイヤーを通す際に塞栓症を起こす危険性がある場合

8. 慢性期 頭蓋内外バイパス術 脳の治療

- 内頸動脈や中大脳動脈の閉塞（高度狭窄）により、脳血流量と血管予備能が著しく低下している場合に、皮膚などに向かう血管を脳血管につなぐことで脳血流を増やす目的で行います。
- 脳血流量と血管予備能の低下は、SPECTや陽電子放出断層撮影（positron emission tomography：PET）、CTP/MRPで判定します。
- 浅側頭動脈（STA）－中大脳動脈（MCA）バイパス術が代表例です。

脳卒中の症状、検査、治療

▼頭蓋内外バイパス術（STA-MCAバイパス術）

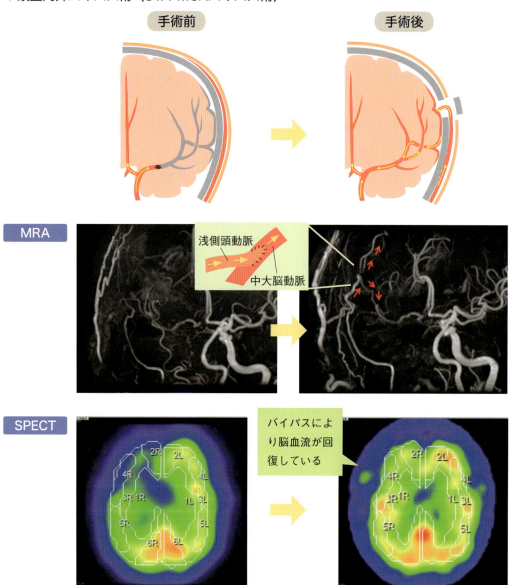

> **COLUMN** 血行再建術（CAS・CEA）後の合併症：過灌流症候群

　脳に必要以上に血液が流れ（過灌流現象）、それにより意識障害などの種々の症状をきたしたり（症候群）、まれに脳出血を生じます。

　狭窄や閉塞により慢性虚血にある同側脳血管は、脳血管の自動調節能により拡張します。しかし慢性的な拡張により自動調節能が障害された血管は、治療により脳血流が増加してもすぐには収縮できない状態となってます。その障害された領域に、CASやCEAなどによって狭窄解除され、脳血流が増加すると、急激な灌流圧上昇により、脳浮腫や脳出血などが生じます。

▼過灌流症候群

主症状	・意識障害または不穏、偏頭痛様の頭痛、けいれん発作 ・顔面・眼球痛、ときに局所神経症状
高危険群	・90％以上の高度狭窄、対側閉塞、血管予備能低下（ACZ反応性低下） ・75歳以上、長期間の高血圧、脳卒中の既往、最近の脳卒中
予防	・厳格な低血圧管理　収縮期血圧100～120mmHg以下 ・鎮静を行う場合もある（プロポフォールやバルビツレート） ・エダラボンの治療前投与
過灌流ピーク	・CAS12時間後、CEA 6日後

> 過灌流症候群のリスクは、CAS症例のうち、過灌流現象（15％）、過灌流症候群（1.2％）、脳出血（0.7％）といわれ、脳出血が生じた際の死亡率は20％前後です！

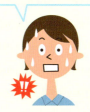

▼右頸動脈高度狭窄に対しての頸動脈ステント留置（CAS）

 脳血管撮影

CAS前	CAS実施	CAS後
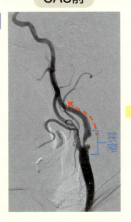	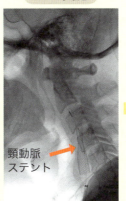頸動脈ステント	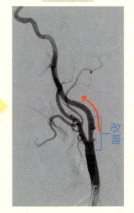

SPECT

治療前の安静時脳血流（rCBF）		治療後の安静時脳血流
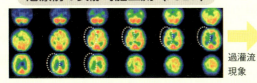	過灌流現象 →	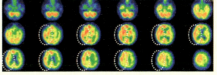
・狭窄のある右側の脳血流は左側に比べて少ない		・狭窄改善により、右側の脳血流が左側に比べて多くなっている

> 過灌流現象自体は、脳血管の自動調節能の回復により自然改善します。過灌流症候群、さらに出血を生じないことが重要です。

脳卒中の症状、検査、治療

9. 慢性期 誤嚥性肺炎 合併症の予防

- 脳卒中に感染症を合併することはまれではなく、呼吸器感染症（22％）は尿路感染症（24％）に次いで多いです。特に嚥下障害による**誤嚥性肺炎と窒息は、脳卒中後患者での死亡と密接に関連**しているため、これらへの対応が必要です（→p.215参照）。
- 脳卒中患者における肺炎は、アンジオテンシン変換酵素（angiotensin converting enzyme：ACE）阻害薬、シロスタゾール、アマンタジンにより減少することが報告されています。
- 脳循環・代謝改善薬のニセルゴリンの投与により、血中サブスタンスPの上昇が報告されており、誤嚥性肺炎の予防につながる可能性が指摘されています。

▼嚥下障害から生じる誤嚥性肺炎

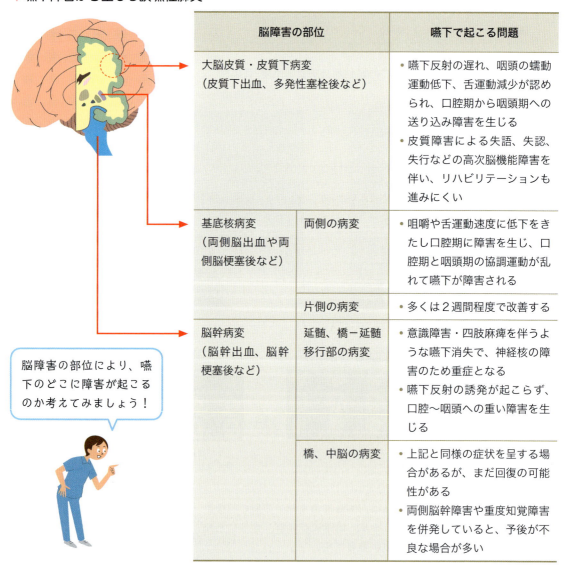

脳障害の部位		嚥下で起こる問題
大脳皮質・皮質下病変 （皮質下出血、多発性塞栓後など）		・嚥下反射の遅れ、咽頭の蠕動運動低下、舌運動減少が認められ、口腔期から咽頭期への送り込み障害を生じる ・皮質障害による失語、失認、失行などの高次脳機能障害を伴い、リハビリテーションも進みにくい
基底核病変 （両側脳出血や両側脳梗塞後など）	両側の病変	・咀嚼や舌運動速度に低下をきたし口腔期に障害を生じ、口腔期と咽頭期の協調運動が乱れて嚥下が障害される
	片側の病変	・多くは2週間程度で改善する
脳幹病変 （脳幹出血、脳幹梗塞後など）	延髄、橋-延髄移行部の病変	・意識障害・四肢麻痺を伴うような嚥下消失で、神経核の障害のため重症となる ・嚥下反射の誘発が起こらず、口腔〜咽頭への重い障害を生じる
	橋、中脳の病変	・上記と同様の症状を呈する場合があるが、まだ回復の可能性がある ・両側脳幹障害や重度知覚障害を併発していると、予後が不良な場合が多い

脳障害の部位により、嚥下のどこに障害が起こるのか考えてみましょう！

▼嚥下のプロセス

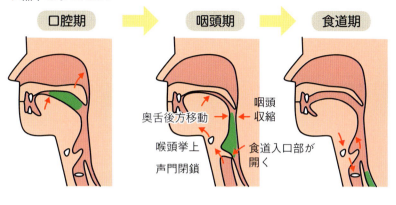

- 舌が口蓋前方に押し付けられて、食塊を咽頭に向けて絞り出す
- 鼻咽腔が閉鎖し、舌骨と咽頭が前上方に移動して、喉頭蓋が倒れ喉頭を閉鎖して誤嚥を防ぎ、輪状咽頭筋が弛緩して食道入口部が開く
- 食道入口部から蠕動運動にて胃へ運ばれる

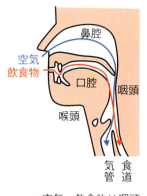

- 空気・飲食物は咽頭で交差する

❶ 不顕性誤嚥

- サブスタンスP（神経伝達物質）により嚥下反射が起こりますが、脳血管疾患などがある場合、この物質が減少して嚥下反射が低下します。
- 上記と同様に、中枢が同じ延髄の咳反射も低下している場合が多く、肺に異物が侵入しても咳き込めないことで（不顕性誤嚥）、夜間など食事以外の間にも誤嚥しています。

❷ 誤嚥性肺炎

- 嚥下障害のため、唾液や食事、胃液などと一緒に口腔内で繁殖した細菌を気道に吸引することにより発症します。
- 吐物を大量に吸引した場合には、胃酸による化学性肺炎を起こすことがあり、メンデルソン症候群と呼ばれます。
- 薬物療法では、アンピシリンナトリウム・スルバクタムナトリウム配合（ABPC/SBT、ユナシン®-S）、タゾバクタム・ピペラシリン水和物配合（TAZ/PIPC、ゾシン®）の好気性・嫌気性菌の双方に抗菌力のあるペニシリン系が第一選択となります。

口腔内を清潔に保つことが非常に重要です。

脳卒中の症状、検査、治療

▼嚥下性肺疾患診断フローチャート

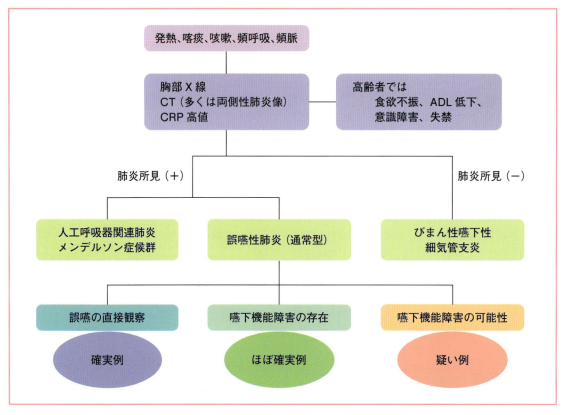

日本呼吸器学会医療・介護関連肺炎（NHCAP）診療ガイドライン作成委員会編：医療・介護関連肺炎（NHCAP）診療ガイドライン．日本呼吸器学会，東京，2011：34．より許諾を得て転載

POINT
誤嚥性肺炎を防ぐには、頭部挙上、栄養状態の改善、睡眠薬を使いすぎない、などを心がけます。

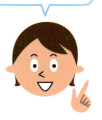

嚥下障害の看護については、看護実践3章④（p.215～）で解説します。

10. 慢性期 けいれん発作 　全身管理

- 脳卒中後のけいれんは、重症度が高く、皮質病変を含む脳卒中や出血性脳卒中で生じやすく、特に比較的年齢が若いほど発生率が高いです。
- 脳梗塞後のけいれんは、脳梗塞発症後1年以内で最も多く発症します。
- 脳卒中後けいれんの予防に関する抗てんかん薬の有用性は、現状では確立していません。

▼脳卒中とけいれん発作の時期

時間経過	発症時～24時間 (onset seizure)	1日～2週間 (early seizure)	2週間～ (late seizure)
特徴	・いわゆる「けいれん発症の脳卒中」	・脳卒中により大脳皮質細胞が傷害され、異常放電が生じる。病巣近傍の神経細胞も焦点となり発作を繰り返す →多くは、その後は再発なく経過する	・傷害された細胞のグリオーシスや瘢痕化により組織の易刺激性を生じ、異常放電を起こしやすくなる →てんかん（以後も症候性けいれんを繰り返す）への移行が多い
発症頻度	脳梗塞2％、脳出血3％、くも膜下出血6％、全体では5％	脳梗塞2～6％、脳出血8～15％	脳梗塞3％、脳出血5％、くも膜下出血3％、全体では4％

▼正常な神経細胞と、けいれんで異常興奮を起こした神経細胞

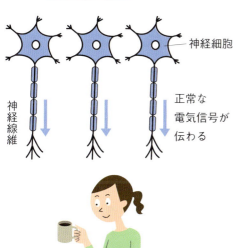
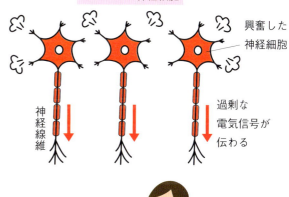

▼けいれん発作型の種類

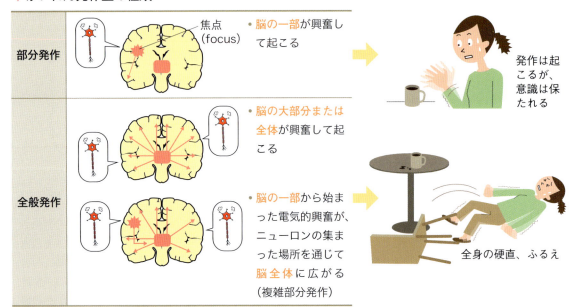

- けいれん発作に対する治療の流れは、①まず止める（ジアゼパム投与）→②CT/MRIなど検査で出血などの新規病変の有無を確認→③抗けいれん薬の開始（長期的には中止も考慮）、となります。予防的に抗けいれん薬を処方することは少なく、けいれん発作を生じたら投薬を開始することが多いです。
- けいれん発作自体が生命にかかわることは少ないですが、重積が続くほど、意識障害が後遺したり、その後の回復にも時間を要します。
- けいれん発作が治まった後（発作間欠期）に、麻痺（Todd麻痺）や失語などの脳卒中に似た症状が一定時間みられたり、不穏・異常行動がみられることがあります。症状は次第に軽快し、消失します。症状の残りかた・戻りかたで、てんかんの焦点（病変部位）を推定する助けにもなります。

▼けいれん発作の薬物療法

薬剤名（主な商品名）
・ジアゼパム（セルシン®、ホリゾン®）
・ホスフェニトインナトリウム水和物（ホストイン®）
・レベチラセタム（イーケプラ®）
・フェノバルビタールナトリウム（ノーベルバール®）

抗けいれん薬で重積コントロールが困難であれば、ミダゾラム（ドルミカム®）／バルビツール酸系抗てんかん薬による鎮静管理（挿管）を要する場合もあります。

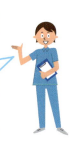

文献
1. 日本脳卒中学会脳卒中ガイドライン委員会編：脳卒中治療ガイドライン2015［追補2017対応］．協和企画，東京，2017．
2. Aoki J, Kimura K, Iguchi Y, et al. FLAIR can estimate the onset time in acute ischemic stroke patients. *J Neurol Sci* 2010；293：39-44.
3. Thomalla G, Fiebach JB, Østergaard L, et al. A multicenter, randomized, double-blind, placebo-controlled trial to test efficacy and safety of magnetic resonance imaging-based thrombolysis in wake-up stroke（WAKE-UP）．*Int J Stroke* 2014；9（6）：829-836.

2 脳出血

- 脳出血は、高血圧性脳出血と非高血圧性脳出血に大きく分けられます。
- 脳出血の約80％が高血圧性脳出血です。

原因と分類

1. 高血圧性脳出血　＜脳出血の約80％が当てはまる

- 高血圧が長期間持続すると、穿通動脈の動脈硬化による血管壊死と、そこに生じる微小動脈瘤の破綻が原因となって脳出血が起こります。
- 高血圧性脳出血は被殻・視床・小脳・脳幹の4か所に好発します。
- それ以外の部位にも発生しますが、その場合は高血圧以外の原因も考える必要があります。

2. 非高血圧性脳出血

- 若年者の脳出血では、脳動静脈奇形（arteriovenous malformation：AVM）の割合が多くなります。
- 脳動脈瘤の破裂で脳内血腫が形成されることがあるので、よく注意が必要です。
- 高齢者の皮質下出血では、アミロイドアンギオパチーが原因である場合が多くなります。
- アミロイドアンギオパチーは、脳血管壁にアミロイドタンパクが沈着し、血管壁を脆弱化させることで破綻・出血を生じます。脳全体の皮質内小～中動脈・静脈にみられるため、他部位も含めて、何度も発症する可能性があります。

▼非高血圧性脳出血の主な原因

①血管病変による脳出血
　アミロイドアンギオパチー、脳動静脈奇形（AVM）、脳動脈瘤破裂、海綿状血管腫、もやもや病、硬膜動静脈瘻、出血性脳梗塞、血管炎、静脈洞血栓症
②血液凝固異常
③脳腫瘍
④外傷

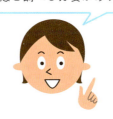

高血圧がない患者は、その他の脳出血の原因となる疾患を調べる必要があります。

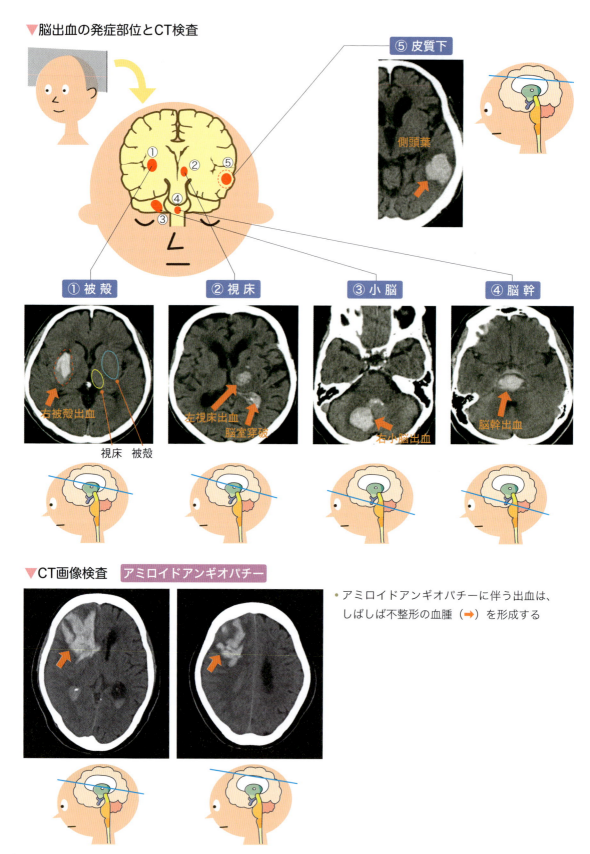

3. ハイリスク患者

- **抗血小板薬、抗凝固薬**を内服している患者は、脳出血の危険性が高まります。
- **血液透析**の患者では年間0.6〜1.0%が脳出血を発症し、健康な人に比べ5〜10倍の危険性があります。さらに脳出血を生じた場合、より大きい血腫が形成される傾向にあり、死亡率も2倍高くなります。

▼服薬と脳出血リスク（BAT study、日本の多施設共同前向き登録研究）

BAT study	抗血小板薬単剤	抗血小板薬2剤併用	ワルファリン単独	ワルファリンと抗血小板薬併用
頭蓋内出血発症率（%/年）	0.34	0.60	0.62	0.96

症状

- 脳出血は脳梗塞と比較して、発症時に**血圧が高く、悪心・嘔吐を伴う**ことが多くなります。
- 出血の部位や大きさにより、出現する神経症状は異なります（→p.29参照）。

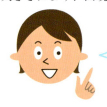

症状がわかれば部位が、部位がわかれば症状が、おおむね推察できます。

検査

1. CT

- 脳出血を疑う場合に**最初に行う画像検査**です。
- 脳出血は、CTでは**高吸収域（正常脳よりはっきり白い）**に映ります。
- 血腫周囲の浮腫は、**低吸収域（正常脳よりやや黒い）**に映ります。

POINT

画像で確認する点は以下になります。
- 中心偏移の有無
- 脳室穿破と脳室内出血（高吸収：白）
- 水頭症の有無（→p.76上図参照）
- 脳ヘルニアの有無（→p.76下図参照）

▼CT検査　脳出血（右被殻・脳室穿破）

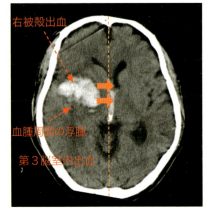

- 左被殻の脳出血により、正中変位（→）が生じている。脳室穿破も認めているが、脳室の拡大はなく水頭症は認めなかった

脳卒中の症状、検査、治療

▼CT検査　脳出血（左視床出血、脳室穿破、水頭症）

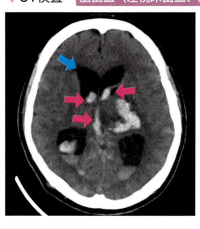
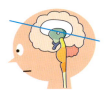

- 脳室内出血（➡）のために、脳脊髄液の流出が妨げられ、水頭症（➡）が生じている

▼CT検査　脳出血（左被殻出血、脳ヘルニア）

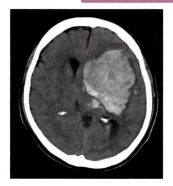
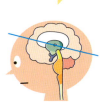

中脳レベルの断面で見ると…

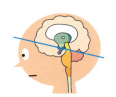

脳ヘルニアで左中脳が圧迫されている

手術後、脳ヘルニアが解除され、中脳への圧迫が消失している

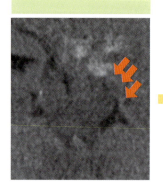
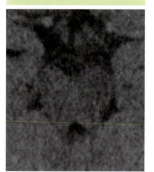

中脳レベルの断面で脳ヘルニアの有無をみます。

2. MRI／MRA

- 脳出血では、脳動脈瘤や脳動静脈奇形（AVM）などの**血管異常がないか確認**します。
- 過去に出血があったかどうかも判断することができます。

▼MRI／MRA検査　破裂脳動脈瘤

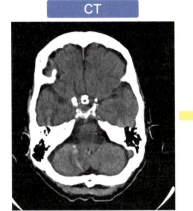
・右小脳出血

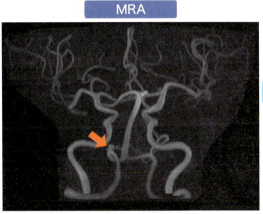
・血管精査を行ったところ、右椎骨動脈瘤（➡）を認め、脳動脈瘤破裂による出血と判断

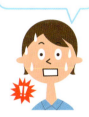
血管異常あり！

▼MRI／MRA検査　微小出血

過去に無症状のうちに発生した微小出血も検出することができます。

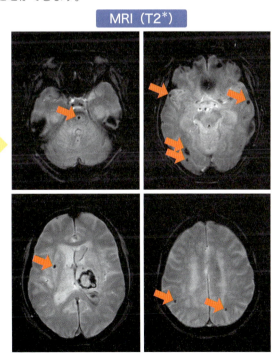
・左視床出血

・MRI（T2*）で、今回の出血とは異なる部位に、過去に発生したと考えられる多数の微小出血（➡）を認めた

3. CTA／脳血管撮影

- **より詳細に血管異常の精査**を行うことができます。典型的な部位以外での出血で、血管奇形を疑う場合に行います。
- 小さな奇形などは出血急性期ではわからないこともあり、発症3〜4週間後に血腫が消退したころに再検査を行うこともあります。

▼CTA／DSA検査　脳動静脈奇形（AVM）

CT
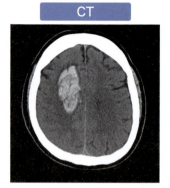

CTA
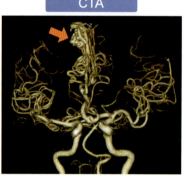

- 右前頭葉の皮質下出血。高血圧の既往なし。血管精査を行ったところ、脳動静脈奇形（AVM、➡）を認めた

脳血管撮影

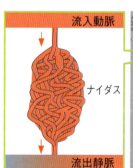
流入動脈／ナイダス／流出静脈

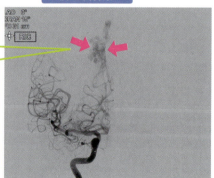
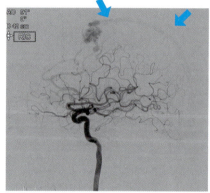

- 脳血管撮影検査を施行し、ナイダス（➡）と静脈の早期描出（➡）を認めた

治療

1. 保存的治療

❶ 血圧管理 〈降圧が第一！〉

- 脳出血急性期は、できるだけ早期に収縮期血圧を<mark>140mmHg未満に低下させ、7日間維持</mark>することが目標となります。
- ニカルジピン塩酸塩（ペルジピン®）か硝酸薬の持続点滴で降圧を行います。

❷ 止血凝固系の確認 〈内服状況の確認が必須！〉

- 抗凝固薬の内服があれば、PT-INRを早急に<mark>1.35以下</mark>の正常域に回復させます。
- DOACはワルファリンに比べ、有意に脳出血が少ないです。また、脳出血後の出血拡大が少ないと予想されます。
- ビタミンK：ワルファリンの拮抗薬として、静脈注射または持続点滴で投与します。投与後、効果を発揮するまで時間がかかるため、即効性は期待できません。
- 静注用人プロトロンビン複合体製剤（ケイセントラ®）：すみやかにPT-INRが低下します。ビタミンK製剤と併用します。
- 新鮮凍結血漿の輸血：抗血小板薬の内服があれば、出血拡大時や手術施行などの必要に応じて、血小板輸血を行う場合もあります。

▼抗凝固薬服用時の対応

使用薬剤	拮抗薬	確認したい採血項目
ワルファリン	・ビタミンK ・静注用人プロトロンビン複合体製剤（ケイセントラ®） ・新鮮凍結血漿（保険適用外）	PT-INR
DOAC	・現在は、ダビガトランエテキシラートメタンスルホン酸塩（プラザキサ®）のみ拮抗薬イダルシズマブ（プリズバインド®）あり ・血液凝固因子製剤（PPSB®-HT）（保険適用外） ・新鮮凍結血漿（保険適用外） ・経口活性炭、血液透析（内服後数時間以内の場合に考慮する）	PT-INR、APTT
ヘパリン	・プロタミン硫酸塩	APTT、活性化凝固凝血時間（ACT）
抗血小板薬	・拮抗薬なし	

❸ 消化管出血の予防 〈胃薬投与も忘れずに！〉

- 特に高齢や重症例の場合は、消化性潰瘍（クッシング潰瘍）を予防するため、抗潰瘍薬を投与します。

④ 脳浮腫の管理
- 脳浮腫が強い場合、抗浮腫薬（高張グリセロール）の点滴投与を行います。

⑤ 深部静脈血栓症（DVT、特に麻痺側）と肺塞栓症（PE）の予防（→p.62参照）
- 間欠的空気圧迫法を行います。
- 弾性ストッキング単独使用は塞栓予防効果がなく、皮膚損傷の頻度が高いため、勧められません。

2. 外科的治療
- 『脳卒中治療ガイドライン2015』[1]によると、脳出血の外科的治療は以下のように推奨されています。
- 血腫除去、脳室ドレナージ（→p.82参照）ともに、神経内視鏡手術の有効性が報告されています。

▼脳出血の外科的治療の適応

被殻出血	・神経学的所見が中等症、血腫量が31mL以上でかつ血腫による圧迫所見が高度な被殻出血では、手術の適応を考慮してもよい ・特に、JCSで20〜30程度の意識障害を伴う場合は、定位的脳内血腫除去術が勧められ、開頭血腫除去術を考慮してもよい
小脳出血	・最大径3cm以上で進行性のもの ・脳幹を圧迫し水頭症を呈しているもの
視床出血	・血腫の脳室内穿破を伴う場合、脳室拡大の強いものには、脳室ドレナージを考慮
脳幹出血	・脳室内穿破が主体で、脳室拡大の強いものには脳室ドレナージを考慮
皮質下出血	・脳表から1cm以下のものは、特に手術を考慮してよい
脳室拡大水頭症	・脳室ドレナージを施行

▼CT定位的脳内血腫除去術

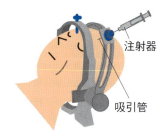

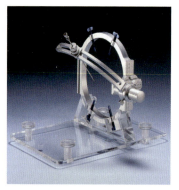

- 駒井式CT定位脳手術装置（ミズホ株式会社）

- 局所麻酔でも可能
- 頭部を定位装置（写真は一例）に固定し、CT室にて血腫の装置上の座標を決める。その後、手術室にてその座標にあわせて穿頭し、図のように吸引管を血腫に向かい挿入、注射器で血腫を吸引する

▼開頭血腫除去術

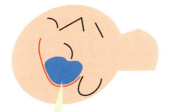

被殻出血に対する開頭手術での一般的な皮膚切開と開頭範囲

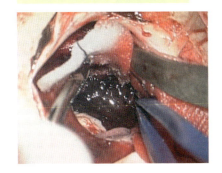

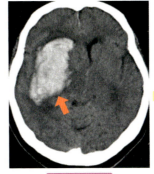

術前

右被殻出血
- JCS30、瞳孔不同1.0mm
- 切迫脳ヘルニアにて血腫除去術へ（➡、血腫）

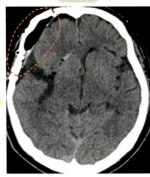

術後
- 血腫は除去された（----、開頭範囲）

▼内視鏡的血腫除去術

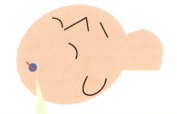

内視鏡手術での一般的な皮膚切開と穿頭

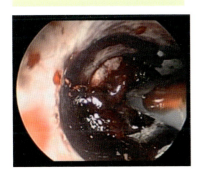

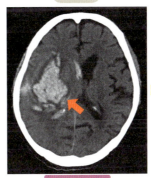

術前

右被殻出血

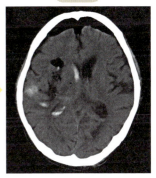

術後
- 血腫はほぼ除去された

> 内視鏡手術は大きな開頭を行わないため、皮膚切開範囲は小さいです。

脳卒中の症状、検査、治療

▼脳室ドレナージ

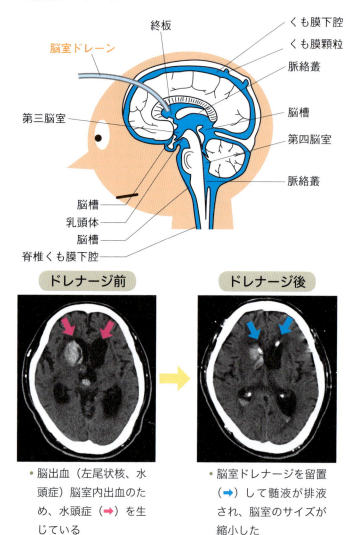

- 血腫などで正常な髄液還流が妨げられ、頭蓋内圧亢進の一因となる場合、側脳室にドレーンチューブを挿入し、体外に髄液を排出する

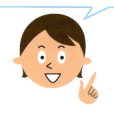

ドレーンは、頭蓋内圧モニターとしても機能します。

- 脳出血（左尾状核、水頭症）脳室内出血のため、水頭症（➡）を生じている
- 脳室ドレナージを留置（➡）して髄液が排液され、脳室のサイズが縮小した

POINT
血腫除去と脳室ドレナージの目的は、以下の通りです。
①救命
②早期の周囲脳の圧迫解除と頭蓋内圧の低下

文献
1. 日本脳卒中学会脳卒中ガイドライン委員会編：脳卒中治療ガイドライン2015［追補2017対応］．協和企画，東京，2017．

3 くも膜下出血

原因と病態

1.「くも膜下」とは〈くも膜と軟膜の間のスペース＝くも膜下腔〉

- 脳は、外側から硬膜、くも膜、軟膜という3つの膜に覆われています（→p.10参照）。
- 「くも膜下」とは、くも膜の下、つまり<mark>くも膜と軟膜の間のスペース</mark>のことです（くも膜下腔といいます）。このスペースには、脳に向かう比較的太い血管があります。
- 後述する脳動脈瘤もここに発症します。このため、脳動脈瘤が破裂すると「くも膜下」に出血することになります。

2. くも膜下出血の原因〈多くは血管のコブ＝脳動脈瘤による〉

- くも膜下出血にはさまざまな原因がありますが、くも膜下出血の原因の7～8割と最も多いのは、脳動脈瘤と呼ばれる脳の血管にできた"コブ"の破裂です。
- このコブは、血管の分岐部にできることが多く、自然になくなることはありません。小さいものは破裂しにくいですが、大きくなればなるほど破裂しやすくなります。長年観察すると、徐々に大きくなるものもあります。
- 頭部外傷や脳動静脈奇形（AVM）、もやもや病、硬膜動静脈瘻、脳出血や脳腫瘍が、くも膜下出血の原因になることもあります。

▼脳動脈瘤

好発部位

① 前交通動脈（Acom）
② 中大脳動脈（MCA）分岐部
③ 内頸動脈－後交通動脈（IC-CP）分岐部
④ 脳底動脈先端部

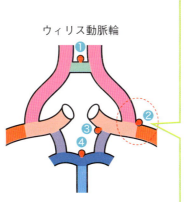
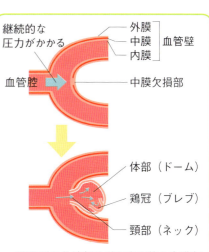

- 脳動脈の分岐部などに先天的な中膜欠損部があると、継続的な圧に加えて、さらに高血圧などの後天的な要因が加わり、瘤状のコブができる

3. くも膜下出血の病態　現在でも怖い疾患

- くも膜下出血を起こすと、3分の1の人は亡くなり、3分の1の人は何らかの障害（麻痺や言語障害など）が残るといわれています。
- 脳出血の死亡者数が医療の進歩に伴い減少したのに比べて、くも膜下出血の死亡者数は微増しており、現在でも怖い疾患の1つといっていいでしょう。
- 男性に比べて、**女性に多い**のも特徴的です。

症状　激しい頭痛が特徴的

- くも膜下出血を起こすと、たいていの人は**これまでに体験したことのない激しい頭痛**を経験します。これは、脳を覆っている膜が刺激を受けるために起きます。
- それ以外に、出血が脳に至った場合には、脳の局所症状（麻痺や言語障害、意識障害）が現れ、出血が多く脳圧が高くなった場合には昏睡状態となります。
- これらの症状により、くも膜下出血の重症度を定めたのがHunt and Kosnik分類です。
- これ以外に、グラスゴー・コーマ・スケール（GCS、→p.22参照）と局所症状の有無で、くも膜下出血の重症度を定めたものとしてWFNS分類があります。どちらの分類でも、Gradeの数字が大きくなればなるほど、予後が悪くなります。

▼Hunt and Kosnik分類

Grade 0	未破裂の動脈瘤
Grade I	無症状か、最小限の頭痛および軽度の項部硬直をみる
Grade Ia	急性の髄膜あるいは脳症状をみないが、固定した神経学的失調のあるもの
Grade II	中等度から強度の頭痛、項部硬直をみるが、脳神経麻痺以外の神経学的失調はみられない
Grade III	傾眠状態、錯乱状態、または軽度の巣症状を示すもの
Grade IV	昏迷状態で、中等度から重篤な片麻痺があり、早期除脳硬直および自律神経障害を伴うこともある
Grade V	深昏睡状態で除脳硬直を示し、瀕死の様相を示すもの

Hunt WE, Kosnik EJ. Timing and perioperative care in intracranial aneurysm surgery. *Clin Neurosurg* 1974；21：79-89. より引用

▼WFNS分類

Grade	GCS score	主要な局所神経症状（失語あるいは片麻痺）
I	15	なし
II	14 -13	なし
III	14 -13	あり
IV	12 - 7	有無は不問
V	6 - 3	有無は不問

Report of World Federation of Neurological Surgeons Committee on a Universal Subarachnoid Hemorrhage Grading Scale. *J Neurosurg* 1988；68：985-986. より引用

Gradeが上がるほど、予後は悪いです。

検査　〈頭部CTが基本〉

- 発症した当日であれば、ほぼ100％頭部CT検査でくも膜下出血の診断が可能です。くも膜下腔は、正常の頭部CT検査では髄液で満たされているため黒く写りますが、くも膜下出血ではこの部分が白くなります。
- 発症からしばらく経過すると、頭部CT検査で診断することが難しくなります。この時期には、CT検査よりも頭部MRI検査のほうがくも膜下出血を見つけやすくなります。また、腰椎穿刺を行い、髄液検査で血性髄液やキサントクロミー（→p.176参照）を見つけることで、過去のくも膜下出血を診断できます。
- 頭部CT検査などでくも膜下出血が確認されたら、次に出血源を調べます。脳動脈瘤の多くは、造影剤を用いたCT（CTA）検査で診断可能ですが、より正確な診断には脳血管撮影が必要です。出血源が見つからない場合も、1週間後に再度、脳血管撮影をすることで見つかることがあります。

▼発症当日の画像検査　くも膜下出血

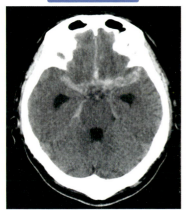
CT

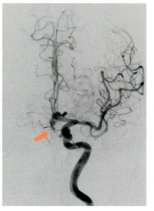
脳血管撮影

- 70歳代男性、突然の激しい頭痛で来院した発症当日の頭部CT画像
- 左：中央にある星形の高吸収域が、くも膜下出血に典型的である
- 右：この患者は、前交通動脈瘤の破裂（➡）による出血だった

▼発症5日後の画像検査　くも膜下出血

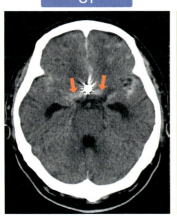
CT

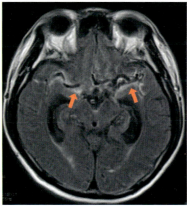
MRI FLAIR

- 左：前交通動脈コイル塞栓術後、CTではくも膜下の血腫がやや残存している（➡）
- 右：MRI FLAIR画像でも同じ部位に高信号域を認める

治療

1. 診断確定後の治療　<まずは降圧、安静>

- くも膜下出血と診断された患者にまず行うべき治療は、再出血を防ぐことです。「今、まさに出血しているのでは？」と思われるでしょうが、たいていの場合、くも膜下出血は一時的に止血されています。ここで再度出血を起こすと、さらに死亡率が高まるため、まずは患者を安静にすることが大事です。
- 鎮静薬を用いることもしばしばあります。血圧が高い場合が多いので、降圧薬を使います。
- 状況が整い次第、緊急で出血源、多くは脳動脈瘤に対する手術を行います。例えば、頭部外傷後のように、手術を必要としないものもあります。
- 脳動静脈奇形（AVM）や脳腫瘍、もやもや病、硬膜動静脈瘻などは、待機的に手術を行う場合が多いです。

2. 脳動脈瘤の手術

- 脳動脈瘤の手術は、大きく分けて2通りあります。1つは頭蓋骨を開けて顕微鏡下に脳動脈瘤に金属製のクリップをかけて止血する「開頭クリッピング術」、もう1つは血管のなかからカテーテルという細い管を脳動脈瘤のなかに入れて、コイルという細い金属を詰めて止血する「コイル塞栓術」です。

❶ 開頭クリッピング術　<確実だけど侵襲大>

- 開頭クリッピング術は全身麻酔で行います。皮膚切開、開頭、硬膜切開を経て、脳の溝を開放し、脳血管と破裂した脳動脈瘤を露出して、クリップをかけます。
- メリットとして、顕微鏡で実際に破裂した脳動脈瘤を確認でき、脳動脈瘤に血流が入るのを防ぐことができるため確実です。
- 手術時間が比較的長いこと、頭蓋骨を開けることによる感染や髄液漏の危険性、脳の圧迫による脳損傷の可能性などのデメリットがあります。
- 脳の深い部位にできた脳動脈瘤には向いていません。日本においては、体への負担が少ないコイル塞栓術の治療件数が近年増加しています。

▼開頭クリッピング術 破裂左内頸動脈後交通動脈瘤

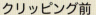
クリッピング前

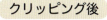
クリッピング後

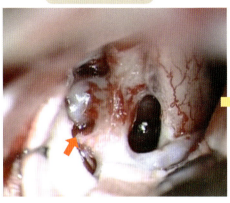
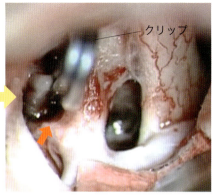

- 左：破裂左内頸動脈後交通動脈瘤（➡）に対して、開頭クリッピング術を実施
- 右：クリッピング後は脳動脈瘤（➡）がしぼんでいるのがわかる

❷ コイル塞栓術　<低侵襲だけど経過観察は慎重に>

- コイル塞栓術は比較的新しい治療法です。一番のメリットは、脳血管撮影と同じく<mark>血管を穿刺する際に傷がつく程度の侵襲で済む</mark>ことです。カテーテルから脳動脈瘤にコイルを入れることで、止血効果が得られます。
- 予後も良好であり、開頭クリッピング術とコイル塞栓術の両方が可能な脳動脈瘤には、コイル塞栓術を勧める報告もあります。
- しかし、時間が経つとコイルが血流に押しつぶされ徐々に小さくなり、脳動脈瘤内に再度血液が流入することがあります（コイルコンパクション）。この場合、再治療が必要となるため、<mark>手術後は慎重に経過観察する必要</mark>があります。

▼コイル塞栓術 左内頸動脈後交通動脈瘤

手術前　　　　　　手術後

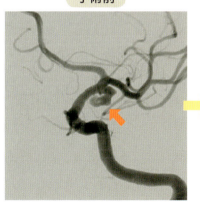
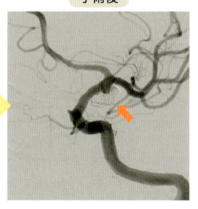

- 左：左内頸動脈後交通動脈瘤（➡）に対して、コイル塞栓術を実施
- 右：術前に認められた動脈瘤は、コイルにより閉塞している（➡）

合併症

- 破裂した脳動脈瘤の処置が終わったからといって、安心はできません。くも膜下出血の後には、さらに2つのハードルが待っています。1つは脳血管攣縮（スパズム）、1つは正常圧水頭症です。

1. 脳血管攣縮　<　時間との勝負。早期の発見と対応が大事　>

- くも膜下出血の合併症で最も気をつけるべきは、脳血管が細くなる脳血管攣縮（スパズム）です。これはくも膜下出血発症後4〜14日目に最も多く起こりますが、21日目くらいまでは注意が必要です。Fisher分類のgroup 3（→p.22参照）で高率に起こるといわれています。
- 脳血管攣縮は、くも膜下腔に血液が残存することによって起きるといわれています。そこで、クリッピング術やコイル塞栓術が終わった後に、脳室－脳槽灌流やスパイナル（腰椎）ドレナージ（→p.172参照）を行い、できる限りくも膜下腔内の血液を排出させます。
- また、脳梗塞や脳血管攣縮を予防する薬剤を、内服あるいは静脈内投与します。具体的には、抗血小板薬であるシロスタゾールの内服や、脳血管攣縮に効果のあるファスジル塩酸塩（エリル®）、オザグレルナトリウムを点滴静注します。血圧を上げたり、輸液量を増やしたりする、いわゆる"3H（トリプルH）療法"を行うこともあります。それでも血管が細くなる場合には、血管を薬剤（ファスジル塩酸塩）やバルーンで広げる血管内治療（経皮的血管形成術、percutaneous transluminal angioplasty：PTA）を行ったり、血管拡張薬（ミルリノン、適応外使用）をスパイナルドレナージから注入します。
- 脳血管攣縮の結果、脳に向かう血液が少なくなると脳梗塞となり、永続的な症状が残る可能性が高まります。脳梗塞が大きくなると、死亡することもあります。
- 症状は、血管が細くなる→症状が出る→脳梗塞になる、という過程で生じるので、くも膜下出血後はある程度頻回に血管の検査を行い、脳血管が細くなっていないか確認する必要があります。血管の検査には脳血管撮影、CTA、経頭蓋ドプラ（TCD）検査などがあります。

❶ 予防法

- 脳血管攣縮の一番の予防法は、<mark>くも膜下出血を洗い流す</mark>ことです。このため、クリッピング術を終えた後に脳槽（くも膜下腔）にドレーンチューブを置き、集中治療部（intensive care unit：ICU）または脳卒中センター（stroke care unit：SCU）で脳室側のチューブから人工髄液を入れて、脳槽側のチューブから排液するいわゆる脳室－脳槽灌流を行うことがあります。
- 人工髄液を入れる側と排出する側によって、「脳室－スパイナル灌流」や「脳槽－スパイナル灌流」となる場合もあります。圧は外耳孔の高さをめやすに設定します。開放式の回路であるため、頭を上げるときには圧が変わるため、圧を再設定する必要があります。
- この治療は、くも膜下腔内の出血を洗い流すのにきわめて有効ですが、回路内に空気が入ってしまったり、感染の危険性があります。また、灌流液が入りすぎてしまうと、水頭症に陥る場合もあるため、熟練した医療スタッフにより厳密な観察のもとで行う必要があります。
- スパイナルドレナージは腰椎から脊髄くも膜下腔に挿入し、くも膜下出血を排出する目的で使います。開放式の場合は頭を上げることができませんが、閉鎖式の場合（アクティーバルブを用いる）は患者の安静度を上げることが可能です。脳室に比べて脊髄くも膜下腔は狭いため、液面の拍動や液面移動の観察が困難な場合があります（→p.173参照）。
- 脳室－脳槽灌流の場合も同様ですが、どの程度液体が排出されたかを計測して、排出量の上限を超える（オーバードレナージ）ことのないよう注意します。

▼脳室－脳槽灌流

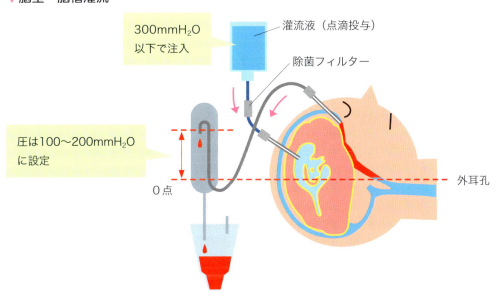

2. 正常圧水頭症 <ドレーン抜去後、特に注意！>

- もう1つの合併症である正常圧水頭症は、**発症2週間後**に明らかになってきます。それまではドレナージで髄液をある程度排出していることが多く、しばらく経過をみないと水頭症になるかどうかはっきりしません。
- 水頭症の3大症状は**認知機能障害、歩行障害、排尿障害**ですが、それまで経過良好であった患者が何となくボーッとしている、頭部CT検査で徐々に脳室が大きくなっている、などで発見されることも多いです。
- 治療は、脳室腹腔シャント（V-Pシャント）または腰部くも膜下腔腹腔シャント（L-Pシャント）が一般的ですが、開腹術後など髄液がどうしても腹腔から吸収されない場合は、脳室心房シャント（V-Aシャント）を行うことがあります。これらの手術は人工物（シャントバルブ）を埋め込むため、特に感染に注意が必要です。
- シャントバルブにはMRIにより圧が変化してしまうものがあり、この場合はMRI施行前後に圧の確認が必要です。最近では、MRIを施行しても圧が変わらないバルブが出てきています。

▼シャント術

術式	脳室腹腔シャント（V-Pシャント）	腰部くも膜下腔腹腔シャント（L-Pシャント）	脳室心房シャント（V-Aシャント）
誘導方法	・脳室－腹腔	・腰部くも膜下腔－腹腔	・脳室－右心房
特徴	・最も一般的	・脳への侵襲が少ない ・脊柱管狭窄症や腰痛の患者には不適	・腹腔から髄液が吸収されない場合に適応 ・オーバードレナージが少ない ・静脈血栓や敗血症の可能性あり

▼シャントバルブ（一例）

- このバルブはMRIを施行しても、圧が変わらないタイプ

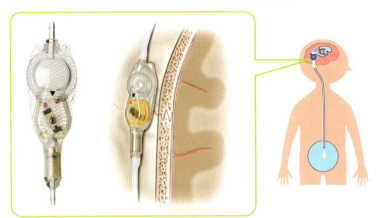
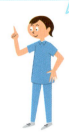

通常は、MRI施行前後に圧の確認が必要です！

- CODMAN® CERTAS® Plus 圧可変式バルブシャントシステム
  (Codman & Shurtleff, Inc)

> 注意
> シャント施行中は、特に感染に注意します。

3. 低ナトリウム血症 〈脳血管攣縮を助長するため補正する〉

- 脳血管攣縮の危険性がある発症2週間以内に、採血上で低ナトリウム血症を認める場合がよくあります。これは**中枢性塩類喪失症候群**（cerebral salt wasting syndrome：CSWS）といわれており、治療としては塩化ナトリウム投与や生理食塩液点滴、それでも難しい場合は鉱質コルチコイド製剤で対応します。
- 一過性のことが多く、自然に軽快していきます。
- 抗利尿ホルモン不適切分泌症（syndrome of inappropriate secretion of antidiuretic hormone：SIADH）との鑑別を表に示しますが、脳血管攣縮の時期には水制限はしにくいのが現状ですので、多くはCSWSを疑ってみましょう。

▼CSWSとSIADHの鑑別

	CSWS	SIADH
原因	不明（BNP?）	視床下部または下垂体後葉障害
循環血液量	低下	正常または軽度増加
血清浸透圧	上昇または正常範囲内	低下
血清Na	低下	低下
尿中Na	増加	増加
治療	食塩摂取、生理食塩液、鉱質コルチコイド製剤の投与	水分制限

4. 重症くも膜下出血の場合　＜神経原性肺水腫と、たこつぼ型心筋症に注意＞

- Grade（重症度）の高いくも膜下出血では、発症と同時に血液内に大量のカテコラミンが放出されます。この場合、呼吸不全や心不全を合併することがあります。胸部単純X線撮影や胸部CT検査で肺水腫の所見を認める場合、神経原性肺水腫と診断できます。
- 心エコーでたこつぼ型心筋症が認められることがあります。これは、心臓の先端のほう（心尖部）が収縮しなくなり、基のほう（心基部）だけが収縮することで、あたかも心臓がたこつぼのように見えることにより名づけられました。
- いずれも急性の変化であり、1週間程度で軽快することが多いですが、急性期はICUによる管理が必要です。循環器内科と協働で治療にあたる必要があります。

▼ 神経原性肺水腫とたこつぼ型心筋症

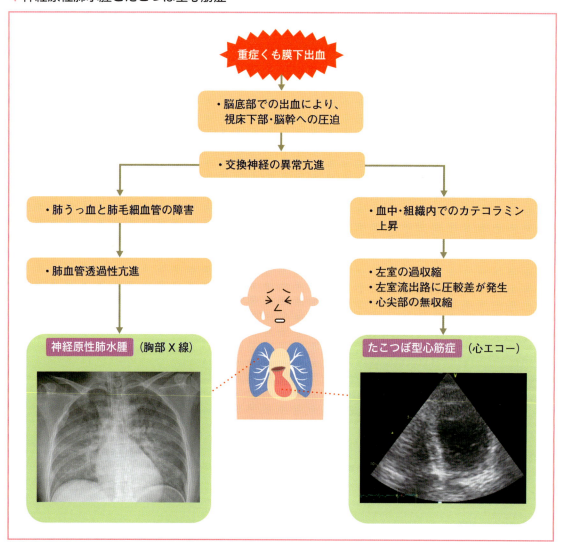

4 無症候性病変

- 最近は、脳ドックなどで頭部や頸部の各検査を受ける機会が増えています。検査の結果、まったく症状がないのに偶然に病変が見つかることがあります。そのような病変を**無症候性病変**と呼びます。
- 無症候性病変は1997年に旧厚生省研究班により、診断基準が設けられました。代表的な無症候性病変として、**無症候性脳梗塞**、**無症候性頭頸部動脈狭窄**、**微小脳出血**（microbleeds）、**未破裂脳動脈瘤**があります。

▼無症候性脳血管障害の定義と分類

定義「無症候性脳血管障害」は次の条件を満たすものをいう
1）血管性の脳実質病巣による神経症候（反射の左右差、脳血管性痴呆〈作成時呼称〉を含む）がない
2）一過性脳虚血発作を含む脳卒中の既往がない
3）画像診断上（CT、MRIなど）で、血管性の脳実質病変（梗塞巣、出血巣など）の存在が確認される
付記：症候性の脳血管障害患者などで責任病巣以外に対応する巣症状を示さない血管性の病巣が併存する場合は「無症候性脳血管性病巣」とし、無症候性脳血管障害とはしない

分類「無症候性脳血管障害」は血管性の脳実質病変から以下のように分類される
1）出血性病変（無症候性脳出血）
2）虚血性病変（無症候性脳梗塞）
付記：Leukoaraiosisなどのびまん性の白質病変は、現時点では血管性の脳実質病変とする根拠に乏しいため、無症候性脳血管障害の血管性実質病変には含めない。また、局所性の脳実質病変を欠く脳萎縮の場合も無症候性脳血管障害には含めない

「無症候性脳血管障害の診断基準に関する研究」班：無症候性脳血管障害の診断基準（試案）, 厚生省循環器病委託研究（6指-2）分担研究課題②, 平成9年. より引用

無症候性脳梗塞　＜ラクナ梗塞に多い＞

1. 病態

- 脳梗塞とは脳の血管が詰まる疾患ですが、脳梗塞の場所や大きさによっては症状が現れないこともあります。「隠れ脳梗塞」といわれることもあり、いつ発症したかも不明なことが多いです。
- 脳梗塞のタイプのなかでは、ラクナ梗塞が多くなります。無症候性脳梗塞がある患者は、ない患者と比べ、その後の**脳卒中の発症リスクが高くなる**といわれています。脳梗塞だけではなく、脳出血のリスクも高くなります。

2. 治療

- 『脳卒中治療ガイドライン2015』[1]では、無症候性脳梗塞患者に対する治療として、高血圧症例に適切かつ十分な降圧治療を行うことが勧められています。
- 一方、症候性脳梗塞患者に対して脳梗塞再発予防の目的で投与される抗血小板薬については、副作用で脳出血のリスクを上昇させることもあります。そのため、無症候性の患者に対しては推奨されていません。

▼MRI（FLAIR）検査 無症候性脳梗塞

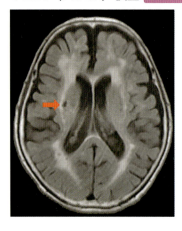

- 両側深部皮質下白質病変を伴い、右放線冠に中心が低信号で、辺縁が高信号の陳旧性病変（➡）を認める

無症候性頭頸部動脈狭窄・閉塞 <内頸動脈の頸部分岐部が狭窄>

1. 病態

- 脳を栄養している内頸動脈の頸部の分岐部が、血栓で狭くなることがあります。内頸動脈の狭窄や閉塞がある場合、以後の脳梗塞の発症に注意が必要となります。

2. 治療

- 無症候性頭頸部動脈狭窄の病変が発見された場合は、まずは生活習慣を改め、高血圧、脂質異常症、糖尿病などの危険因子の治療を行うことが勧められます。しかし、経過で頸動脈の狭窄が進行する場合もあります。そのような際には、まず、抗血小板薬やスタチンの内服を開始し、狭窄の進行を抑えるようにします。
- 狭窄が高度であったり、内科治療でも狭窄が進行したりする場合、内科治療のみでは脳梗塞発症リスクが高いと考えられ、外科治療を考慮します。外科治療としてCEAおよびCASがあります（→p.62参照）。
- プラークの壊れやすさ、狭窄部の高さ、心機能などの因子によって、CEAとCASのどちらの手技がより適切か、主治医とよく相談して治療方針を決定することが大切です。

▼脳血管造影検査 無症候性頭頸部動脈狭窄

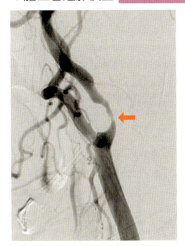

- 内頸動脈の起始部に中等度〜高度の狭窄病変（➡）を認める

微小脳出血 〈直径10mm未満の小さな出血〉

1. 病態

- MRIのT2*強調画像を行い、脳出血後のヘモジデリンを検出することにより、比較的時間の経過した脳出血がわかります。無症候性脳出血のなかでも小さな出血のことを微小脳出血（microbleeds）といいます。
- 『脳ドックのガイドライン2014』[2]では「MRIのT2*強調画像で直径10mm未満の点状〜小斑状の低信号を呈し、周囲に浮腫を伴わない病変」とされています。
- 微小脳出血は、脳卒中患者で高い確率で発見されます。また、微小脳出血がある患者はその後、脳梗塞や脳出血を発症するリスクが上昇するといわれています。

2. 治療

- 微小脳出血がみつかった場合、まずは積極的な血圧のコントロールが重要となります。
- なお、微小脳出血があったとしても、脳梗塞急性期に対するrt-PA静注による血栓溶解療法に関しては、投与禁忌とはなりません。

▼MRI（T2*強調）検査 微小脳出血

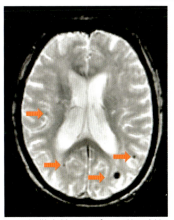

- 両側散在性にスポット状の低信号域（➡）を認める

脳卒中の症状、検査、治療

未破裂脳動脈瘤　破裂すると、くも膜下出血の主原因に

1. 病態

- 脳動脈瘤は、くも膜下出血の原因として最も多い疾患です。動脈瘤があるだけでは症状を発症することは少ないのですが、くも膜下出血を起こすと死亡や後遺症が残る割合が高いです。
- 発見された動脈瘤が破裂しやすいかどうかの判断が重要です。日本で行われたUCAS Japan[3]という未破裂脳動脈瘤の研究では、動脈瘤の場所・大きさ別に動脈瘤の破裂率を算定しています。
- 『脳卒中治療ガイドライン2015』[1]では、「①大きさ5〜7mm以上、②5mm未満であってもA. 症候性の脳動脈瘤、B. 前交通動脈、および内頸動脈−後交通動脈部などの部位に存在する脳動脈瘤、C. Dome neck aspect比（瘤の高さと瘤頸部の比）が大きい・不整形・ブレブを有するなどの形態的特徴をもつ脳動脈瘤」に関して、治療などを含めた慎重な検討をすることが勧められています。

2. 治療

- 未破裂脳動脈瘤の治療には、クリッピング術とコイル塞栓術があります（→p.86参照）。
- ほかに、カテーテル治療の一環として、内頸動脈の比較的大きな動脈瘤に対して頭蓋内動脈ステント（flow diverter stent フローダイバーターステント）という新しいステントデバイスを用いて、血液の整流作用によって動脈瘤の閉塞を促す治療が2015年から日本でも始まっています。

> ブレブ（鶏冠）とは、小さなコブのことです（→p.83参照）。

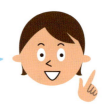

▼MRA検査　未破裂脳動脈瘤

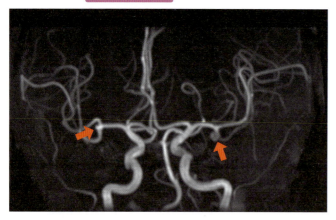

- 両側中大脳動脈分岐部に動脈瘤（➡）を認める
- これは、脳ドッグでもみつかる

▼頭蓋内動脈ステントによる治療（イメージ）

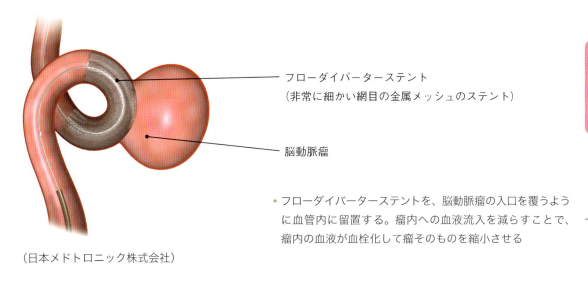

フローダイバーターステント
（非常に細かい網目の金属メッシュのステント）

脳動脈瘤

- フローダイバーターステントを、脳動脈瘤の入口を覆うように血管内に留置する。瘤内への血液流入を減らすことで、瘤内の血液が血栓化して瘤そのものを縮小させる

（日本メドトロニック株式会社）

文献
1．日本脳卒中学会脳卒中ガイドライン委員会編：脳卒中治療ガイドライン2015［追補2017対応］．協和企画，東京，2017：214-217．
2．日本脳ドック学会脳ドックの新ガイドライン作成委員会編：脳ドックのガイドライン2014 改訂第4版．響文社，札幌，2014：55-63．
3．Morita A, Kirino T, Hashi K, et al. UCAS Japan Investigators. The natural course of unruptured cerebral aneurysms in a Japanese cohort. *N Engl J Med* 2012；366：2474-2482.

脳卒中の症状、検査、治療

5 その他の脳卒中

脳動脈解離 〈脳梗塞やくも膜下出血の原因に〉

1. 病態

- 動脈解離とは、動脈の内側に亀裂が生じ、そこから血液が入り込んで動脈の壁が2層に引き裂かれる疾患です。脳を栄養する動脈に解離が生じ、脳梗塞やくも膜下出血の原因になることがあります。
- 本来の血液の通り道は真腔、解離によって生じた通り道は偽腔と呼ばれます。偽腔によって真腔が押し縮められ、脳に向かう血液が足りなくなったり、偽腔内に生じた血液の塊（血栓）が流れていき、末梢の動脈に詰まったりすることで脳梗塞が起こります。また、偽腔の外側の壁は薄く脆くなっているため、徐々に膨らんでコブ（解離性脳動脈瘤）が生じ、破裂するとくも膜下出血が起こります。
- 欧米では頭蓋外の内頸動脈に解離を起こすことが多いですが、日本では頭蓋内の椎骨動脈に解離を起こすことが多いです。外傷や頸部の過度のマッサージなどが、脳動脈解離の原因になることがあります。

▼脳動脈解離の形成

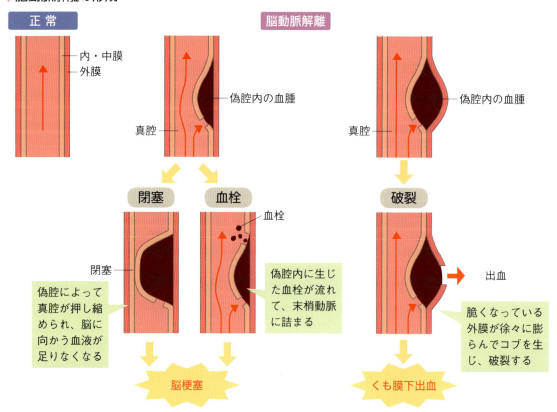

2. 治療

- 脳動脈解離の治療としては、血圧が高いと解離が進展しやすいため、血圧を低めに管理します。また、偽腔内に血栓が生じるのを防ぐために抗血栓薬を用いますが、解離性脳動脈瘤が生じている場合には破裂の危険性が高くなるため、控えます。
- 発症3か月以内は、解離を起こした動脈の形が刻々と変化していくことが多いため、MRIなどの画像検査を繰り返し行います。
- 脳動脈解離は自然治癒することが多いですが、生じた解離性脳動脈瘤が拡大していく場合には、破裂を防ぐためにカテーテル経由で塞栓用のコイルを使って、瘤の内部や解離を起こした動脈自体を閉塞させる血管内治療（コイル塞栓術、母血管閉塞術）を行う場合があります。

もやもや病　〈虚血発症と出血発症の2タイプ〉

1. 病態

- もやもや病とは、両側の内頸動脈の終末部や中大脳動脈と前大脳動脈の近位部に進行性の狭窄が生じ、それを補うためにもやもや血管と呼ばれる異常血管網が発達する疾患です。狭窄の進行によって脳を栄養する血液が足りなくなることで、一過性脳虚血発作（TIA）や脳梗塞が起こったり、細いもやもや血管が破れることで脳出血が起こったりします。
- 小児例では、啼泣などの過呼吸によって引き起こされるTIAや、脳梗塞で発症することが多いのに対し、成人例では脳出血で発症することが多いです。

▼もやもや病

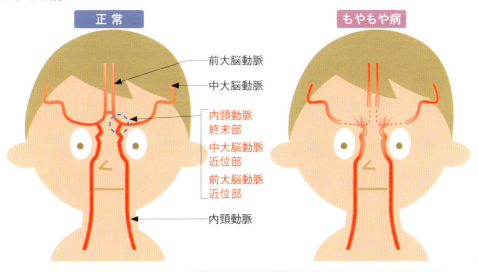

細い血管が集まった様子が、画像上で"もやもや"とした煙に見えることから日本で命名され、英語でも「moyamoya disease」といいます。

2. 治療

- 虚血発症（TIAや脳梗塞など）のもやもや病では、抗血栓薬を用いた薬物療法や、外科的に頭皮の動脈を脳表面の動脈につないで、脳を栄養する血液の量を増やすバイパス手術（STA−MCAバイパス術など、→p.65参照）を行います。
- 一方、出血発症（脳出血）のもやもや病では、確立された治療法は現在のところありませんが、バイパス手術によって再出血を予防できる可能性があります。

脳動静脈奇形（AVM） <動脈と静脈がナイダスで直接つながる>

1. 病態

- 脳動静脈奇形（AVM）とは、胎生期に脳の血管が発生する際に、脳の動脈と静脈が毛細血管を介さずに直接つながる先天性の疾患です。AVMは❶流入動脈、❷異常血管塊（ナイダス）、❸流出静脈の3つで構成されます。
- 血管の壁が薄い静脈に動脈血が勢いよく流れ込むため、流出静脈が膨れて破裂したり、ナイダス自体が破裂したりして脳出血が起こります。

2. 治療

- AVMの治療としては、外科的にナイダスを摘出することが目標になります。そのままでは術中に大量出血するリスクが高いため、先にカテーテル経由で塞栓物質を用いて流入動脈を可能な範囲で塞栓し、手術に臨みます。
- 手術リスクが高い脳の深部にAVMが存在し、ナイダスが小さい場合には、放射線治療（ガンマナイフ）を行います。

▼脳血管撮影検査

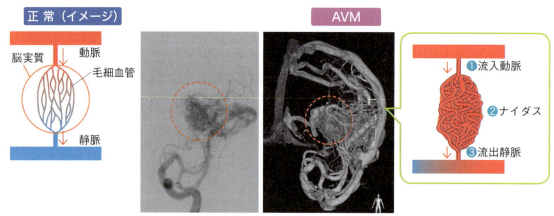

硬膜動静脈瘻（dAVF） <外傷などで後天的に生じる>

1. 病態

- 硬膜動静脈瘻（dural arteriovenous fistula：dAVF）とは、脳を包む髄膜の1つである硬膜を栄養する動脈（硬膜動脈）と、硬膜の静脈（硬膜静脈洞）が、毛細血管を介さずに直接つながる疾患です。AVMとは違い、dAVFは先天性ではなく、外傷などによって後天的に生じると考えられています。
- 硬膜静脈洞は、脳表面の静脈（皮質静脈）とつながっているため、硬膜動脈から動脈血が流れ込んで硬膜静脈洞の圧が上がると皮質静脈が逆流し、脳出血が起こります。

2. 治療

- 流入動脈と流出静脈の異常なつながり（シャント）を遮断することが、治療の目標になります。
- 治療法は、流入動脈や流出静脈をカテーテル経由でコイルや塞栓物質を用いて閉塞させる血管内治療と、外科的にシャントを直接遮断する直達手術があり、dAVFが存在する部位によって使い分けます。

▼硬膜動静脈瘻

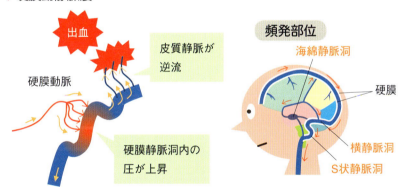

脳静脈洞血栓症 <血液が凝固しやすくなることが原因>

1. 病態

- 脳静脈洞血栓症とは、脳の太い静脈（脳静脈洞）に血栓が生じて閉塞する疾患です。脳静脈洞が閉塞すると脳を栄養した静脈血の出口がなくなるため、動脈や静脈の圧が上がって脳が腫れ、けいれんや脳出血が起こったり、酸素を含んだ動脈血が脳に入ることができずに脳梗塞が起こったりします。
- 脳静脈洞血栓症は感染症や妊娠、経口避妊薬の内服、外傷、開頭手術、脳腫瘍などによって、血管のなかで血液が固まりやすくなることが原因で起こります。

2. 治療

- 脳静脈洞血栓症の治療としては、原因となっている疾患の治療に加え、抗凝固薬や抗けいれん薬、脳浮腫治療薬を用いた薬物療法を行います。

資料3 脳卒中でよく使われるスケール・指標（その3）

▼Brunnstrom Stage（ブルンストローム ステージ）

- 麻痺の状態を判定するためのスケールです。

上肢	stage I	随意的な筋収縮なし。筋緊張は低下
	stage II	随意的な筋収縮、または連合反応が出現。痙縮が出現
	stage III	共同運動による関節運動が明確にあり
	stage IV	共同運動から逸脱し、以下の運動が可能 1．手背を腰部に付ける 2．上肢を肘関節伸展位で前方水平位まで挙上する 3．肘関節屈曲90度で前腕を回内・回外する
	stage V	共同運動から比較的独立し、以下の運動が可能 1．上肢を肘関節伸展位かつ前腕回内位で側方水平位まで挙上する 2．上肢を肘関節伸展位のまま、前上方へほぼ垂直位まで挙上する 3．肘関節伸展位で前腕を回内・回外する
	stage VI	各関節運動が自由に分離。ほぼ正常の協調性
手指	stage I	随意的な筋収縮なし。筋緊張は低下
	stage II	随意的な筋収縮がわずかにあり。痙縮が出現
	stage III	手指の集団屈曲は可能だが、随意的には伸展不能。鉤握りはできるが、離せない
	stage IV	横つまみをした後、母指で離すことが可能。狭い範囲での半随意的な手指伸展
	stage V	対向つまみが可能。集団伸展が随意的に可能
	stage VI	筒握りや球握りを含む、すべてのつまみや握りが可能。各手指の運動が分離
下肢	stage I	随意的な筋収縮なし。筋緊張は低下
	stage II	随意的な筋収縮、または連合反応が出現。痙縮が出現
	stage III	座位や立位にて股関節・膝関節・足関節が同時に屈曲
	stage IV	共同運動から逸脱し、以下の運動が可能 1．座位にて膝関節を90度以上屈曲し、足部を床上で後方へ滑らす 2．足部を床から持ち上げずに、足関節を随意的に背屈する
	stage V	共同運動から比較的独立し、以下の運動が可能 1．立位にて股関節伸展位で荷重されていない膝関節だけを屈曲する 2．立位にて踵を前方に少し振出し、膝関節伸展位で足関節だけを背屈する
	stage VI	各関節運動が分離し、以下の運動が可能 1．立位にて骨盤挙上による可動域を超えて股関節を外転する 2．座位にて内側および外側ハムストリングスの相反的な活動により、足関節の内反・外反を伴って下腿を内旋・外旋する

日本脳卒中学会脳卒中ガイドライン委員会編：脳卒中治療ガイドライン2015［追補2017対応］．協和企画，東京，2017：334．より転載（参考：Brunnstrom S. Motor testing produres in hemiplegia. Based on sequential recovery stages. *Phys Ther* 1996；46：357-375./Sawner KA, La Vigne JM. Brunnstrom's Movement Therapy in Hemiplegia：A Neurophysiological Approach. 2nd ed. Philadelphia, Lippincott, 1992.）

> 麻痺の回復過程をstage化したもので、stageが進む（I→VI）ほど回復していることになります。

看護実践 編

1章

疾患別の看護

脳卒中の3大疾患「脳梗塞」「脳出血」「くも膜下出血」を中心に、ここでは疾患別の看護のポイントをおさえましょう。

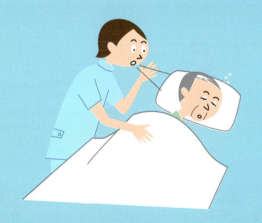

疾患別の看護

1 [共通] 救急搬送時の看護

- 以下に示す**7つの「D」**がすべて迅速かつ的確に連結してこそ、質の高い脳卒中急性期医療が提供できるとされています。
- なかでも、救急現場における救急隊員の判断は、脳卒中急性期医療では重要なので、脳卒中病院前救護の標準コースである脳卒中病院前救護（prehospital stroke life support：PSLS）が広く普及しています。
- 脳卒中の代表的な症状（FAST）である**突然の片麻痺、言語障害（構音障害、失語症）および顔面麻痺が1つでもあれば、脳卒中発症の可能性（陽性的中率）が70％である**というシンシナティ病院前脳卒中スケール（The Cincinnati Prehospital Stroke Scale：CPSS）の考え方を骨格としています。

> **POINT**
> 当院では、救急医や脳神経外科医が中心となり、救急隊と"顔の見える関係"を大切にしています。救急隊と連携し、FASTの症状と判断したらすぐに救急搬送をお願いしています。

▼脳卒中急性期医療における7つの「D」

1. 発見と迅速な救急隊への通報（Detection）
2. 救急車出動（Dispatch）
3. 適切な救急機関への搬送（Delivery）
4. 救急外来での適切な判断（Door）
5. 神経学的所見や血液生化学的所見（Data）
6. 治療方針決定（Decision）
7. 血栓溶解薬の投与や外科的治療など（Drug administration）

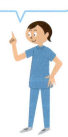
救急室も rt-PAチームに属しています。

▼FASTの症状

Face	Arm	Speech	Time
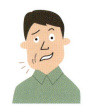	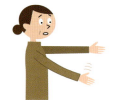	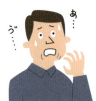	
笑ってください →顔の片側が下がっていないか？	両手を挙げてください →片方の手が下がってこないか？	簡単な文章を言ってください →ろれつが回らなくなっていないか？	これらの症状が1つでもあれば、時間が勝負 →発症時間を確認する

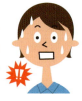
1つでも異変がみられたら、脳卒中の可能性大！ただちに病院へ！

発症より来院までの対応

- 救急室へ入室したら、脳卒中初期診察ISLSアルゴリズムに沿って対応します。

▼脳卒中初期診療ISLSアルゴリズム

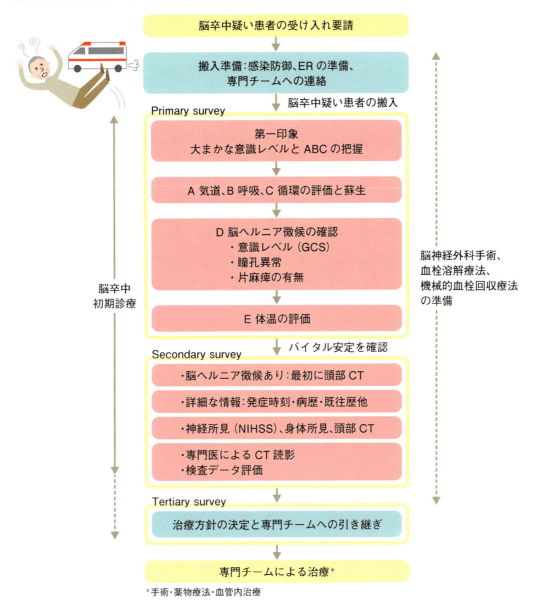

日本救急医学会，日本神経救急学会，日本臨床救急医学会，日本救急看護学会監修：ISLSガイドブック2018 脳卒中の初期診療の標準化. へるす出版，東京，2018：27．より許諾を得て転載

> ISLSガイドラインではCTファーストですが、当院ではペナンブラの評価・rt-PA静注療法開始を考慮し、MRファーストで動いています。

疾患別の看護

1. 救急隊より入電

- まず、迅速な初期診療が開始できるよう受け入れ準備を行います。
- 標準予防策（スタンダードプリコーション）による感染防御対策も準備します。
- 物品は、セット化しておくと便利で時間短縮にも役立ちます。
- 時間との戦いになるので、関連部署（脳神経外科医・放射線科・検査室・脳血管造影室・SCUなど）への連絡も忘れずに行います。
- 発症時刻のほか、治療に関しての同意書も必要になるので、==救急車同乗の家族や連絡先の有無の確認==も重要です。また、==ペースメーカーやICDなど、MRIが施行可能かの確認==も必要です。

> **POINT**
> 起床時に症状が出現していた場合は、FASTの症状が出ていなかった最終の健常確認時刻を確認しましょう。

▼脳卒中患者の受け入れ準備

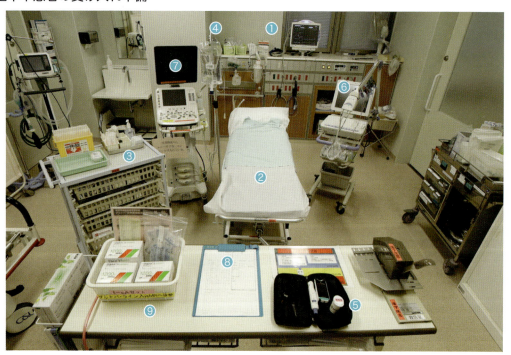

①モニター、酸素投与・吸引セット
②スケール付きストレッチャー：治療薬選択時の薬液量換算のため、ストレッチャー上に広げた検査着
③採血一式：生化学・血清・凝固系採血のスピッツ、病態把握と治療薬選択のため
④点滴：右手にライン確保（麻痺側であっても3D-CTA検査を考慮するため）
　＊麻痺側への血管確保は院内での取り決めが必要
⑤血糖測定器：低血糖・高血糖の除外
⑥12誘導心電図モニター：心房細動の有無
⑦頸部超音波（エコー）検査機器：高度狭窄の確認・不安定プラークなどの有無

❽**各種記録用紙と同意書**：以下をセット化しておくと便利

- rt-PA体重別投与量換算表
- 同意書（rt-PA静注療法、血管内治療）
- 血管内治療の説明書
- rt-PA静注療法チェックリスト・説明文書
- 血圧モニタリング用紙
- NIHSSチェックリスト
- ASPECTSスコア用紙

❾**rt-PAセット**

- ロック付きシリンジ 50mL
- シリンジ 5mL
- MR専用ライン
- トップエクステンションチューブ2本
- 18G 針
- エタノール消毒綿2個

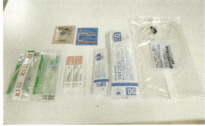
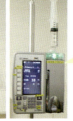

rt-PA使用時は、セット化されたシリンジに充填し、MR対応型ポンプで施行

POINT
日ごろからMR対応型ポンプの操作練習を行っておくと、スムーズに使用できます。

▼入電時に救急隊へ確認する事項

1. 年齢・性別
2. 発症時間・病院到着時間
3. 症状：バイタルサイン・意識・麻痺の有無・言語障害の有無
4. CPSSまたは、KPSS*の評価
5. 既往歴・手術歴
6. 内服薬（抗凝固薬・抗血小板薬の有無）
7. リスク因子（喫煙歴・飲酒歴・高血圧・糖尿病・脂質異常症・心房細動）
8. 体内異物の有無
9. 家族同乗の有無

＊KPSS：Kurashiki Prehospital Stroke Scale、倉敷病院前脳卒中スケール

発症24時間程度以内なら再灌流療法が行える可能性があるので、発症時刻（最終健常確認時刻）の確認が重要です（rt-PA静注療法は発症4.5時間以内、→p.54参照）。

医師から家族への病状説明後は、看護師は理解度の確認なども行いながら、家族と医師とをつなぐ橋渡し役になります。

COLUMN 当院における救急室看護師の役割とチーム連携

　救急室看護師の役割として、多職種との連携、十分な準備・調整能力が鍵となります。
　当院は、「外来1」のなかに①救急室、②放射線科：アンギオ室、CT・MR室、③心臓カテーテル室、と専門のスタッフに分かれています。救急室に脳卒中の患者が搬入されると情報が入れば、アンギオ室スタッフが救急室でスタンバイし、一緒に動いていきます。患者・家族の双方の情報を得られ、救急室からアンギオ室看護師への申し送りが必要なく、時間短縮にもなります。
　救急室看護師とアンギオ室看護師が連携し、日ごろからのコミュニケーションを大切にしています。医師・看護師・放射線科・コメディカルなど、患者にかかわる人がチームとなって取り組んでいます。

疾患別の看護

POINT
- 当院では、腎機能・凝固系（血小板、PT-INR、APTT）が救急室で測定可能です。採血直後、救急室看護師が測定し、結果をタイムリーに脳外科医師へ報告していきます。
- 当直者でも測定できるよう、検査機器の操作手順を掲示し、誰もがすぐに測定できるように工夫しています。また、当直者に向けたレクチャーも計画的に実施しています。

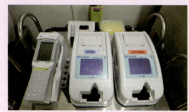
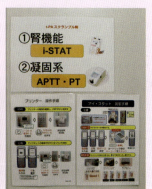

2. 入室

1 Primary survey（第一印象の確認）
- ABCDEアプローチにて、スムーズにトリアージを行います。

2 Secondary survey（重症度評価の実施）
- NIHSSを用いて客観的な重症度評価を行います。
- 15項目を短時間で評価していかなければならないため、日ごろからの訓練も必要です。

3 モニタリング、静脈ライン確保、検査の実施
- 12誘導心電図、静脈ライン確保、採血、バイタルサイン、血糖・体重測定、頸部・心臓超音波検査などを行います。
- 採血項目や画像指示など、電子カルテ上でセット化しておくと便利です。
- 看護記録、周囲の処置、同意書などの管理、家族対応など、担当を事前に決めて対応するとスムーズです。
  - 頭部MR検査・CT検査：脳梗塞所見・脳出血・くも膜下出血の有無
  - 胸部X線検査：心拡大・心不全・縦隔拡大・肺炎所見などの有無

4 画像診断への移動
- CT・MRなど移動時に急変対応ができるよう、移動用モニターやバッグ・バルブ・マスクの準備、放射線科での救急カートの位置などをチェックしておきます。
- 検査前には、患者の体内金属確認や装着物の確認も必要です。

5 適応判定と説明・同意

- 看護師もrt-PA静注療法の適応除外項目（→p.54参照）を知っておくことが重要です。1項目でも適応外に該当すれば実施しません。慎重投与項目も確認し、医師と情報共有していきます。
- 脳出血の場合は、血種の増大を防ぐため血圧管理が重要です。
- くも膜下出血の場合は、24時間以内の再出血のリスクが高く、降圧・鎮痛・鎮静が重要です。
- 移乗時なども愛護的に行い、侵襲のある処置や検査は刺激を与えないよう、血圧管理や鎮静状態を保ちながらスムーズに行うことが重要です。
- 光や騒音など、血圧上昇を避けるよう、環境調整にも配慮します。
- 重症度（→p.84参照）を理解し、次に何が必要か予測していきます。
- 家族看護も重要な役割です。さまざまな治療に関して、医師からの説明内容の理解度を確認し、同意書の管理も行います。

6 治療開始

- 治療法（rt-PA静注療法、外科的・保存的治療）を確認しながら、準備を進めます。
- rt-PA静注療法は急速投与後、1時間持続投与します（→p.169参照）。
- 出血性梗塞などの合併を生じることもあるため、評価・観察を確実に行います。
- 外科的治療が行われる場合は、手術室など他部署との時間調整も必要となります。

POINT

A：気道、B：呼吸、C：循環の安定化が重要です。
ABCDE＋F（Family、家族）の確認も重要です。救急車同乗の有無・同乗者が誰であるか、同乗者がいなければ連絡先の有無なども確認します。

院内発症の場合

- 院内発症の場合、院内プロトコルをスタッフ全員で周知しておくことが鍵となります。
- 当院では救急室スタッフがrt-PA専用バッグを持参し、病棟への応援体制に行く仕組みがあります。

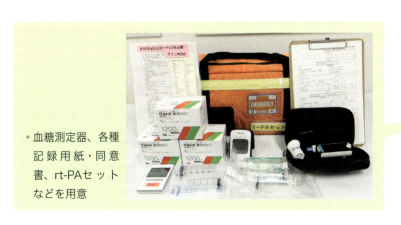

- 血糖測定器、各種記録用紙・同意書、rt-PAセットなどを用意

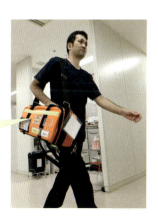

疾患別の看護

脳梗塞・一過性脳虚血発作（TIA）

脳梗塞（急性期）の看護

- 脳梗塞の病巣部位や大きさなどにより、意識レベルや麻痺の症状など障害の程度はさまざまです。
- 急性期では、脳浮腫や出血性梗塞などにより、今後、症状の悪化がみられる可能性があることを予測しながら、患者それぞれの病態を理解した観察が必要となります。

▼脳梗塞発症からの経過と治療（イメージ）

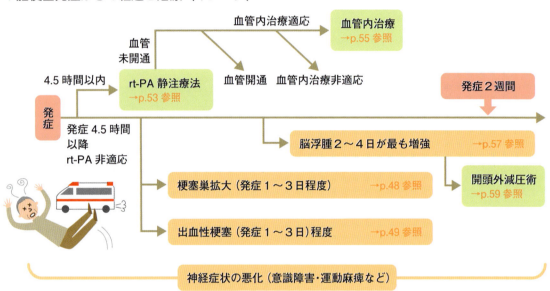

池田亮：脳卒中急性期 観察とドクターコール．日総研，名古屋，2015：64．より許諾を得て転載

1. 意識レベル・神経症状・バイタルサインの観察　　心原性脳塞栓症は特に注意！

- 経時的に意識レベル、神経症状、バイタルサインの観察を行います。
- 特に心原性脳塞栓症は、脳梗塞の範囲が広範囲で、症状が重篤になることがあります。神経症状の悪化や呼吸パターンの変化は、梗塞巣の拡大や頭蓋内圧亢進を考慮し、すぐに医師へ報告します。
- 心電図モニターを装着し、不整脈のモニタリングを行います。

> **注意**
> 心房細動から洞調律へのリズムチェンジの際は、血栓が飛ぶ可能性があります。
> 洞調律から心房細動になったのを発見した場合は、以下の点を確認します。
> ・自覚症状の有無(動悸など)
> ・血圧測定(心房細動になることで、心房は本来の拡張と収縮ができなくなり、心拍出量が減り、血圧が低下することがある)
> ・12誘導心電図によるモニタリング
> ・抗凝固療法が行われているか

▼主な観察事項

- 意識レベル(スケール:JCS、GCS、NIHSS)
- 神経症状(運動麻痺、感覚障害、構音障害、視野障害、高次脳機能障害、嚥下障害など)
- 瞳孔・眼症状
- バイタルサイン(血圧、脈拍、体温)
- 心電図モニター
- 呼吸状態(呼吸様式、SpO_2、血液ガス、胸部X線所見など)
- 頭蓋内圧亢進症状
- けいれん
- 水分バランス
- 血液データ(血糖値、電解質、出血傾向〈APTT、PT-INR〉など)
- 画像所見(CT、MRI、頸部エコー、心エコーなど)

神経症状の悪化や呼吸パターンの変化があれば、すぐに医師へ報告しましょう。

2. 血圧管理 〈 血圧は高めに保つ 〉

- 脳卒中急性期には、脳循環の自動調節能が破綻しているため、==脳血流量は血圧の変化に伴い増減します==。
- 積極的な降圧は必要ありませんが、医師の指示に従い、降圧を行う場合は頻回に血圧を測定し、観察を行います。

> **注意**
> 脳梗塞急性期にむやみに血圧を下げると、脳血流が低下し脳梗塞を拡大させるリスクがあります(→p.48参照)。

疾患別の看護

▼降圧を推奨する場合

- 収縮期血圧＞220mmHgまたは拡張期血圧＞120mmHgの高血圧が持続する場合
- 大動脈解離・急性心筋梗塞・心不全・腎不全などを合併している場合
- rt-PA治療を開始する場合は、収縮期血圧185mmHg以上、または拡張期血圧110mmHg以上の場合

日本脳卒中学会脳卒中ガイドライン委員会編：脳卒中治療ガイドライン2015［追補2017対応］．協和企画，東京，2017：6．より引用

3. 体温管理 発熱時は体温を下げる

- 体温が1℃上昇すると代謝が13％上昇するため、脳の代謝も促進され、==脳浮腫を助長します==。
- 体温上昇による発汗から脱水を引き起こし、循環血液量の減少により==再梗塞のリスクが高まります==。
- 発熱時は、冷罨法の施行や解熱薬を投与し、積極的に体温を下げるようにします。感染症（呼吸器感染症、尿路感染症、褥瘡など）に注意し、積極的な合併症予防を行います。

4. 水分バランス 脱水に注意（1日の必要水分量は30～40mL/kg/日）

- 脱水や血液濃縮によって、側副血行路からの灌流が低下し、梗塞の拡大や症状の悪化を引き起こすことがあります。そのため、輸液量や食事、飲水量、尿量などを確認し、過度のマイナスバランスに傾かないよう注意します。
- 既往に心疾患や腎疾患がある場合は、水分過負担による心不全となりやすいため、心不全徴候（呼吸困難、息切れ、喘鳴、浮腫、体重増加など）に注意します。体重を測定し、水分出納管理を行います。

POINT
水分バランスに注意して、脱水・血液濃縮を予防します。

心不全徴候とは、心拍出量が低下してしまうことで、意識障害、冷汗、不穏、チアノーゼ、低血圧、乏尿などの症状が出ます。

5. 血糖管理
❶ 高血糖の影響

- 高血糖は、閉塞血管の再開通率を低下させたり、血管収縮作用の増強によって血流が減少し、低灌流域の拡大や症状の増悪をもたらすとされています。

❷ 低血糖の影響

- 重度の低血糖や低血糖の遷延は、永続的な神経障害を生じます。60mg/dL以下の低血糖はただちに補正します。
- 医師の指示のもと、血糖測定の実施、内服薬やインスリン製剤の使用によって血糖を管理します。

6. 栄養管理（→p.233〜参照）

- 嚥下障害の有無にかかわらず、脳梗塞で入院したすべての患者で栄養状態を評価するよう勧められています。
- 意識障害や嚥下障害などで、十分な経口摂取が困難と判断された場合は、発症早期から経腸栄養を開始します。

7. 頭蓋内圧亢進の予防

- 梗塞部位の脳浮腫が増大すると、頭蓋内圧が亢進し、脳への圧迫が進むと脳ヘルニアとなり、生命の危機となります。
- 頭蓋内圧亢進症状の有無を観察して、頭蓋内圧を上げないように注意しながら全身管理を行います。

POINT
頭部を15〜30°挙上させることで頸静脈の流出がよくなり、頭蓋内圧を低下させます。その際は、血圧低下、頸部の角度、体位のずれに注意します。

▼主な頭蓋内圧亢進症状（急性期）

患者が自覚する症状	・頭痛 ・悪心・嘔吐 ・呼吸症状
他覚的所見	・意識障害 ・瞳孔症状（瞳孔不同、散瞳） ・クッシング現象 ・けいれん

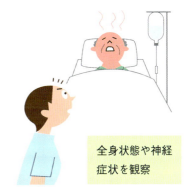

全身状態や神経症状を観察

▼頭蓋内圧亢進を助長する因子

発熱、咳嗽、頸部の屈曲・圧迫、怒責、浣腸、腹臥位
低酸素・二酸化炭素の蓄積　など

- 治療方針が内科的治療であっても、症状が悪化した際は緊急で開頭外減圧術を行うことがあります。一刻を争うため、迅速に手術の準備を行うと同時に、脳浮腫治療薬による薬物療法を行いながら、全身状態や神経症状の観察を続け、呼吸停止などの急変に対応できるように準備します。

8. 早期リハビリテーション（→p.179〜参照）

- 脳血流維持のため、脳梗塞発症時は原則的にはベッド上安静となります（病態による）。**関節可動域訓練**、**体位変換**、**ポジショニング**は、脳梗塞を発症した当日から必要であり、発症3日以内の**早期端座位訓練**は廃用症候群の予防にも有効とされています。
- 離床は、血圧や症状の変動に注意しながら、段階的に進めます。安易に積極的な離床を進めず、循環動態が不安定な場合は治療を優先します。

9. 合併症の予防

- 下記に挙げるような合併症の予防に努めます。

▼合併症の予防と留意点

起立性低血圧	・安静臥床により循環血液量が減り、臥床後4日目から起こるといわれている ・早期離床や臥床時からの下肢の運動を行う ・水分摂取を行う
褥瘡	・麻痺によって、自力での体動が困難となることが多い ・同一体位での圧迫に注意し、適宜体位変換を行う ・感覚障害を伴う場合は、痛みへの自覚が低くなるので注意する ・栄養状態の悪化は褥瘡発生のリスクを高めるため、経口摂取困難な場合は経腸栄養を早期から開始する（→p.239参照）
排尿障害	・排尿に関連する神経（前頭葉、橋、仙髄）のいずれかが障害されることにより尿道と膀胱の協調や機能が障害され、神経因性膀胱となりやすい ・脳梗塞発症後すぐは膀胱の低活動によって尿閉が起こりやすく、急性期を過ぎると過活動膀胱へ移行し、尿失禁や頻尿が出現する。発症12週以降、膀胱機能はほぼ正常化する ・臥床状態での排尿は、尿道口より低い位置にある膀胱内の尿が排出できずに残尿があるため、頻尿や残尿による感染のリスクが高まる ・排尿パターンを把握し、トイレ誘導や必要時には排尿障害治療薬を使用する
排便管理	・排便障害による便秘は、消化管の機能低下による悪心・嘔吐、腹満感、腹痛、食欲低下、栄養吸収障害へとつながる ・臥床患者では、便塊による圧迫が直腸に加わり、直腸潰瘍を誘発することもある ・安静臥床や運動麻痺、腹筋や背筋の衰えなどによる影響から腸蠕動運動が減弱するため、離床して活動を促す ・排便困難の程度により、緩下剤や排便刺激薬、適便などを行う
深部静脈血栓症	→p.60参照
関節拘縮・筋力低下	→p.189参照
肺炎	→p.68参照

> **注意**
> 特に、頸部や頭蓋内主幹動脈に閉塞や高度狭窄がある場合、離床による血圧低下（脳灌流圧低下）は避けなければいけません。

10. 日常生活援助
- 安静度や症状に応じた清潔や排泄、食事などの日常生活援助を行います。

11. 精神的支援
- 脳卒中は突然発症し、生命の危機や多様な神経症状を伴うため、患者や家族は不安や恐怖、情緒的混乱に陥りやすくなります。
- 患者は意識障害や高次脳機能障害などで意思決定が困難な場合もあり、急性期の場面では、治療選択を家族に委ねられることも少なくありません。患者だけでなく家族を含めた、適切な情報提供とサポートが重要です。

出血性梗塞の看護

- 閉塞血管の再開通によって、再灌流した血液が梗塞巣のなかへ漏れ出て<u>出血性梗塞</u>となります。発症後1～3病日に生じることが多く、**特に心原性脳塞栓症で多くみられます**（→p.49参照）。
- 梗塞内の散在性の出血は、臨床的に問題となることは少ないですが、時には大きな血腫を形成し、神経症状の急激な悪化がみられることがあります。
- 神経症状の急激な悪化がみられた場合は、頭部CT画像検査で出血性梗塞の有無を確認します。
- 出血性梗塞が確認された場合は、出血の拡大を防ぐために降圧や抗凝固療法を中止することがあるため、医師の指示を確認します。

> **注意**
> 血栓溶解療法や抗凝固療法を行っている患者は、出血性梗塞のハイリスクなので注意が必要です。

出血性梗塞がわかったら、治療の変更など、医師の指示を確認しましょう。

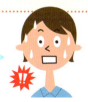

疾患別の看護

分枝粥腫型梗塞（BAD）の看護

- 穿通枝の根元の粥状動脈硬化に起因するBAD（→p.48参照）では、神経症状が増悪した場合、強い片麻痺の症状が残る場合が多くみられます。
- BADの場合、症状が進行する可能性を視野に入れてモニタリングと症状を観察し、ベッドサイドよりリハビリテーションを開始し、早期離床に向けた取り組みを行う必要があります。
- 治療しているにもかかわらず、症状の進行により、患者や家族は手足が動かなくなることに対する恐怖や不安が生じます。病状の説明とともに精神的な援助が重要です。

> BADの管理は、アテローム血栓性脳梗塞に準じます。

一過性脳虚血発作（TIA）の看護

- TIAがあった場合、約10％が1年以内に、約30％が5年以内に、半数が48時間以内に脳梗塞を発症しています[2]。そのまま放置していると脳梗塞になる危険が高いため、来院時に症状がなかったからといって安心してはいけません。
- ABCD^{2}スコア（→p.44参照）で中〜高リスク群になった患者は、基本的には入院となり、原因検索の検査（頸動脈エコーや心電図モニタリング、血管狭窄が疑われれば脳血管撮影検査）を行う必要があります。虚血に陥った血管支配領域に対応した神経症状が生じるので、症状の観察を行います。
- 高血圧、糖尿病、脂質異常症のコントロール、禁煙指導、過度な飲酒の禁止、過度な運動や体重のコントロールなど、再発予防に向けた指導を行います。

> 原因検索と脳梗塞危険因子の管理が大切です。

文献
1. 池田亮：脳卒中急性期 観察とドクターコール．日総研，名古屋，2015：64．
2. 田村綾子，坂井信幸，橋本洋一郎編：脳神経ナース必携 新版脳卒中看護実践マニュアル−脳卒中リハビリテーション看護認定看護師2015年新カリキュラム準拠．メディカ出版，大阪，2009：61．
3. 峰松一夫総監修，伊藤文代編：新版 国循SCU・NCU看護マニュアル．メディカ出版，大阪，2014：124-134．
4. 波多野武人編著：まるごと図解 ケアにつながる脳の見かた．照林社，東京，2016：42．

脳卒中の評価スケール：NIHSS

- NIHSSは、脳卒中の神経学的重症度の評価スケールとして、世界的に広く用いられている評価法の1つです。15項目の合計0〜42点で評価し、点数が高いほど重症となります（最重症は「7．運動失調」が評価できないため40点）。
- rt-PA静注療法の際には必須であり、超急性期患者を迅速に評価するためには、日ごろから習熟しておくことが重要です。

項目	スコア	項目	スコア
1a．意識水準	0：覚醒 1：簡単な刺激で覚醒 2：反復刺激や強い刺激で覚醒 3：反射のみ、または無反応	6a．下肢の運動（左）	0：下垂なし（5秒保持可能） 1：5秒以内に下垂 2：重力に抗するが5秒以内に落下 3：重力に抗せない（ベッド上で水平方向には動かせる） 4：まったく動きがみられない
1b．意識障害 ―質問	0：2問とも正解 1：1問のみ正解 2：2問とも不正解	6b．下肢の運動（右）	0：下垂なし（5秒保持可能） 1：5秒以内に下垂 2：重力に抗するが5秒以内に落下 3：重力に抗せない（ベッド上で水平方向には動かせる） 4：まったく動きがみられない
1c．意識障害 ―従命	0：両方とも行える 1：どちらか1つだけ行える 2：どちらとも行えない		
2．最良の注視	0：正常 1：部分的注視麻痺 2：完全注視麻痺	7．運動失調	0：なし 1：1肢にあり 2：2肢にあり
3．視野	0：視野欠損なし 1：部分的半盲 2：完全半盲 3：両側性半盲（皮質盲を含む）	8．感覚	0：正常 1：軽度〜中等度（鈍く感じる） 2：高度の障害（触れられていることがわからない）
4．顔面麻痺	0：正常 1：軽度の麻痺（鼻唇溝の平坦化、笑顔の非対称） 2：部分的麻痺（下半分が動かない） 3：完全麻痺（上下とも動かない）	9．最良の言語	0：正常 1：軽度〜中等度の失語 2：高度の失語 3：無言、全失語
5a．上肢の運動（左）	0：下垂なし（10秒保持可能） 1：10秒以内に下垂 2：重力に抗するが10秒以内に落下 3：重力に抗せない（ベッド上で水平方向には動かせる） 4：まったく動きがみられない	10．構音障害	0：正常 1：軽度〜中等度の障害 2：高度の障害、発語なし
		11．消去現象と注意障害	0：正常 1：不注意あるいは消去（1つの感覚様式） 2：著しい半側不注意あるいは消去（2つ以上）
5b．上肢の運動（右）	0：下垂なし（10秒保持可能） 1：10秒以内に下垂 2：重力に抗するが10秒以内に落下 3：重力に抗せない（ベッド上で水平方向には動かせる） 4：まったく動きがみられない		

Lyden Pl, Lu M, Jackson C, et al. Underlying structure of the National Institutes of Health Stroke Scale：results of a factor analysis. NINDS tPA Stroke Trial Investigators. *Stroke* 1999；30（11）：2347-2354. より引用

疾患別の看護

【評価の注意事項】[2]
- リストの順に施行すること
- 逆に行ったり、評点を変更してはならない（間違った答えを修正しても最初に言った答えについて評点する）
- 評点は患者がしたことを反映するのであって、患者ができるだろうと推測したことではない
- 検査を施行している間に記録すること（記入シートなどを利用）
- 特に指示されている部分以外では、患者を誘導してはならない（何度も命令を繰り返すと患者は特別に努力をしてしまう）

神経症状と脳解剖を一致させることはベテラン看護師でも難しいですが、手術や薬剤と違って**一度覚えると変わることがなく、最も役に立つ知識**なので、あきらめずに学びましょう。

▼NIHSSの検査・評価のポイント

1a. 意識水準
- まず、覚醒（開眼）しているか確認してから呼びかけます。
「○○さん、わかりますか？」

POINT
- 呼びかけは繰り返してもよい

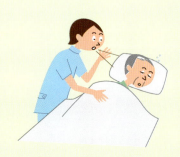

1b. 意識障害—質問
- 検査日の「月」と「年齢」を質問します。
「今日は何月ですか？」「年齢はいくつですか？」

POINT
- 少しでも違えば不正解。最初の答えを評価するため、言い直しは不可
- 患者にヒントを出してはいけない
- 失語や昏迷で質問を理解できない　→　2点
- 気管挿管などで話すことができない　→　1点

1c. 意識障害—従命
- 「開閉眼」「手を握る・開く」を1つずつ命令します。
「目を閉じてください・開けてください」「手をグーに握ってください」

POINT
- 把握反射で手を握ることがあるので、検者の手を握らせない
- 完全な動作ができなくても患者が動作を起こそうとしていれば可とする
- 口頭指示に従えなければ、パントマイムで示す

2. 最良の注視
- 左右へ追視してもらい水平眼球運動をみます。

POINT
- 顔を動かさず、目だけで検者の指先を追いかけるよう指示する
- 指示に従えなくても、視線をあわせて検者が左右に移動して眼球運動をみることができる
- 眼球が正中を超えて水平移動できる　→　0点
- 共同偏視があるが、少しでも眼球運動がみられる　→　1点
- 眼球頭位反射でもまったく動かない固定した偏視がある　→　2点

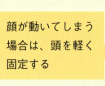

顔が動いてしまう場合は、頭を軽く固定する

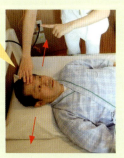

3．視野
- 対座法で、片目ずつ上下1/4視野で動かしている指か指数を答えてもらいます。

POINT
- 片目ずつ両眼評価する
- 患者と真正面で向き合い、その中間に検者の指先を置く
- 手を広げすぎると見えないため、検者も見える範囲で行う

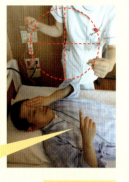

失語などで口頭で答えることができない場合、指差しで答えてもらう

4．顔面麻痺
- 歯を見せる、眉を挙げる、目を閉じるよう命じる、またはパントマイムで示します。

POINT
- 歯を見せる（「イー」の口）：鼻唇溝や口角のゆがみを評価
- 目を閉じさせる：閉眼の可否・左右差を評価
- 目を開け眉を挙げさせる（大きく目を開かせる）：額のしわ寄せを評価

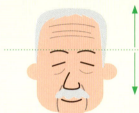

上半分（眉より上）

下半分（眉より下）

5．上肢の運動（左・右）
- 手のひらを下に向けた上肢を90°（座位）または、45°（仰臥位）に挙上し、10秒間保持してもらいます。

POINT
- 非麻痺側から、一肢ずつ行う
- 失語症患者にはパントマイムなどで示すが、痛み刺激は用いない
- 切断や関節癒合の患者は評価不能（UN）とし、理由を明記する

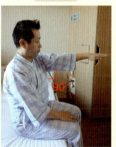
座位

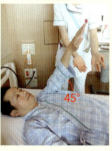
仰臥位

6．下肢の運動（左・右）
- 仰臥位で下肢を30°に挙上し、5秒間保持してもらいます。

POINT
- 非麻痺側から、一肢ずつ行う
- 失語症患者にはパントマイムなどで示すが、痛み刺激は用いない
- 切断肢や関節癒合の患者は評価不能（UN）とし、理由を明記する

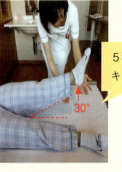

5秒間キープ

7. 運動失調

- 開眼し、「指—鼻—指試験」と「膝—踵試験」を両側で行います（→p.193参照）。

POINT
- 1肢≠1側
- 指示を理解できない、麻痺がある→失調なし（0点）とする
- 切断肢や関節癒合の患者は評価不能（UN）とし、理由を明記する

8. 感覚

- 針刺し刺激（pinprick：爪楊枝など）を、必要なだけ多くの部位（手ではなく前腕、下肢、体幹、顔面）で検査します（●の位置）。

POINT
- 末梢神経障害から起こる感覚異常は、四肢末梢（手首、足首より先）に出やすいため、この部分での検査はしない
- 無反応、四肢麻痺の患者 → 2点
- 脳幹障害による両側の感覚障害 → 2点
- 昏睡患者 → 2点

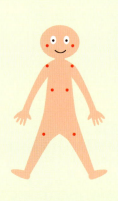

9. 最良の言語

- 「絵カード」のなかで起こっていることを説明してもらいます。
- 「呼称カード」にある物品名を言ってもらいます。
- 「文章カード」の文章を読んでもらいます。

POINT
- 明らかな流暢性・理解力の障害はあるが、患者の反応から答えを同定できる → 1点
- コミュニケーションはすべて断片的な表出で、患者の反応から答えを同定できない → 2点

10. 構音障害

- 「単語カード」を読ませるか、復唱してもらいます。

POINT
- 重度の失語があれば、自発語の明瞭さを評価する
- 構音障害がある場合、検者が理解できる → 1点、理解不能 → 2点
- 挿管、発話を妨げるほかの身体的障壁がある場合は評価不能（UN）とし、理由を明記する

▼カードの例

絵カード	呼称カード	文章カード	単語カード
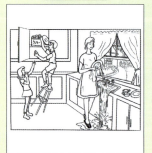	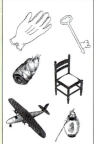	わかっています 地面に落ちる 仕事から家に帰った 食堂のテーブルのそば 昨夜ラジオで話しているのを聴きました	ママ はとぽっぽ バイバイ とうきょう かたつむり バスケットボール

11. 消去現象と注意障害

- 視覚的、皮膚への感覚的、聴覚的な両側同時刺激を行い、両側とも認識できるか検査します。

POINT
- 視覚、触覚、聴覚、空間、自己身体のうち、
    1つの感覚様式で不注意がある　→　1点
    2つ以上の感覚様式で不注意がある　→　2点

▼〈視覚〉左右両側の視野で同時に指を動かしてみせる
線分二等分試験

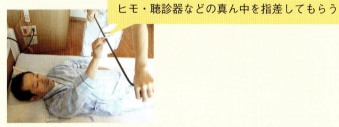

ヒモ・聴診器などの真ん中を指差してもらう

▼〈触覚〉皮膚刺激は痛覚でなく触覚で行う
閉眼してもらい、患者の顔面や上肢の左右に触れて
どちらに触れたか尋ねる

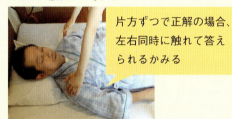

片方ずつで正解の場合、左右同時に触れて答えられるかみる

▼〈聴覚〉

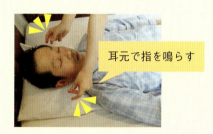

耳元で指を鳴らす

文献
1. 厚東篤生，荒木信夫，高木誠：脳卒中ビジュアルテキスト 第3版. 医学書院，東京，2008：177.
2. 日本脳卒中学会脳卒中医療向上・社会保険委員会 rt-PA（アルテプラーゼ）静注療法指針改訂部会：rt-PA（アルテプラーゼ）静注療法適正治療指針 第2版, 2012（2016年9月一部改訂）.

疾患別の看護

3 脳出血

- 脳出血とは、何らかの原因で脳血管が破綻して、脳実質内に血腫を形成したものです。
- 60〜70％は高血圧性脳出血ですが、そのほかにも脳血管奇形やアミロイドアンギオパチー、脳腫瘍などがあります。
- **血腫の大きさや出血部位、出血リスクの高さ**などにより、急性に状態変化をきたすため、入院直後からの密な観察による重篤化の回避が重要となります。

POINT
- 出血部位と症状を把握し、出現している症状を密に観察します。
- 手術の適応を考えて、必要時は早急に対応できるよう準備します（→p.136参照）。
- 状態が落ち着いたら早期リハビリテーション開始、早期離床を図り、合併症予防と同時に生活の再構築に努めます（→p.179〜参照）。

急性期に起こる合併症をおさえておきましょう。

出血部位と症状

- 脳出血によって出現する症状は、出血量や浮腫の程度、水頭症の有無などにより異なりますが、出血部位による一般的な症状は以下のようになります。

▼脳出血の出血部位による症状

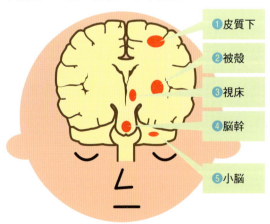

❶皮質下
❷被殻
❸視床
❹脳幹
❺小脳

どんな部位で、どんな症状が出ている？

部位	❶皮質下	❷被殻	❸視床	❹脳幹（橋）	❺小脳
特徴	・高血圧性脳出血以外の原因であることが多い（AVM、アミロイドアンギオパチーなど）	・日中活動時に突然の頭痛、意識障害、運動麻痺の出現により発症	・日中活動時に突然の頭痛、意識障害、運動麻痺の出現により発症 ・脳室穿破しやすい	・大量出血の場合、予後不良となることが多い	・日中活動時に突然の後頭部痛、めまい、嘔吐により発症 ・遷延する悪心・嘔吐、めまいにより離床が進まない
観察ポイント	・頭痛やてんかん発作 ・出血部位により、出現する症状はさまざま（大脳皮質症状）	・出血部位と対側の運動麻痺、感覚障害 ・病巣を向く共同偏倚 **有意側**：失語症 **非有意側**：半側空間無視や失認	・出血部位と対側の運動麻痺、感覚障害 ・眼球の内下方偏倚、縮瞳や対光反射の消失および減弱 **左視床**：視床性失語	・重篤な意識障害、著明な呼吸障害 ・両側麻痺 ・除脳硬直 ・縮瞳（pinpoint pupil）、眼球の正中固定 ・周期性垂直眼球運動	・後頭部痛、回転性めまい、反復する悪心・嘔吐 ・眼振 ・病巣と対側を向く共同偏倚 ・体幹失調症状
CT画像（例）					
眼症状	−				
頻度	10%	40%	30%	10%	10%
手術適応	あり	あり	なし	なし	あり

急性期の看護

- 脳出血では、発症後の血圧上昇や出血部位の脳細胞浮腫などにより、さまざまな症状が続発することがあります。
- 発症後急性期では、患者の症状が重症化しないよう、密な観察による異常の早期発見と対応が重要となります。
- 脳出血発症後には、以下のような合併症が起こることがあります。

疾患別の看護

1. 再出血

- 血圧の上昇により、発症後24時間以内は再出血が多いので注意が必要です（**特に6時間以内では約2割に発生**）。
- 診断CT検査から3時間後に、フォローCT検査をすることが多いです。
- 厳重な血圧管理が必要です（**特に高血圧性脳内出血では要注意**）。

神経症候サインがあれば、すぐにドクターコールし、CT検査へ！

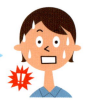

POINT
『脳卒中治療ガイドライン2015』[1]では、血圧140mmHg以下でのコントロールが推奨されています。

注意
意識レベルの低下や運動麻痺の増強、瞳孔所見の変化は、再出血のサインです。

▼薬物療法の主なポイント

薬剤名（商品名）		主なポイント
ニカルジピン塩酸塩（ペルジピン®）	投与時	・配合変化に注意 ・希釈量や投与速度に注意し、血管炎予防に努める
	副作用	・腸蠕動運動低下による便秘やイレウスに注意
ジルチアゼム塩酸塩（ヘルベッサー®）	副作用	・徐脈やブロックの出現に注意

2. 血腫の拡大

- 出血した血管の血管壁は脆弱となるため、もともと抗凝固薬や抗血小板薬の内服をしている患者や、肝・腎機能の低下した患者は、血腫の拡大を起こしやすくなります。

注意
・もともとの既往歴や内服薬の確認、採血データに注意します。
・急激な意識レベルの低下、血圧の上昇、眼症状の出現に注意します。

3. 急性水頭症

- 視床など脳室に近い場所での出血による脳室内出血（脳室穿破）や、小脳・脳幹出血後の脳室圧迫により、脳脊髄液の通り道（髄液循環路）が障害された場合に、急性水頭症になることがあります。
- 水頭症では、髄液循環障害により大きく2種類の水頭症に分類されます。

> **POINT**
> 脳出血急性期では、非交通性髄液通過障害による水頭症となることが多いです。逃げ場のない脳髄液により、頭蓋内圧は亢進し、重篤になると脳ヘルニアを起こします（→p.126参照）。

▼水頭症の分類

非交通性水頭症	交通性水頭症
側脳室から第4脳室のどこかに狭窄または閉塞があり、髄液がくも膜下腔へ流出できずに起こる	脳室と脳表くも膜下腔との間の交通は維持されているが、吸収部までの経路や吸収部そのものの障害により起こる

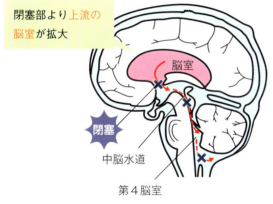

閉塞部より上流の脳室が拡大

閉塞
中脳水道
第4脳室

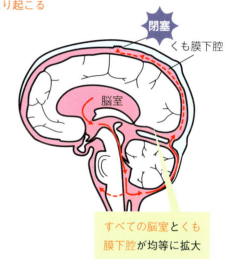

閉塞
くも膜下腔
脳室
すべての脳室とくも膜下腔が均等に拡大

4. 脳浮腫

❶ 脳浮腫の分類

- 脳浮腫は、その要因により血管原性浮腫と細胞毒性浮腫の2つに大きく分類されます（→p.58参照）。
- 脳出血は、血管の破綻により血管内の血液成分が血管外に漏れ出し、脳細胞が腫れる血管原性浮腫です。実際には、これらの要因が複合して発生します。
- 頭蓋内は硬い骨に覆われており、腫れた脳の逃げ場がなくなるため、頭蓋内圧は亢進します。重篤になると脳ヘルニアを起こします。

疾患別の看護

> **POINT**
> 発症後数時間で出現し、2〜4日でピークとなり、2週間前後で消失する場合が多いです。

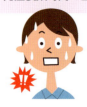
頭蓋内圧亢進からの脳ヘルニア徴候を見逃さないよう注意！

❷ 頭蓋内圧亢進と脳ヘルニア

- 頭蓋内圧は、脳実質（80%）、血液（10%）、脳脊髄液（10%）の割合で構成されており、血腫増大や脳浮腫、水頭症などの要因により、その割合バランスが崩れたときに頭蓋内圧が亢進します。

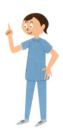
頭蓋内圧亢進の三徴は、頭痛、嘔吐、うっ血乳頭です。

> **POINT**
> 頭蓋内圧亢進症状に対しては、脳静脈還流を促進する目的で、ベッドをギャッジアップ30°に保ちます。ただし、頭部挙上による血圧の低下には十分注意します。

> **注意**
> 脳浮腫治療薬の使用時は、浸透圧利尿効果に伴う電解質異常や水分出納バランスに注意します。

▼頭蓋内圧亢進による頭蓋内の変化

| 正常な状態 | 脳実質内病変の場合 | 水頭症の場合 |

頭蓋内

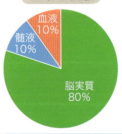
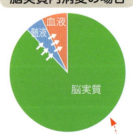
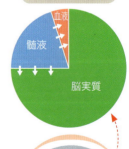

正常時の比率は、脳8：髄液1：血液1です。

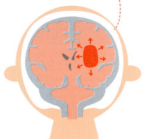
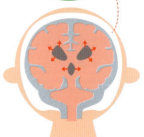

- 頭蓋内圧亢進が進行すると、脳実質が頭蓋内で圧迫され、大脳鎌や小脳テントなどの区画を越えて脳組織の一部がほかの"腔"へ移動・突出し、さまざまな症状を呈します。
- **脳ヘルニア**を起こす場所により、重症度が異なります。なかでも**中心性ヘルニア（テント切痕ヘルニア**、→p.128図❸参照）や**大後頭孔ヘルニア（小脳扁桃ヘルニア**、→p.128図❺参照）は脳幹部を圧迫し、急激な症状の出現、生命の危機に陥るため早急な対応が必要となります。

POINT
脳ヘルニア徴候（徐脈、収縮期血圧上昇〈脈圧の拡大〉＝クッシング現象）、瞳孔不同、対光反射の減弱や消失、呼吸状態の変化、異常肢位の出現など、密な観察と早急な対応が必要となります（→p.144参照）。

▼頭蓋内圧亢進による意識・瞳孔・バイタルの変化

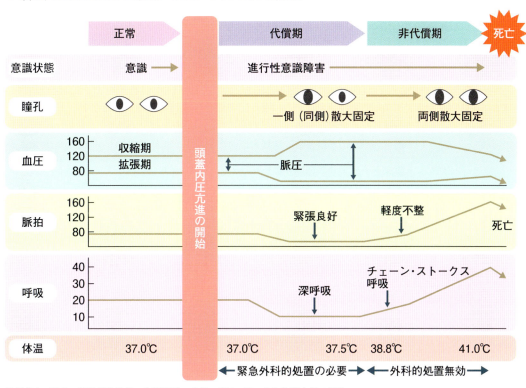

坪川孝志：現代の脳神経外科学．金原出原，東京，1994：58．より許諾を得て転載

疾患別の看護

▼脳ヘルニアの種類

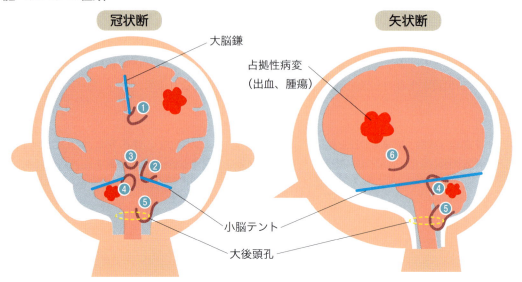

分類			特徴と出現する症状
❶大脳鎌下ヘルニア（帯状回ヘルニア）			・初期症状は無症状なことが多い。さらに圧迫（血腫や脳浮腫など）が進み、大脳鎌を超えて脳が偏倚すると、ヘルニアによる症状が出現する ・前大脳動脈の圧迫から、病巣対側の下肢運動・感覚麻痺が出現することがある
テント切痕ヘルニア	下行性ヘルニア	❷鉤ヘルニア	・臨床上、出現する頻度が高い ・テント切痕部にある中脳を圧迫するため、病巣側の動眼神経麻痺や瞳孔散大、対光反射の消失、同名半盲など眼症状が出現するのが特徴 ・圧迫が進むと中脳の圧迫から病巣対側の運動麻痺や意識・呼吸障害などが出現
		❸中心性ヘルニア	・間脳にある視床や視床下部が圧迫されて、意識障害、傾眠傾向が出現する ・圧迫が進むと、鉤ヘルニア同様に中脳の圧迫による症状が出現する
	❹上行性ヘルニア		・小脳側から上行性に脳が圧迫され、中脳の圧迫症状が出現する
❺大後頭孔ヘルニア（小脳扁桃ヘルニア）			・小脳側の病変が脊椎腔へ圧迫され、大後頭孔に嵌入し、延髄を圧迫する ・延髄の圧迫による急激な意識障害や呼吸停止など、致命的な症状が短時間で進行するため迅速な対応が必要
❻蝶形骨縁ヘルニア			・テント上病変により、前頭葉底面の一部が蝶形骨隆起を超えて、側頭葉にある中頭蓋窩に嵌入する ・重篤な症状は出現しないことが多い

5. 静脈血栓塞栓症（VTE）

- 脳出血による重度な運動麻痺や症状安静による不動に伴う「①静脈血流の遅滞」や、治療に伴うカテーテルや注射針の挿入、薬剤性静脈炎による「②静脈の内皮障害」、止血薬の投与や抗血栓薬の中止などによる「③血液の凝固亢進」によって、静脈血栓塞栓症（venous thromboembolism：VTE）を発症するリスクが高くなります。
- VTEの予防として、状態をふまえて早期離床および積極的な運動を行います。

> **POINT**
> - 離床が困難な場合は、間欠的空気圧迫法に加え、自動的・他動的足関節運動を実施します。
> - 高リスク以上では弾性ストッキング単独使用での深部静脈血栓症（DVT）に対する予防効果は弱く[2]、段階的弾性ストッキングの急性脳卒中患者に対するDVTやPEの予防効果は認められず、勧められていません[3]（→p.60参照）。

> **注意**
> 離床を行う際は、肺血栓塞栓症（PTE）のリスクをふまえ、呼吸状態に注意します。

6. 消化管出血

- 重症脳出血や高齢者などの危険因子をもつ症例においては、ストレス性による胃粘膜防御因子の低下および、攻撃因子の過剰分泌による上部消化管出血がみられることがあります。
- 『脳卒中治療ガイドライン2015』[1]においても、抗潰瘍薬の予防的投与が考慮されています。
- H_2受容体拮抗薬やプロトンポンプ阻害薬（PPI）の投与が考慮されます。
- 日本では現在、H_2受容体拮抗薬の注射薬のみ保険適用があります。

腹部症状や排便性状に注意して、観察しましょう。

文献
1. 日本脳卒中学会脳卒中ガイドライン委員会編：脳卒中治療ガイドライン2015［追補2017対応］．協和企画，東京，2017．
2. 日本循環器学会，日本医学放射線学会，日本胸部外科学会，他：肺血栓塞栓症および深部静脈血栓症の診断，治療，予防に関するガイドライン（2009年改訂版）．循環器病の診断と治療に関するガイドライン（2008年度合同研究班報告）．2009：50．（2019.1.10.アクセス）
3. 日本脳卒中学会脳卒中ガイドライン委員会編：脳卒中治療ガイドライン2015［追補2017対応］．協和企画，東京，2017：70．

疾患別の看護

4 くも膜下出血

- くも膜下出血を発症後に命を取りとめたとしても、3大合併症（再出血・脳血管攣縮・水頭症）により予後が悪くなる場合があります。看護師は合併症が起こりやすい時期を把握して、観察や看護を行います。
- くも膜下出血は、発症直後から持続的な頭痛に悩まされます。頭痛により食事が進まなかったり、離床できないこともあるため、主治医や薬剤師に相談しながら痛みのコントロールを行います。
- 術後、再出血がなければ早期にリハビリテーションを開始すると同時に、栄養管理も重要です。経口摂取が困難な場合は、胃管チューブを挿入して経管栄養を開始します。
- くも膜下出血は、運動麻痺など体に障害がなくても高次脳機能障害が潜んでいる場合があります（→p.202参照）。急性期は意識障害により判断が難しい場合もありますが、リハビリテーション担当者とともに評価を行います。
- くも膜下出血は、突然の発症から救急搬送されると同時に、医師から疾患、治療と次々に説明を受けるため、患者の家族は動揺します。看護師は家族に寄り添い、精神的なケアを行います。

▼くも膜下出血の合併症

	経過	合併症
搬入直後・術前	発症後〜24時間（特に6時間以内）	再出血（頭蓋内圧亢進症状、意識レベル低下に注意）
術後	発症後4〜14日	脳血管攣縮
	発症後約1〜3か月	正常圧水頭症（歩行障害、認知機能障害、排尿障害に注意、→p.134参照）

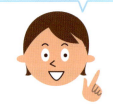

くも膜下出血発症後は、この3大合併症をどう乗り切るかが重要です。

急性期（搬入直後、術前）の看護

1. 再出血の予防

- 一度破裂した脳動脈瘤は再出血をきたしやすく、再出血してしまうと後遺症が残ったり、死亡する可能性が高まります。
- 再出血は発症24時間以内、特に6時間以内に多いといわれています。脳動脈瘤手術が行われるまでは、再出血を予防するための管理を行います。
- 治療（コイル塞栓術もしくは開頭クリッピング術）ができるだけ早く行えるように準備します。

> **POINT**
> - くも膜下出血の診断後は再出血を予防するため、降圧、鎮静・鎮痛をすみやかに行い、刺激による血圧上昇を予防します。
> - 突然の発症により患者の家族は大きな衝撃を受けるため、医師からの説明が理解できているか確認をして精神的なケアを行います。

検査時の移動や更衣も、ゆっくりていねいに行います。

❶ 観察
- 術前は、==再出血を予防する==ことが最も重要です。
- モニタリング、全身状態の観察に細心の注意を払い、異常の早期発見に努めます。

▼観察項目

項目	内容	ポイント
神経徴候	意識レベル（JCS・GCS）、瞳孔、麻痺の程度と有無	・鎮静・鎮痛薬を使用開始後は医師の指示に従い、観察は最小限にする ・光を当てる瞳孔の観察は、基本的には行わない
頭蓋内圧亢進症状	頭痛、悪心・嘔吐、意識障害、クッシング現象の有無	・身体的症状だけでなく、モニタリングを行いながら、クッシング現象（収縮期血圧上昇、徐脈、脈圧拡大）にも注意が必要
循環動態（血圧・脈拍・体温）	不整脈、QT延長、ST上昇または下降の有無	・くも膜下出血の急性期は、不整脈や肺水腫に注意が必要
呼吸動態	呼吸回数、呼吸様式、副雑音、SpO_2、チアノーゼの有無、血ガスデータ	

❷ 血圧管理
- 血圧は医師の指示に従い、積極的に降圧します。
- 動脈ラインを留置した場合はモニタリングを行いますが、動脈ライン値と実測値の差を把握しておきます。

❸ 鎮静・鎮痛管理
- 動脈瘤の破裂による急激な頭蓋内圧亢進と髄膜刺激症状により、発症時から激しい頭痛を伴います。頭痛による血圧上昇を抑えるためにも鎮静・鎮痛薬を使用します。

疾患別の看護

❹ 排泄管理
- 緩下剤を定期的に使用して排便コントロールを行い、排便時の怒責による血圧上昇を避ける必要があります。
- 膀胱充満により頭蓋内圧が亢進するため、尿道留置カテーテルを挿入します。挿入時は痛みによる血圧上昇を避けるため、鎮静・鎮痛薬の使用を考慮します。

> **注意**
> 浣腸は、腹圧を上昇させ頭蓋内圧を亢進させるため禁忌です。便秘の場合も同様です。

❺ 環境調整
- 周囲からの刺激による動脈瘤の再出血を予防するため、病室内を暗くして家族の面会も制限します。

> **注意**
> アラームやPHSなどの音にも注意が必要です。

使用する各種薬剤については、4章③（→p.231～）を参照。

急性期（術後）の看護

- くも膜下出血（破裂脳動脈瘤）の治療には、開頭するクリッピング術、カテーテルを使用するコイル塞栓術の、主に2つの方法があります（→p.86参照）。それぞれの特徴をふまえた看護が重要です。
- 術後は頭部CT検査で再出血の評価を行い、鎮静薬の中止、呼吸器の離脱、抜管となります。覚醒状態の変化を観察しながら、==せん妄によるライントラブル==に注意します。
- 治療にあわせてドレーンが挿入されますが、挿入目的、部位を理解して管理します。

1. 開頭クリッピング術後の管理
- 確実にクリップがかかれば、再出血のリスクはほとんどありません。
- くも膜下腔の血液を洗い流しながら手術を行うため、術後の脳血管攣縮を軽減させることができるといわれています。
- 術後は皮下ドレーンが留置されていますが、頭蓋内圧コントロールのための脳室ドレーンや、血性髄液を早期に排泄するための脳槽ドレーンが留置されている場合があります（→p.89参照）。

2. コイル塞栓術後の管理

- 瘤全体の体積の2～3割程度しかコイルを塞栓しないため、脳動脈瘤が血栓化するまで再出血に注意が必要です。
- 術前・術後に抗血小板薬を使用し、治療によっては長期にわたり服薬が必要になります。

3. 脳血管攣縮の看護

- 脳血管攣縮（スパズム）が起こると脳血管が細くなるため、脳血流が少なくなり、意識障害や運動麻痺などの神経脱落症状が出現します。さらに、この状態が長く続くと脳梗塞になります。

❶ 治療に伴う看護

- 脳槽ドレーンの長期留置は感染リスクが高いため、数日間留置した後、スパイナルドレーンへ変更される場合があります。
- ドレーンから排出される髄液は、時間とともに変化していきます。髄液の色がキサントクロミーになり、頭部CT検査でくも膜下腔の血性髄液が排出されていることが確認できれば、ドレーンは抜去されます（→p.172参照）。

> **注意**
> 血管拡張作用のある薬物療法を行う場合、水分出納がプラスバランスになるように管理されますが、心不全や肺水腫を起こす可能性があるため、画像所見や身体症状に注意が必要です。

❷ 症状アセスメント

- 脳血管攣縮期の症状は、意識レベルの低下や運動麻痺、失語など明らかにわかる場合と、一見すると不穏症状に間違える場合があります。

> **POINT**
> 脳血管攣縮期は、症状の出現を早期に発見して医師へ報告できるかどうかで、患者の予後は大きく変わります。

▼不穏と間違いやすい症状

- 多弁で何度も同じことを話したり、行動に落ち着きがなかったりする
- 会話のつじつまがあわない
- 開眼しているが視線があわず、反応も鈍い

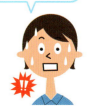

「何かおかしい」は脳血管攣縮のサインかも!?

疾患別の看護

4. 正常圧水頭症の看護

- くも膜下出血発症後は、血性髄液の吸収障害が起こり、発症後数週間〜1か月後に正常圧水頭症を発症する場合があるため、症状に注意します。
- 水頭症の検査として、頭部CT検査やタップテスト（腰椎穿刺で髄液を30mLほど排除して、その後の意識レベルや歩行状況を確認する）を行います。
- シャント術による治療を行います（→p.90参照）。

POINT
特に、傾眠であったり動作が緩慢になったりした場合は、水頭症のサインかもと疑います。

▼水頭症の３大症状

❶ 歩行障害
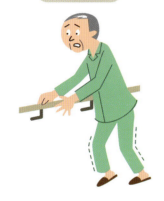

❷ 認知機能障害
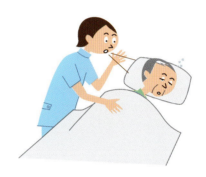

❸ 排尿障害
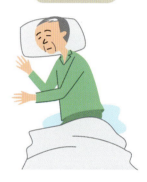

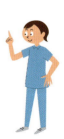

日常生活のなかで起こるサインに注意します。
➡例えば、こんな症状に注意！
- 歩行時にふらつきが多くなった
- 傾眠で会話が少なくなった
- 尿失禁をするようになった

看護実践 編

2章

治療別の看護

脳卒中の治療で行われる「開頭手術」「脳血管内治療」「血栓溶解療法」「ドレナージ管理」を中心に、ここでは治療別の看護のポイントをおさえましょう。

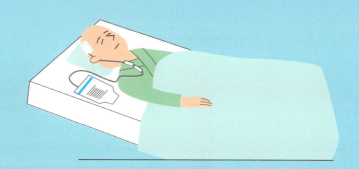

治療別の看護

開頭手術

- 多量の出血や再出血、血腫の増大、広範な脳梗塞後の急激な脳浮腫・水頭症の進行は、外科的治療の適応となります。このような場合は、バイタルサインや神経症状が変化しやすく、厳重な血圧管理や密な観察が重要です。
- 頭蓋内圧亢進予防のため、脳浮腫治療薬を使用します。
- スムーズに手術を受けることができるよう、術前準備を行う必要があります。
- 全身麻酔、術後の安静をふまえ、術前からVTE予防を開始します。
- 急な状態変化に備え、外科的治療を受ける患者・家族の精神的ケアを行います。

> **注意**
> 意識レベルや瞳孔所見、呼吸状態の変化に注意します。

▼外科的治療のフローチャート

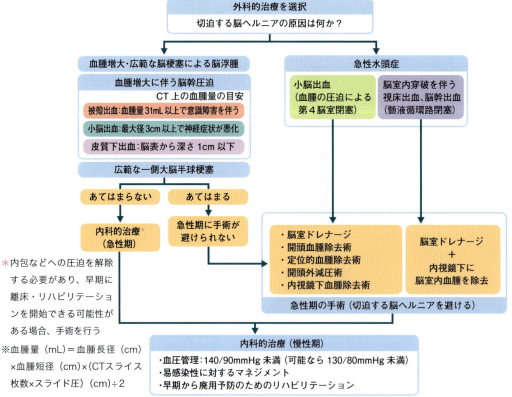

塩川芳昭監修：脳内出血．医療情報科学研究所編，病気がみえる vol.7 脳・神経第2版，メディックメディア，東京，2017：111．より許諾を得て転載

術前の看護　< なにより準備が大切！ >

1 情報収集

- カルテ情報（血液検査データ、血液型、出血傾向、腎機能障害、肝機能障害、輸血準備）を確認します。
- 担当医、麻酔科医、救急室（初療室）看護師、検査部と連携し、情報を共有します。
- 肺機能検査、画像データ（胸部X線、CT、MRI）、心電図、心エコーなどから患者情報を得ます。
- 意識レベル、頭蓋内圧亢進症状の有無、合併症の確認を行います。

2 手術室の準備

- ベッド、麻酔器、電気メス、心電図モニターのほか、術野操作を録画する機器、それを写し出すモニター、モノポーラ・バイポーラ（電気メス）、ドリルシステム、神経モニタリング装置など、手術術式に適した手術室の準備を行います。
- そのほかクリッパーや角膜保護テープなども過不足なく準備します。

▼手術室で行われる準備

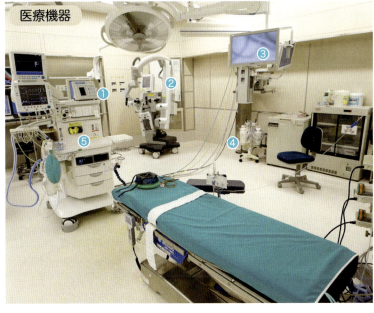

❶ACT測定器
❷顕微鏡
❸モニター
❹吸引器
❺麻酔器

POINT

- 壁面の大きなモニターには、画像を映して準備します。
- モノポーラはベッドの足もとに準備します。
- 神経モニタリングなどの機器は、麻酔科側に設置します。

治療別の看護

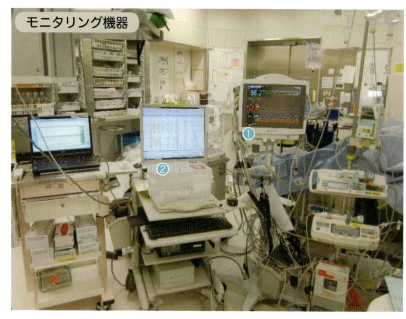

❶心電図モニター
❷SEP、MEPモニター

術中の看護

1. 開頭手術の一般的な流れ

- 脳卒中に対する開頭手術の一般的な流れは、全身麻酔導入→体位・頭位固定→開頭→顕微鏡操作→閉頭となります。

1 全身麻酔導入

- 入室時には、患者の取り違えを防止する目的で、ネームバンド、患者IDや本人による呼称により本人確認を行い、麻酔を導入します。
- 術式・部位間違いを防止するため、手術室看護師・麻酔科医・執刀医の三者で、患者氏名・術式・左右部位などを確認する「タイムアウト」を実施します。
- 患者を確認後、心電図・パルスオキシメーター・血圧計などのモニターを装着し、麻酔導入に移行します。最近は術中に神経モニタリングを行うため、症例にあわせ、静脈麻酔薬と鎮痛薬を組み合わせて麻酔を行うことが多くなりました。
- 脳神経外科手術は、一般的に長時間にわたることが多いため、下肢静脈血栓症の予防を行います。血流のうっ滞を予防するため、両下肢に間欠的空気加圧装置を装着します。

2 体位・頭位固定

- 病変部位に到達しやすく、よい視野が得られる位置に頭位を決めます。
- 頭位にあわせて、体幹・上肢・下肢の良肢位を保持します。
- 頭蓋骨はヘッドピンを用いて固定します。
- 消毒前に皮膚切開部位にあわせ、剃毛を行います。
- 長時間にわたり同一体位をとる必要があり、手術台や手台などに接する時間が長いため、褥瘡予防として除圧具を当てて保護します。

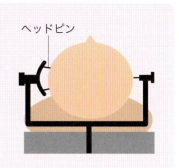
ヘッドピン

POINT
近年では、無剃毛または部分剃毛で手術を行うことが多く、美容的な面も十分に考慮しています。

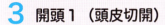

3 開頭1（頭皮切開）

- メスやコロラドマイクロディセクションニードル®を用いて、頭皮を切開します。
- 電気メスで筋膜を切開し、バイポーラで止血します。
- 皮膚切開縁からの出血を防ぐために、頭皮クリップを使用し、止血しながら切開を進めていきます。

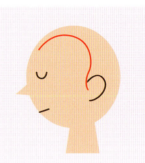

4 開頭2（骨膜の剥離）

- 頭皮を反転させ、骨膜を切開、剥離します。
- バイポーラで止血しながら、皮下筋肉、骨膜をモノポーラで切開し、骨膜剥離子で剥離します。

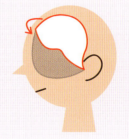

5 開頭3（頭蓋骨の取り出し）

- ドリルで複数の骨孔を開け、骨孔間を切断し、頭蓋骨を取り出します。
- 頭蓋骨の直下にある硬膜を傷つけないように、愛護的に骨弁を除去します。

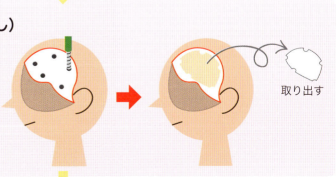
取り出す

治療別の看護

6 開頭4（硬膜の切開・つり上げ）

- 硬膜は尖刃や硬膜剪刀を使用して切開します。ベンシーツ®を脳と切開した硬膜の間に挿入し、硬膜の切開を行うので、必要なベンシーツ®をすみやかに渡します。

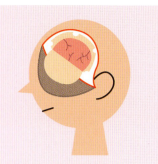

7 顕微鏡操作

- **顕微鏡操作中**：器械出し看護師は顕微鏡導入後、術野でなくモニターを見ながら手術の進行具合を確認して、器械を出すことになります。術者は術野から目を離すことができないので、モニターを見ながら、手術進行を予測し、次に必要な手術器械を術者に確実にテンポよく渡すことを求められます。
- 開頭操作の場合と異なり、細かい操作に使用する先が小さく華奢な器械を使用します。マイクロ剪刀、鑷子、バイポーラなどの器具の取り扱いも繊細に慎重に行います。
- **親血管の遮断**：血管の遮断は術後の神経症状の出現に関与する場合があり、遮断時間の把握が必須です。一般的に、20分以内であれば問題ないといわれますが、それ以上では術後に十分な観察が必要です。
- **術中の大量出血**：動脈瘤の破裂と血管攣縮は非常に関連性が認められており、術後の観察のためにも、術中のイベントの申し送りは継続看護に必要となります。血管攣縮は**術直後だけでなく、14日目ごろまで**予断を許しません。
- **情報共有**：血管遮断時間や神経モニターの変化、呼吸状態や循環動態の変化などを報告し、情報を共有することが大切です。

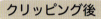

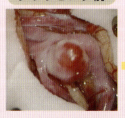 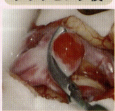 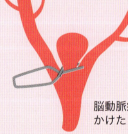

脳動脈瘤にクリップをかけたところ

8 閉頭1（硬膜閉鎖・骨形成）

- 脳内に異物や出血がないことを確認した後、切開した硬膜を髄液が漏出しないように連続的に縫合していきます。
- 手術顕微鏡は術野から外しますが、硬膜閉鎖中に止血確認のために使用することがあるので、顕微鏡下で使用した器械も含め、清潔な状態を保持します。

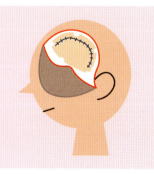

9 閉頭2（ドレーン挿入、頭蓋形成、骨膜縫合）

- 硬膜外（皮下）にドレーンを留置します。
- 骨弁と頭蓋骨をチタンプレートで固定します。

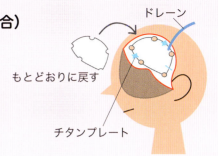

10 閉頭3（皮膚縫合、創消毒・保護）

- 吸収糸にて皮下縫合し、皮膚をスキンステープラーで縫合します。
- 創部を消毒し、ガーゼやドレッシング材などで保護します。

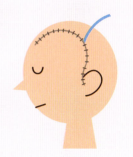

2. 開頭手術の体位と注意点

- 脳神経外科手術は、アプローチする部位によって体位が大きく異なるため、手術操作がしやすい、安全・確実・円滑に手術できる体位の固定が重要です。
- 手術中の患者は麻酔により痛みを感じない状態であり、無理な体位であっても訴えることができません。そのため、安楽な体位固定を実施し、==体位保持に伴う皮膚や神経への二次的損傷を与えない==ようにすることが大切です。
- 脳神経外科手術においては、基本的に==頭部を心臓より常に高く、頸部が圧迫されない位置に固定し、静脈圧の上昇を抑える==ことが大切です。頭部の固定時には、頭頸部を過度に屈曲すると、頭部からの静脈還流が阻害されることがあるため、十分に注意して体位固定を行います。

POINT

以下の根拠から、脳は心臓より高く固定します。

- 脳を心臓より10～30°挙上することで、頭蓋内圧（静脈圧）が下がるため
- 頭蓋内圧を一定に保つ、静脈圧上昇時の対処方法であるため

治療別の看護

▼体位保持に伴う主な合併症

体位		主な合併症
仰臥位	皮膚・神経障害	・発赤、褥瘡（肩枕の対側肩甲骨周囲・仙骨部など背部骨突出部） ・頸部痛 ・尺骨神経障害
腹臥位	皮膚・神経障害	・発赤、褥瘡（前胸部、腸骨稜部、膝部、陰茎部などの圧迫部位） ・運動障害、しびれ（四肢） ・痛み（首、肩、四肢）
	換気障害	・呼吸障害（腹臥位に伴う、胸郭圧迫や横隔膜広がりの抑制による） ・換気障害（挿管チューブ先端のずれによる）

▼ポジショニングの一例（腹臥位）

- 腹臥位保持には、除圧具（SR×Ⅱ プローン）を前胸部から腸骨にかけて使用している
- 下肢は間欠的空気加圧装置を装着し、除圧具（ソフトナース®）を入れ、挙上している

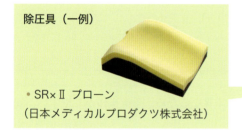

除圧具（一例）

- SR×Ⅱ プローン
（日本メディカルプロダクツ株式会社）

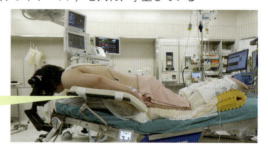

3. その他の代表的な術中合併症

- 体位保持に伴う合併症のほか、代表的な術中合併症として循環障害、呼吸障害、頸部屈曲・伸展による悪影響が挙げられます。

▼主な術中合併症

種類	症状	対処法
循環障害	・低血圧 ・静脈還流不全	・下半身の5～10°の挙上（下肢DVTの防止、心臓への静脈還流維持のため）
呼吸障害	・側臥位・腹臥位に伴う胸郭の拡張制限 ・空気塞栓（静脈〈洞〉の損傷部からの空気の吸い込みにより、塞栓を起こし、換気を障害する）	・頭を上げすぎない ・通常10～30°上体を挙上する
頸部屈曲・伸展による悪影響	・頸部の過度の屈曲は、頸静脈や気道の圧迫につながり、静脈圧や呼吸に影響を与える	・頸椎症など、術前に頸部の可動域の確認が必要

4. 不安・精神的援助

1 患者のケア
- 症状の発症や治療・予後への不安が大きいため、患者との会話や傾聴に努め、タッチングやアイコンタクトで患者が少しでも安心できるように支援します。
- 状態により意識レベルが低下し、患者本人と会話することが困難な場合もありますが、1つひとつの治療を実施する際に、声をかけながら行います。

2 家族のケア
- 家族が脳卒中になった状態を目の当たりにし、ショックが大きいと予測されることから、大切な説明が確実に伝わるように、説明室などの環境を整えて説明します。
- 術中は急変の可能性もあるため、可能な限り手術待合室で待機してもらいます。

3 予定手術時間を超過した場合
- 出血量や患者の状態によって、手術時間が予定よりも長くなる場合もあります。可能な範囲で術中の経過を家族へ伝えます。

5. 輸血準備
- 出血に対して迅速な対応ができるように、輸血の準備や術中の出血状態の確認が大切です。
- 出血状態には、検査データの把握が必要となります。

6. 緊急手術で注意すべきポイント
- 脳卒中患者が緊急手術となった場合、発症時期が不明であったり、患者の状態や意識レベル、薬剤履歴などが不明なことも多く、麻酔をかけることも危険な状況が考えられます。
- 手術侵襲、麻酔侵襲を最小限にするためにも、「TEMPLA(てんぷら)」項目の確認も行いましょう。

治療別の看護

▼TEMPLA

て T	Teeth	・歯の状態（差し歯や入れ歯、ぐらつきなど）を聞く
え E	Emergency	・緊急手術の理由を聞く ・手術の適応を再確認する
ん M	Medications	・薬剤をチェックする。日常で使用している薬剤、特に抗血小板薬や抗凝固薬、降圧薬などの服用の有無を聞く
ぷ P	Pertinent past medication history or Pregnancy	・既往歴（高血圧、心疾患、糖尿病、失神、胸痛など） ・妊娠の有無（女性の場合）
ら L	Last meal	・最後に食事を摂取した時間、食事量、受傷時間
あ A	Allergies and Asthma	・アレルギーの有無（薬物や食物） ・喘息の有無（現在の治療、発作の頻度・程度、最終発作の時期）

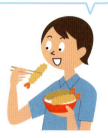

「TEMPLA」で、確認すべき項目を把握しておきます。

外須美夫：麻酔科研修ハンドブック．海馬書房，東京，2008：15．より引用

POINT
緊急時の情報共有では、必要な情報を的確に得るために、同じ項目を何度も確認することは、できるだけ避けましょう。

術後の看護

- 術式や術中経過によって、対症指示や観察ポイントが異なります。
- 術後ケアで重要なことは、異常の早期発見と合併症予防です。
- 全身麻酔による身体への影響を知っておきましょう。

1. 術後患者受け入れの準備

- 開頭クリッピング術や開頭内・外減圧術など、全身麻酔による手術直後は、鎮静のまま集中治療室に入室となることが多いです。そのため、手術の進行状況を確認しながら終了時間を予測し、術後のベッドやベッド周囲の必要物品を準備しておく必要があります。

▼術後のお迎え準備チェックリスト
　（小倉記念病院の例）

- □ ストレッチャー
- □ バッグ・バルブ・マスク
- □ 観血的動脈圧モニターコード
- □ 病衣とオムツ
- □ 延長チューブ
- □ 点滴スタンド
- □ ベッドネーム
- □ 移動用モニター
- □ 酸素ボンベ
- □ 心電図コード

▼術後ベッド周囲の準備チェックリスト
　（小倉記念病院の例）

- □ 人工呼吸器
- □ 酸素吸入セット
- □ 輸液ポンプ
- □ 抑制帯やミトン
- □ 人工鼻
- □ 閉鎖式気管内吸引カテーテル
- □ 観血的動脈圧スタンドと圧トランスデューサー架台
  （加圧バッグは手術室より装着したまま入室）
- □ フットポンプ
- □ 挿管固定用テープ
- □ モニターコード類
- □ ドレーンスタンド・固定板・ポインター・テープ
- □ 体位変換クッション
- □ 吸引セット
- □ 点滴スタンド
- □ 術後観察シート

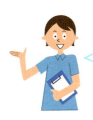

手術の進捗状況をみながら、チェックリストで受け入れ準備をします。

2. 手術室へのお迎えと申し送り

1　手術室からの申し送り

- 手術室看護師から術式や手術時間、手術部位や術中バイタルサイン、出血量、水分出納バランス、ドレーン挿入部位などの申し送りを受けます。
- 予定術式に変更はないか、術中の状態変化や臨時で使用した薬剤、輸血オーダーや使用の有無、挿入されたライン類の種類や部位を確認しながら行います。

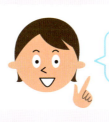

外減圧術の場合、外した骨片の保管場所についても確認しておきます。

2　家族の案内

- 手術室待合室で待機している家族を、病棟待合室へ案内します。
- 長時間の手術後では、待機していた家族が交代している場合もあるため、患者氏名や家族氏名と続柄も確認します。

治療別の看護

3. SCU入室・術後指示の確認

1 集中治療室へ入室
- 移動用モニターでのモニタリングと、医師が加圧バッグで呼吸補助を行いながら、集中治療室に入室します。ストレッチャーからベッドに移乗し、すみやかにモニタリングを開始します。

2 人工呼吸器の接続
- 人工呼吸器の設定と接続は医師が行い、看護師は**設定の確認**と**気管内挿管チューブの挿入長や固定**もダブルチェックします。

3 全身のアセスメント
- 受け持ち看護師は**バイタルサインや全身状態**を観察し、**ドレーン管理や人工呼吸器設定、体位や血圧・鎮静指示**などを医師に確認します。
- 人工呼吸器管理中の**カプノグラフィ**によるモニタリングも、全身状態を把握するうえで大切です。

▼カプノグラフィのモニタリング

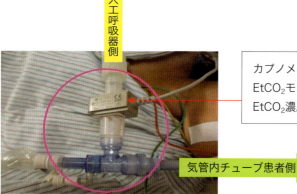

人工呼吸器側

カプノメータ：
$EtCO_2$モニターセンサー、$EtCO_2$濃度を検知

気管内チューブ患者側

- カプノグラフィは、気管内挿管時に食道挿管やチューブの閉塞になっていないか確認する指標になるが、術後管理中は人工呼吸器の回路やチューブ関連のトラブルを早期発見するのに役立つ
- 呼気終末炭酸ガス分圧（$EtCO_2$）をモニタリングすることで、人工呼吸器設定が患者の呼吸にあっているか、低換気や過換気になっていないか、心拍数や呼吸数、熱型などバイタルサインとともに経過をみていく
- 鎮静レベルは適切か、術後疼痛が出現していないか、アセスメント材料の１つとして用いる
- $EtCO_2$は動脈血CO_2分圧（$PaCO_2$）・肺胞内CO_2濃度（$PACO_2$）と高い相関にあり、$EtCO_2$の４％が$PaCO_2$の約40mmHgに該当するため、たびたび採血しなくても換気状態を評価できる

術後、人工呼吸器管理中の患者にはカプノメータを装着します。

4. 術後のアセスメント（バイタルサイン・呼吸状態）

- 術直後は鎮静と人工呼吸器管理であることが多く、詳細な神経徴候の評価が難しいです。そのため、バイタルサインや呼吸状態（呼吸数や換気量・気道内圧など）、ドレーンの排液量や創部の状態など、経時的観察によって小さな変化を見逃さないことが大切です。

1 意識レベル評価

- 鎮静中は、リッチモンド鎮静興奮スケール（Richmond agitation sedation scale：RASS）を使用して、意識レベルを評価します（→p.148参照）。

2 呼吸管理

- 呼吸中枢は橋と延髄にあります。呼吸中枢の障害による異常呼吸の出現に注意し、術操作による影響の有無を把握しておく必要があります（→p.148参照）。
- 麻酔や気管内挿管により気道内分泌物は増加するため、呼吸器管理と体位ドレナージや排痰援助による気道浄化が大切です。
- 吸引時の咳嗽反射が強い場合は、血圧の上昇・頭蓋内圧亢進を招く恐れがあるため、鎮静レベルを調整しながら血圧の変動に注意します。術後呼吸器関連の合併症の出現に注意して、全身観察とケアを行います。

3 循環管理

- 術式や病態に応じた指示血圧に調整、管理します。高血圧は心拍出量を低下させ、低血圧は臓器不全を招く可能性があります。
- 水分出納は術中のIN量も考慮して、尿量や排液量・輸液量などを確認し、著明なプラス・マイナスバランス時は全身状態とあわせて医師に報告します。
- 術中出血量が多かった場合は、術後に輸血を行うことがあります。

4 体温管理

- 術中の体温は低下し、術後は生体反応により一時的に体温が上昇します。
- 麻酔薬や鎮静薬によって、脳や肝臓の代謝機能は低下し、体温を1℃上げるために7～13％のエネルギー代謝が必要になります。余分なエネルギー代謝を避け、電気毛布を使用し保温します。
- 発熱時は、酸素消費量が増加することにより脳への酸素供給が減る可能性があるため、冷却や解熱薬を使用します。
- シバリングは熱産生時に起こる生体反応であり、酸素消費量も増加します。シバリングは筋肉のリズム的な震えであり、けいれんとの鑑別が必要です。

RASS（鎮静・興奮評価のスケール）

スコア	状態	症状
+4	闘争的	明らかに闘争的、暴力的、医療スタッフに対して危険行為あり
+3	高度興奮状態	チューブまたはカテーテルを引っ張る、もしくは抜く。攻撃的
+2	興奮状態	頻繁に意図しない体動あり。人工呼吸器に抵抗性あり
+1	不安状態	不安、または心配そうであるが積極的、または激しい体動はない
0	覚醒と平穏状態	覚醒し静穏な状態。見当識あり
−1	傾眠状態	呼びかけに覚醒し、視線をあわせて持続的に10秒以上覚醒する
−2	浅い鎮静状態	呼びかけに反応し、視線をあわせて短時間（10秒以内）覚醒する
−3	中等度鎮静状態	声に反応して動く、または開眼するが視線をあわせない
−4	深い鎮静状態	呼びかけに反応しないが身体刺激に反応して動く
−5	非覚醒状態	声または身体刺激による反応なし

脳の障害部位と異常呼吸の関係

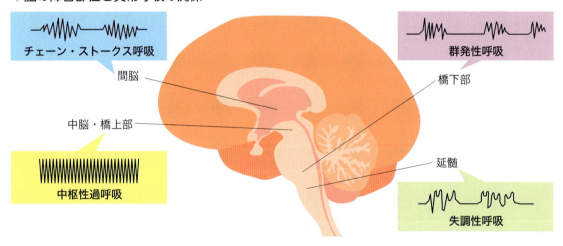

術後起こりやすい呼吸器症状と注意点

障害	症状	
気道の障害	気管内挿管による気管の圧迫から、咽頭痛、嗄声、気道内分泌液の増加などが起こる	鎮静と気道内圧管理、気道浄化・体位ドレナージをしっかり行う
術後無気肺	分泌物の閉塞によるものが多い	術中バランスも考慮し、IN-OUTバランス、採血データ、喀痰性状をチェック
肺水腫	急速な大量の輸血・輸液、心不全、低タンパク症、ショックなどが原因となる	
覚醒時の興奮	痛み、低酸素症、排泄などによることが多い	血ガスデータ・呼吸数・意識レベル・疼痛スケール・腹部緊満の有無

5. ドレナージ管理
- ドレナージ管理の項目（→p.172〜）を参照。

6. 感染予防
- 術後侵襲による免疫力や体力低下から、感染しやすい状態になるため、==創部の観察や感染予防==が必要です。
- 各種のライン整理と管理、口腔ケアや全身清潔援助は全介助で行い、創部やライン管理上、必要に応じて抑制帯を使用します。

▼術創部の観察ポイント

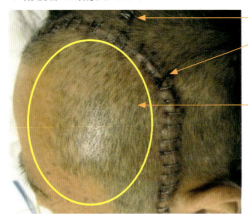

切創部やピン固定部の発赤や腫脹・出血や滲出液の有無、離開の有無を観察

創術部、骨の有無、皮下貯留の有無
外減圧術の場合は腫張や緊満・陥没の有無

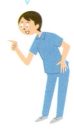

術後1日目でドレーン抜去、術後2日目から洗髪可、==創部の保清が大切==です！

7. 栄養管理
- 緊急入院の場合、発症前までは普通に食事ができていた患者が多いのが、脳卒中術後患者の特徴です。
- 鎮静中は、薬剤の副作用によって消化管の動きが低下するため、胃内容物を排出させ、==術直後は絶食==になります。==術後24〜48時間後には経腸栄養を開始==して、腸の消化吸収機能を脆弱させないようにすることが大切です。
- 覚醒レベルや嚥下状態に応じて、経口摂取に切り替えていきます（→p.233〜参照）。

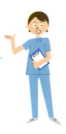

術後に出現リスクのある合併症を把握し、その時期に必要な観察ができることは、術後の看護において重要なスキルです。

8. 主な術後合併症のケア

- **術後24時間は再出血のリスクが高い**ため、鎮静と血圧管理を厳重に行います。脳外科領域の術後は末梢静脈ラインで管理することが多いため、ライン確保と輸液管理で適切な鎮静と血圧を維持します。
- **鎮静中の呼吸器合併症**は、疼痛で呼吸が浅く、体動が少ないことで、背面の無気肺や肺炎を招くことがありますが、人工呼吸器管理や吸引による気道浄化、体位ドレナージ、口腔ケア援助により予防することができます。
- 術後24時間経過後、再出血がなければ、血圧指示が緩和され、覚醒を促して抜管をめざします。**開頭術後2日目ごろから創部や顔面の腫脹が著明に出現**してきます。抜管時には、気道狭窄はないかリークテストを行い、再挿管のリスクを回避する必要があります。
- 抜管後にも呼吸器合併症は伴うため、排痰ケア援助は継続して必要です。
- **覚醒後は創部痛や頭痛が出現**します。頭のなかに血腫（異物）がある期間は、頭痛が続くようです。**適切な疼痛コントロール**を行うことで、呼吸器合併症を回避し、早期離床につながります。
- 疼痛があると食欲も出ません。術後は、治療食よりも経口摂取で必要なカロリーを摂取できる食事形態に、メニューを変更することも重要です。
- 覚醒後の痛みをコントロールすることが、すべての合併症の発現リスクを低下させるカギであるといえるでしょう。

▼主な術後合併症と発現時期

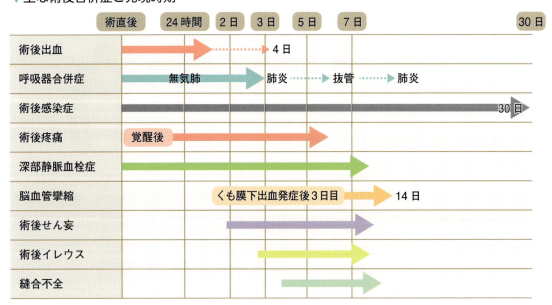

2 脳血管内治療

- 脳血管内治療は、患者・家族にとって非日常的なことであり、それに伴う不安は計り知れないものがあります。検査・治療前にはオリエンテーションを十分に行い、患者・家族との信頼関係の構築が重要となります。
- 脳血管造影では、大腿動脈や上腕・橈骨動脈からシースやカテーテルといった器具、また造影剤などの薬剤を投与し、脳の血管を撮影していきます。看護師はそれに伴う合併症の把握、また合併症を引き起こさないよう未然に対策をとっていく必要があります。
- ここでは、脳血管内治療における看護ケアを、ポイントごとにおさえていきましょう。

治療前の看護

1. 治療当日の流れ

- 脳血管内治療を行う当日の流れをおさえておきます。

1 検査・治療前の確認
- バイタルサイン、身体所見を確認します（→p.153参照）。

2 末梢ラインの確保
- 医師は患者の右側に立ち、手技を行います。
- 透析患者のシャント側、乳がん術後、穿刺部位、麻痺側以外は、左側でラインを確保します。

3 リストバンドの装着
- 穿刺部位と逆側に、リストバンドを装着します。
- 治療時は、左側に動脈ラインの挿入を行うため注意します。

4 抗菌薬、同意書の確認
- 治療の場合、抗菌薬の点滴を行うことがあります。医師に確認しましょう。
- 治療の際に必要となる同意書が揃っているか確認します。

5 造影剤アレルギーがある患者の前処置

- 予防的行動をとります（→p.154参照）。

6 治療の前処置

- 尿路留置カテーテル挿入、穿刺部位側の動脈触知を行います。
- 鼠径穿刺部位が不潔とならないように、剃毛します。

2. 術前準備

- 手術前の説明は十分に行います。
- 血管造影室（アンギオ室）入室前に同意書の確認、穿刺部位の確認、剃毛・尿道留置カテーテル挿入・治療室持参薬の有無を確認します。

▼入室前のケア

同意書の確認	・医師より、患者・家族に対して治療方法、治療時間、治療に伴う合併症の説明を行い、治療の同意を得る
不安の除去	・説明を聞き終えた患者・家族の不安はピークを迎えている。看護師は、説明の理解度を確認し、不安の除去をめざして、治療説明を終えた患者・家族の話を聞く
・穿刺部位の確認 ・尿道留置カテーテル挿入の確認 ・治療室持参薬の確認	・穿刺部位は橈骨・肘窩・鼠径部の3か所。鼠径穿刺の場合、鼠径部周囲の剃毛が必要となる ・抗血小板薬、抗凝固薬を内服している場合、剃毛時、バルーン挿入時の出血に注意する ・治療室入室後、シース挿入前に抗菌薬の点滴を行う場合がある。医師に処方を確認する

スムーズに治療ができるよう、ポイントをおさえましょう。

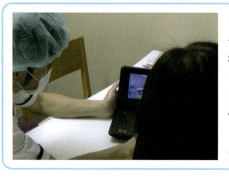

当院では、血管造影室担当看護師が手術前日にDVD（入室→検査台への移乗→モニター類の装着→動脈ライン挿入→挿管準備→実際の治療風景→集中治療室の風景からなるDVDを作成）を用いた術前オリエンテーションを行うことで、手術に伴う不安の軽減をめざしています。

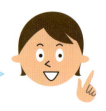

3. 血管造影室入室前の確認

- 血管造影室の入室前には検査データ、身体所見、既往、内服薬、アレルギーの有無などを必ず確認します。

▼血管造影室入室前の確認事項

検査項目	• 腎機能（BUN・Cre・eGFR）、血液凝固（PT-INR） • ベースの血圧、心エコー所見、MRI画像、心電図	
身体所見	• 意識レベル（JCS・GCS）、麻痺の有無（MMT）、瞳孔の状態、発語の状況 • 足背動脈・橈骨動脈触知の状況	
既往歴の確認	• 下肢閉塞性動脈硬化症（ASO）、腹部大動脈瘤（AAA）、糖尿病、心不全 • 緑内障・前立腺肥大・麻痺性イレウス（アトロピン硫酸塩禁忌） • 睡眠時無呼吸症候群（SAS、治療中に鎮静に伴うSpO_2低下の恐れ）、甲状腺機能亢進症（造影剤使用に注意）、喘息（1年以内の発作の確認）など	
内服薬の確認	• 抗凝固薬（ワルファリンなど）、抗血小板薬（アスピリン、クロピドグレル硫酸塩など） • ビグアナイド系糖尿病薬（ヨード造影剤との併用にて乳酸アシドーシスのリスクあり）、吸入薬（喘息患者）	
アレルギーの確認	• 造影剤、局所麻酔薬（リドカイン塩酸塩など）、金属アレルギー（プラチナ製コイルの使用の制限） • アルコール、食物、抗菌薬など	

4. 治療前に知っておきたい合併症と対処法

- 脳血管内治療には、合併症のリスクを伴います。合併症に対して迅速に対応できるように、主な症状とその対処法を把握しておきます。
- 合併症を起こさないための予防的行動も理解しておきます。

▼主な合併症の症状と対処法

造影剤によるアレルギー症状

症状	軽度	・嘔吐、瘙痒感、皮疹（局所）、蕁麻疹（局所）、咳嗽
	中等度	・皮疹（全身性）、蕁麻疹（全身性）、気管支けいれん、喘息、呼吸困難
	重度	・ショック、アナフィラキシー様症状、腎不全、造影剤腎症、咽頭浮腫、意識障害、肺水腫、心肺停止
予防的行動		・ヨード造影剤には、イオパミドール、イオヘキソール、イオジキサノール、イオプロミドなど多数種類がある。どの造影剤でアレルギーがあったか調べ、異なる造影剤を選択する ・場合によって、アレルギー症状の緩和を目的に、前投薬としてステロイド（点滴もしくは内服）を使用することがある。しかし、あくまでも症状緩和であり、アレルギー症状を出現させないためではないことを十分に理解する ・アレルギー症状出現時、冷静に観察を行い、医師に報告し、慌てず確実な対処行動がとれるように、日ごろから急変時シミュレーションを行っておく
対処法	軽度	・バイタルサイン測定 ・嘔吐が起きる場合には、誤嚥に注意し頭部を横に向ける ・悪心が続く場合には、医師の指示にて制吐薬を使用する ・症状緩和または悪化予防のため、ステロイドの投与を行うことがある
	中等度	・バイタルサイン測定 ・気管支狭窄音がないか、聴診を行う ・必要に応じて酸素投与を行う ・狭窄音が聴こえる場合には、すぐに気管支拡張薬を使用し、挿管ができるように準備する ・症状緩和のため、ステロイドと抗ヒスタミン薬の投与を行う場合がある
	重度	・バイタルサイン測定 ・救急カート、除細動器を準備する ・抗ヒスタミン薬、ステロイド、気管支拡張薬を投与する ・血圧低下時、アドレナリンによる昇圧を図る。ノルアドレナリンを皮下注射するなど、各施設により対応はさまざまである

造影剤腎症

症状	・造影剤投与後3日以内に、血清クレアチニン（SCr）値が25％以上または0.5mg/dL以上増加する
予防的行動	・腎機能の採血データは、より最新のデータを確認する必要がある ・一般的には、血液尿素窒素（BUN）やクレアチニン（Cre）値がよく知られている。しかし、これらは男女比や年齢比によって正常値が変わってくるため、できれば正常値が年齢比などでバラつきがない推定糸球体濾過量（eGFR）値での確認が望ましい
対処法	・基本的に腎機能が正常な場合、造影剤は1日で94〜98％排出される ・使用量が多くなった場合には、点滴負荷もしくは飲水を促す

> **注意**
> eGFR値（mL/分/1.73m^2）「50以上」では特に問題はありませんが、「50未満」においては、点滴負荷などの処置を要することがあるため注意が必要です。

乳酸アシドーシス

症状	・ビグアナイド系糖尿病薬では、ヨード造影剤使用により一過性に腎機能が低下した場合、血液中に乳酸が過剰にたまって腹痛や嘔吐、傾眠、昏睡状態、ショック状態、全身けいれん、クスマウル呼吸、過呼吸などを出現させる
予防的行動	・血管造影前の前後2日間は休薬しなければならない ・急を要した場合には、造影後2日間の休薬を行う
対処法	・症状別に対処する 　例：低酸素血症を認める場合には酸素投与、低血圧・ショックを認める場合には昇圧など

気管支喘息発作の誘発

症状	・気管支喘息の既往がある患者は、造影剤による重篤な副作用の発現率が高く、既往がない患者と比べて10倍（オッズ比）といわれる
予防的行動	・気管支喘息の既往がある場合、禁忌または慎重投与となる ・症状が薬剤などでコントロールされている場合、造影剤前に前投薬として、ステロイドの使用が推奨されている
対処法	・発作が出現した場合、吸入剤の使用、気管支拡張薬を使用する

治療別の看護

下肢虚血	
症状	・止血デバイスを使用した場合、または強く穿刺部位を圧迫しすぎている場合に起こることがある
予防的行動	・術後、下肢虚血を引き起こさないために、ASOの確認や足背動脈触知の状態、左右差の有無、（足背動脈の触知が弱ければ）内踝動脈や膝窩動脈、大腿動脈の触知はできるかを確認する ・橈骨動脈から穿刺する場合には、必ずアレンテストを行っておく
対処法	・ABI、下肢エコー、CTもしくは血管造影にて下肢造影を行い、血流を確認する ・下肢虚血を引き起こしている原因を特定し、原因の除去を行う

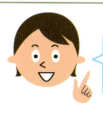

アレンテストとは、腕の橈骨動脈、尺骨動脈のどちらかの動脈が閉塞していないか調べるためのテストです。

治療中の看護

1. 治療の流れと術中管理

- 治療開始後は、血圧管理、神経症状、意識レベル、全身の皮膚状態の観察を行い、合併症の予防に努めます。
- 神経症状の悪化があれば、ただちに医師に報告します。
- 血管造影室での脳卒中に対する検査・治療の一般的な流れは、 入室前の準備 → 患者の入室 → 検査・治療の実施 → シース抜去と止血 → 集中治療室へ帰室 となります。

検査・治療中の看護や観察ポイントを知っておきましょう。

1 入室前の準備

- 情報収集（→p.153参照）、必要物品の準備を行います。

▼血管造影室の準備

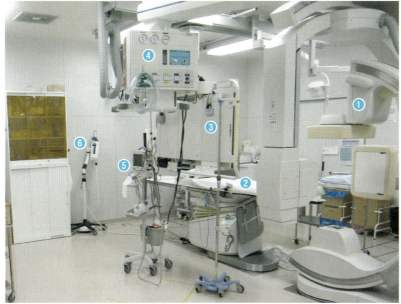

❶血管造影装置
❷検査台
❸モニター
❹シーリングペンダント
❺生体モニター
❻造影剤自動注入装置

▼脳血管内治療時の必要物品

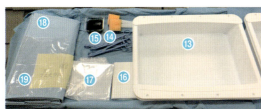
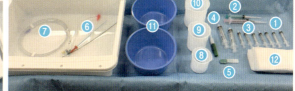

❶ACT測定用シリンジ
❷ヘパリン動注用シリンジ
❸局所麻酔用シリンジ
❹シース付属用サーフロー針18G
❺シース付属用カッター
❻シース
❼ガイドワイヤー
❽小カップ（造影剤を入れる）
❾中カップ（ヘパリン入り生理食塩液を入れる）
❿大カップ（ヘパリン入り生理食塩液を入れる）
⓫排液用カップ
⓬滅菌ガーゼ
⓭トレイ（ヘパリン入り生理食塩液を入れる）
⓮綿球鉗子
⓯消毒用トレイ
⓰キャッチパット
⓱遮蔽板カバー
⓲滅菌ドレープ
⓳滅菌リモコン（血管造影装置用）カバー

上記物品のほかに
・流用ライン（シングル・ダブル・トリプル）、クーパー、モスキート
・Yコネクター　・三方活栓　・ヘパリン入り生理食塩液、加圧バッグ
・ガイディングカテーテル　・マイクロカテーテル
・バルーンカテーテル　・コイル、ステント　　　など追加していく

治療別の看護

2 患者の入室
- 入室前の患者確認を行います。
- 患者を確認後は、血管造影室の検査台へ患者を誘導します。

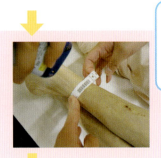

患者の取り違いがないように、受付票とネームバンドのバーコードを読み取ります。

3 モニター類の装着
- 治療中の全身状態を観察するために、血圧計、心電図モニター（3点誘導）、パルスオキシメーターを装着します。

4 穿刺部位の確認
- 穿刺部位の動脈触知または末梢動脈触知を確認します（治療は基本的に鼠径部より穿刺）。
- 穿刺側の足背動脈の触知を確認し、動脈触知が弱い場合は医師に報告します。場合によっては、穿刺部位が変更になることがあります。

5 患者の体位調整
- 下着を除去し、前当てガーゼに貼り替え、医師が消毒できるように調整します。

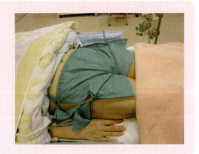

6 羞恥心・寒さへの配慮
- 血管造影室は機械が多く、オーバーヒート対策のため常に冷房をかけています。可能であれば、患者の入室前より検査台を温風式加温装置（3M™ ベアーハガー™など）にて温めておきます。
- 医師が穿刺部位を消毒するまでは、バスタオルなどを使用して不要な露出は避けます。

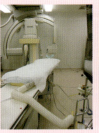 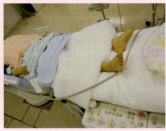

7 動脈圧ライン挿入、気管内挿管の介助

- 全身麻酔下で治療を行う場合、動脈圧ラインの挿入と気管内挿管を行います。

8 患者の体動制限

- 治療中、患者の身体は滅菌ドレープで覆われ、自由に身体を動かせなくなります。滅菌ドレープを掛ける前に、患者にあらかじめ体動制限がある旨を伝えておきます。
- 意思疎通が図れない患者に対しては、抑制を行う場合があります。

9 タイムアウトの施行

- 治療のチームメンバー（執刀医、麻酔科医、看護師、放射線技師）が、正しい患者であること、予定の手術部位や手術内容などを口頭で確認します。

10 血管穿刺、シース挿入

- ガイディングカテーテルやマイクロカテーテルなどの誘導路を確保するために、基本的には大腿動脈より血管穿刺を行い、シースを挿入します。
- シースのサイズは、使用するガイディングカテーテルに応じて選択します。

11 術中のモニタリングと合併症対策

- 治療中、合併症を事前に予測し対処できるように、しっかりとモニタリングします。
- 患者への声かけにより、表情や訴えの傾聴、モニターでバイタルサインの確認を行い、早期に対処できるように注意します（→p.161参照）。

12 術中の血圧管理

- **全身麻酔の場合**：麻酔科医が管理します（1分ごとに動脈圧の測定値を記録に残す）。
- **局所麻酔の場合**：看護師が定期的に測定します（15〜30分ごとに血圧を測定）。
- 心原性脳塞栓症の治療後、再開通が図れた場合には、再灌流に伴う出血予防のため、降圧治療を行うことがあります。
- 頭蓋内出血の徴候があれば、すぐに降圧治療を行います。

治療別の看護

13 神経症状の観察

- 治療中は滅菌ドレープで身体を覆うため、できる範囲で神経症状の観察を行います。
- SEP・MEPを装着して、神経症状の観察を行う場合があります。

SEP （somatosensory evoked potential、体性感覚誘発電位モニタリング）	手足の特定の神経を刺激して、体性感覚誘発電位をモニタリングする
MEP （motor evoked potential、運動誘発電位モニタリング）	脳の中枢を直接電気刺激して、手足の筋肉の筋電図をモニタリングする

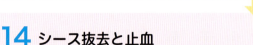

14 シース抜去と止血

- シースを抜去し、穿刺部位を止血します。
- 止血方法は、①止血デバイスを用いた止血法、②ヘパリンをプロタミン硫酸塩で中和後、用手圧迫での止血法、③シースを残したまま集中治療室へ帰室した後、ACT測定後に用手圧迫による止血法があります。
- 止血後、枕子で圧迫固定します（→p.165参照）。

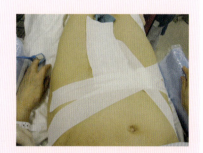

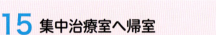

15 集中治療室へ帰室

- 以下の点を集中治療室看護師へ申し送ります。

　・治療内容　　　　　・ヘパリン使用量と最終ACT　　・患者の被曝線量
　・治療中に使用した薬剤　・術中出納量　　　　　　　　　　　　など
　・造影剤使用量　　　・最終バイタル

2. 治療中に起こる合併症と対処法

- 治療中に起こる合併症に対して、迅速に対応できるように、症状とその合併症を理解しておきます。

血栓塞栓症

症状	・動脈内のプラークがカテーテルやガイドワイヤーによって剥離され、血管を閉塞して発症する場合がある ・血管内で血栓が形成され、脳血管に流れて血管閉塞を起こすことがある ・特に、足指にblue toeと呼ばれる変色が出現することもある
予防的行動	・十分に注意していても引き起こす可能性があり、予防は難しい ・発症後すぐ対処できれば、脳梗塞は防ぐことができる ・血栓による脳梗塞が起こった際、迅速に対応するために、術前と術後の身体所見に少しでも変化がないか知る必要がある ・病棟もしくは救急室の看護師から申し送りがあった身体所見に関しては、入室前に再度確認しておく
対処法	・血栓塞栓性の合併症を防ぐために、ヘパリンを全身投与してヘパリン化していく ・ヘパリン投与後1時間ごとに、ACTを測定する ・ACTは通常90〜120秒が正常値だが、一般的に治療中では、正常値の2〜3倍、200〜300秒前後にコントロールすることが勧められる ・症状が出た際には、急性血行再建術（血栓回収）や血栓溶解療法などを行う

低酸素症

症状	・鎮静や長時間に及ぶ仰臥位の姿勢、治療中の疼痛などにより、SpO_2の低下を招くことがある
予防的行動	・治療中、体動が激しい場合には、事前に四肢の抑制や鎮静をかけることがある ・呼吸抑制が起きても対処できるように、治療開始前より酸素投与を行っておく ・SASの既往や極度の肥満体型の患者では、酸素化が悪い場合があることを念頭におき観察する
対処法	・酸素投与を増量し、バッグ・バルブ・マスク（BVM）でアシストする ・改善されない場合には、気管内挿管を行う

血管攣縮（スパズム）

症状	・カテーテルなどの器具が頸部の血管に当たり、まれに血管攣縮を引き起こすことがある ・特に若年女性は起こしやすいといわれている
予防的行動	・太い径のデバイスを用いるときは注意する
対処法	・スパズムが起こった場合には、ニカルジピン塩酸塩やニトログリセリンなど血管拡張薬を使用する

治療別の看護

血管穿孔・血管解離

症状	・血管造影では、シース、カテーテル、ガイドワイヤー、コイルなど、さまざまな器具を使用する。それらの器具で、まれに血管や動脈瘤を傷つけてしまうことがある
予防的行動	・血管外への漏出像がないか、透視、撮影画像を注意深く確認する
対処法	・術中に血管穿孔などにより頭蓋内出血が疑われた場合、血圧を下げ、ヘパリン拮抗薬（プロタミン硫酸塩）を投与する ・局所麻酔下での治療の場合、鎮静をかける、場合によっては全身麻酔管理へ切り換える ・動脈瘤内での血管穿孔を認めた場合は、コイル塞栓術を行う（バルーンカテーテル挿入時は、血流遮断のうえ、コイル塞栓術を実施） ・血管解離は、解離の度合いに応じてステント留置となる場合がある

血尿

症状	・尿路カテーテルを留置する際に、尿道を損傷することで起こる ・治療中は、十分にヘパリン化されているため注意が必要である ・尿路カテーテルを留置する際には、前立腺肥大の既往がある患者には注意する ・治療時間によるが、場合によっては尿器の選択も考えていく必要がある
予防的行動	・バルーン挿入中に抵抗を感じた場合は、無理に挿入しないようにする ・尿道損傷を避けるため、十分にリドカイン塩酸塩（キシロカイン®）ゼリーを使用し、機械的摩擦を少なくする
対処法	・基本的には尿道粘膜損傷による出血のため、経過観察となる ・尿道留置カテーテルが凝血塊（コアグラ）閉塞により、膀胱タンポナーデを引き起こすリスクがあるため、注意深く尿量を観察する

> **COLUMN** 患者にとっての正常を理解する

薬剤の使用による副作用や、治療・検査にともなう合併症を判別するためには、必ず正常と異常について理解する必要があります。

異常に関しては、これまで述べてきた合併症の症状について理解していなければいけません。

一方、正常に関しては、治療・検査対象となっている患者にとっての正常を知っておく必要があります。例えば患者によっては、緊張にともない治療・検査前に血圧が高くなっている場合があります。また、顔や皮膚にももともと湿疹がある場合もあります。患者によっては、花粉症で普段からくしゃみや咳をしていることもあります。肥満の患者は、仰臥位になることで肺が圧迫されて、通常よりもSpO₂が下がることもあります。検査中にトイレをがまんすると、血圧や心拍数が次第に上昇してくることもあります。

したがって、異常なのか正常な範囲内なのかを判断するためには、治療・検査前に必ず患者のバイタルサイン、皮膚の状態、頭痛や嘔気の有無、過度の緊張状態がないかなど、"患者にとっての正常"をしっかりと確認しておく必要があります。これは、異常の早期発見をするためにも必要なことです。

3. 被曝の理解

- 血管造影室内での被曝は、X線による直接線、散乱線などがあります。患者は直接線による被曝に、医師・看護師・放射線技師など医療従事者は散乱線に気をつけなければいけません。
- 医療従事者はX線防護衣（プロテクター）を着用し、散乱線の防護を行っていく必要があります。被曝防護は、時間・距離・遮蔽の3原則が重要となってきます。
- 患者のケアなどやむを得ない場合を除き、撮影中はなるべく遮蔽物（なまり板）の裏に避難するか血管造影室の外に出ます。もしくは、できる限り距離を取れる場所に移動します。
- 放射線による生物の影響は、確定的影響（発赤、脱毛、白内障など）と確率的影響（発がん、遺伝的障害など）があります。医療者は、患者と自分自身に対して、被曝線量の低減に努めていく必要があります。

▼放射線被曝防護の3原則

時間：放射線に曝されている時間を、できるだけ減らしましょう
距離：放射線を放出している元から、できるだけ離れましょう
遮蔽：それでも近づく必要があるときは、適切な遮蔽体を用いましょう

▼X線防護衣（例）　▼放射線が人体に及ぼす影響

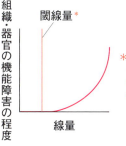

- HAGOROMO（株式会社マエダ）

＊閾線量（threshold dose）：放射線をある一定レベル以上被曝すると、確定的放射線影響が起きる境（閾値）となる線量のこと。確定的影響には閾値があるが、確率的影響には閾値はない

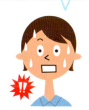

放射線被曝防護において重要なのは、被曝線量を可能な限り抑えること！

- 患者の被曝は治療を行ううえで避けては通れないため、必ずどの部位にどの程度の被曝をしたか記録し、被曝量が2～3Gyを超えた場合には2週間の観察が必要となります。
- 被曝に伴う症状としては、発赤、皮膚乾燥、一時脱毛など、さまざまあります。
- 患者に対して、しっかりと説明を行うとともに、ケアを行っていく必要があります。被曝量にもよりますが、脱毛後でも、毛髪は生えてきます。人によっては以前よりも毛質が細くなる場合があります。

治療別の看護

▼被曝線量（閾値）による障害度と起こりうる皮膚症状（条件によって異なる）

障害度	線量（Gy）	潜伏期間	主な皮膚症状
I度	2〜6	3週間	発赤→脱毛、色素沈着
II度	6〜10	2週間	腫脹、紅斑→乾性皮膚炎
III度	10〜18	1週間	水疱、びらん→湿性皮膚炎、皮膚萎縮潰瘍
IV度	18〜	3日	びらん、難治潰瘍→壊死、がん

治療後の看護（合併症の観察・ケア）

- 脳血管内治療後は、脳虚血や頭蓋内出血だけでなく、全身に合併症が起こる可能性があります。
- 治療方法の特徴を理解し、起こりうる合併症を予測した観察が、異常の早期発見・対応につながります。

▼治療後に起こる合併症の観察項目

合併症	主な観察項目
穿刺部出血・血腫形成	出血の量、血腫、硬結の大きさ、シャント音の有無
末梢循環不全	両下肢のチアノーゼ・冷感・しびれ・足背動脈の左右差
深部静脈血栓症	腫脹、圧痛、違和感、色調変化
肺血栓塞栓症（PTE）	突発性呼吸困難、胸痛、冷汗、失神、動悸
造影剤によるアレルギー症状	悪心・嘔吐、発赤、発疹、瘙痒感、動悸、顔面浮腫、呼吸困難、血圧低下
放射線の副作用	発赤、疼痛、瘙痒感、脱毛
頭蓋内出血	頭痛、嘔吐、けいれん、意識障害、視野障害、片側顔面、運動・感覚麻痺
脳梗塞	頭痛、片側顔面、運動・感覚麻痺、構音障害、視野障害、失語症

1. 穿刺部出血・血腫形成

- 大腿動脈は血管径が太いことや、治療中に抗凝固薬を使用していることから、治療後のシース抜去部位の動脈止血が容易ではなく、いったん出血すると重篤な状態になる可能性があります。
- 止血が十分でなければ、瘤となり動脈内に乱流ができる仮性動脈瘤が形成され、治療が必要になることもあります。
- 血腫のサイズが大きい場合や、血腫が増大傾向などであれば、外科的に血管を修復する場合もあります。
- 後腹膜血腫の場合、表面からは見えないため、ショックを起こしてから気づく場合があります。血圧低下や頻脈、下腹部痛にも注意が必要です。
- 安静解除後も穿刺部から出血する可能性があるため、離床後は注意し、継続的な観察を行います。
- 患者には、腰を浮かさないこと、下肢を屈曲しないことを十分説明しましょう。患者が安静を守れない場合は、患者・家族に同意を得て、必要最低限の身体抑制を考慮することもあります。

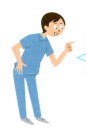

仮性動脈瘤は、境界が明瞭で疼痛が強く現れます。拍動があり、聴診するとシャント音が聴取できます。

POINT

穿刺部の安静を保つことがポイントです。穿刺部の止血のため、枕子で圧迫固定を行い、ベッド上安静とします。

▼ 圧迫固定の方法

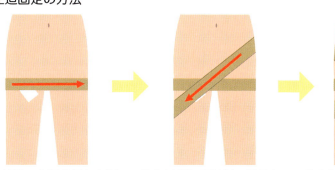

①穿刺部の大腿外側から平行に反対側の大腿外側に向けてテープを巻く

②穿刺部と反対側の腸骨から大腿外側に向けてテープを巻く

③穿刺側の腸骨から大腿内側に向けてテープを巻く

> **注意**
> 穿刺部からの出血・血腫の形成を発見したら…
> ・すみやかに医師へ報告します。大量出血している場合は、その場を離れず用手圧迫を行います。
> ・範囲をマーキングし、経時的に拡大がないか観察しましょう。

> **POINT**
> 安静による苦痛やストレスの軽減に努めます。
> ・穿刺部を屈曲しないよう介助で体位変換を行います。
> ・腰背部などのマッサージをします。
> ・患者が過ごしやすいように、ベッド周囲の環境を整えます。
> ・安静がどのくらい続くか、期間のめやすを伝えましょう。

2. 末梢循環不全
- 穿刺部の圧迫止血中は、末梢循環不全を起こす可能性があります。

3. 深部静脈血栓症（DVT）
- 血管内治療では、大腿動脈からカテーテルを挿入・留置したり、治療後に安静臥床を行うことで、下肢DVTを生じるリスクが高くなります（→p.60参照）。

> **POINT**
> ・予防のために、フットポンプを装着します。
> ・脱水も危険因子なので、水分出納の確認も重要です。

4. 肺血栓塞栓症（PTE）
- 下肢DVTが発生すると、肺血栓塞栓症を引き起こす可能性があります（→p.61参照）。

5. 造影剤の副作用
- 造影剤によるアレルギー症状に注意が必要です。術前・術中の情報収集がポイントになります。
- 腎疾患がある患者では、造影剤腎症を起こす可能性があるため、術後は輸液負荷や飲水を行い、尿量減少や腎機能の悪化がないか注意します（→p.155参照）。

6. 放射線の副作用
- 治療時間が長ければ、放射線照射量も多くなります。
- 照射量によって副作用の程度も異なるため、==術中の放射線照射量を把握==したうえで継続的な観察を行います。

POINT
脱毛がみられた場合は、一過性であることを説明し、抜けた毛髪はすみやかに清掃して、精神的配慮に努めます。

7. 頭蓋内出血

- 血行再建術中の血管穿孔や解離などによって、頭蓋内出血が起こる可能性があります。術前から血栓溶解薬や抗血小板薬、抗凝固薬が併用されていることが多く、出血した場合、時間経過とともに増大することがあります。
- 治療により狭窄・閉塞血管が再開通した場合も、脆くなっている血管に血流が再開することによって血管が破れ、出血を起こすことがあります（→p.49参照）。

POINT
術後の頭部CT検査やMRI検査で頭蓋内出血がみられる場合は、厳重な血圧管理を行い、意識レベルや神経徴候の悪化に注意が必要です。

8. 脳梗塞

- 脳血管内治療は脳梗塞から脳を救う治療ですが、必ずしもすべての場合に計画した血行再建が完全に行われ、脳梗塞が回避されるとは限りません。再度、血栓が形成されたり、解離が生じたりすることによって、再梗塞が起こることもあります。
- ステント留置術ではステント内にはみ出たプラークや血栓形成が原因となり、ステントが閉塞してしまうことがあります。このような場合には、脳梗塞が拡大したり、新たな脳梗塞を生じたりする可能性があります。
- 術後は抗凝固療法、抗血小板療法を行い、脳梗塞を予防します。それでも脳梗塞が起こった場合には、CTやMRIで鑑別し、緊急のバルーン血管形成やステントの追加留置、適応外であれば薬物による保存的加療などで対処することがあります。

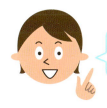

狭窄・閉塞血管による症状の特徴を理解し、異常の早期発見に努めることが重要です。

頸動脈ステント留置術後に起こる合併症の観察・ケア

- 頸動脈ステント留置術（CAS）後は、脳血管内治療による合併症のほかに、特に注意したい合併症として過灌流症候群と頸動脈洞反射があります。

治療別の看護

1. 過灌流症候群（→p.66参照）

- 術直後から24時間以内に起こり、特に12時間以内の発症が多いです。過灌流により起こる症状を理解し、観察することが必要です。
- 過灌流症候群はいったん発症すると致命的になる可能性があり、**出血させないことが最も重要**となります。そのため、血圧はニカルジピン塩酸塩などの薬剤を使用し、厳重にコントロールします。
- 症候性となる危険が高ければ、プロポフォールなどで鎮静をする場合もあります。

POINT
- 患者が初期症状の頭痛を訴えたら、医師へ報告しましょう。
- 既往に認知症がある患者も少なくありません。多弁などの不穏症状がある場合は、せん妄と決めつけずに、その他の症状がないか観察することが重要です。

2. 頸動脈洞反射

- 術中のバルーン拡張やステント留置により、内頸動脈起始部（喉仏の左右）にある頸動脈洞が刺激され、副交感神経が過剰に刺激されることによって、血圧低下や徐脈を生じます。
- 多くは一過性で術中に改善しますが、まれに2～3日持続する場合もあります。
- 急激な血圧低下は脳血流を低下させます。治療部以外の主幹動脈に狭窄がある場合は、虚血により脳梗塞となる危険性もあるため注意が必要です。

POINT
血圧低下や徐脈を生じた場合は、医師の指示のもと点滴速度を上げ、下肢の挙上を行います（穿刺部は注意）。アトロピン硫酸塩や昇圧薬を使用します。

▼CAS後に起こる合併症の観察項目

合併症	主な観察項目
過灌流症候群	頭痛、悪心・嘔吐、見当識障害、不穏（気分高揚、多弁）、顔面紅潮、運動麻痺、失語、けいれん
頸動脈洞反射	徐脈、血圧低下、意識レベル低下

これらの症状に注意して観察します。

文献
1. 坂井信幸，長谷川素美：脳神経血管内治療と看護のすべて．メディカ出版，大阪，2011．
2. 片岡丈人，高橋美香：脳血管内治療看護ポケットマニュアル改訂第2版．診断と治療社，東京，2015．
3. 齋藤滋監修：やさしくわかる心臓カテーテル検査・治療・看護．照林社，東京，2016．
4. 相間知子，秋永弘美，中島ゆかり，他：脳卒中急性期の血管内治療と求められるケアのポイント．BRAIN 2012；2（5）：451．
5. 久保道也：治療前・治療後の看護を学ぼう！治療後の看護．ブレインナーシング 2012；28（9）：41．
6. 日本循環器学会，日本医学放射線学会，日本胸部外科学会，他：肺血栓塞栓症および深部静脈血栓症の診断，治療，予防に関するガイドライン（2009年改訂版），循環器病の診断と治療に関するガイドライン（2008年度合同研究班報告）．http://www.j-circ.or.jp/guideline/pdf/JCS2009_andoh_h.pdf（2019．1．10．アクセス）
7. 滝和郎監修：パーフェクトマスター脳血管内治療必須知識のアップデート 改訂第2版．メジカルビュー社，東京，2014．

3 血栓溶解療法

受け入れ準備〜投与開始までの看護

- 血栓溶解療法（アルテプラーゼ、rt-PA静注療法）の管理を行ううえで、**治療開始時間を意識しながら看護にあたる**ことが重要です。
- 来院から治療開始まで60分以内を目標とし、救急室、SCU、脳神経外科病棟、検査室、放射線科が連携して迅速に対応することが鍵となります。
- rt-PA静注療法が適応と判定された場合、すみやかに投与を開始します（→p.53参照）。

1 受け入れ〜投与開始の準備
- 「救急搬送時の看護（→p.104〜）」を参照。

2 投与薬剤の準備
- rt-PAを添付溶解液で溶解して、体重別投与換算表（0.6mg/kg）に基づいて投与量を準備します。
- 投与速度を確認します。

3 投与開始
- 静脈ラインより投与量の10%を1〜2分かけて急速投与し、残り（90%）を1時間かけて持続投与します。

> **注意**
> 出血性梗塞などの合併症を生じることもあるため、評価・観察を確実に行います。

4 SCUへ搬入
- 医師よりrt-PA静注療法施行の患者が入室との連絡を受け、ベッドの受け入れ準備を行います（移動用スライダー、モニタリング機器、輸液・シリンジポンプ、酸素投与・吸引セット〈必要時すぐに使用できる状態で〉、神経学的評価・血圧モニタリング用紙、NIHSSチェックリスト、絵・文章カードなど）。
- 救急室より連絡が入り、患者が搬入されます。

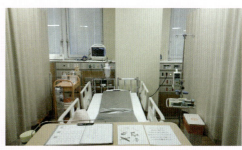

- SCUでのベッドの準備

治療別の看護

投与後の看護

- rt-PA静注療法後24時間以上は、SCUまたは、それに準じる病棟で、血圧と神経徴候の観察を継続し、厳密に管理することが必要となります[1]。

▼rt-PA投与前後のモニタリング

モニタリング	時間の経過	実施する頻度
神経学的評価 (JCS、GCS、NIHSS)	投与開始～1時間（rt-PA投与中）	15分ごと
	1～7時間	30分ごと
	7～24時間	1時間ごと
血圧測定 (収縮期/拡張期)	投与開始～2時間	15分ごと
	2～8時間	30分ごと
	8～24時間	1時間ごと

1. 血圧管理 〈180/105mmHg以下に保つ〉

- 脳梗塞の急性期であるため、急激な降圧は症状の増悪につながります。
- 一方、血圧高値は症候性頭蓋内出血の危険因子となるため、血圧管理を行います。

> **POINT**
> rt-PAは基本的に単独投与が望ましいため、降圧薬を使用する際は、rt-PAとは別の静脈ラインから投与します。

rt-PA静注療法に加えて、脳血管内治療を行った場合は、さらに厳重な血圧管理が必要です。

2. 神経徴候の観察 〈NIHSSで経時的にチェック〉

- rt-PA静注療法によって症状の改善が認められず、脳梗塞が拡大する場合や、再開通によって出血性梗塞などが起こることも念頭におき、NIHSS（→p.117参照）を用いて症状の観察を行っていきます。
- rt-PA静注療法が無効であった場合、脳血管内治療を追加で行うこともあるため、迅速に治療へ向かえるよう準備します。

3. 症候性頭蓋内出血の対応 〈rt-PA投与後に最も注意すべき合併症〉

- 症候性頭蓋内出血のほとんどは、rt-PA静注療法後36時間以内に発症するといわれています。
- 意識レベルの低下、頭痛、悪心・嘔吐、急激な血圧上昇は頭蓋内出血の可能性があるため、早急な対応が必要となります。すぐに医師へ報告し、CT（MRI）画像検査を実施し、頭蓋内出血の有無を確認します。

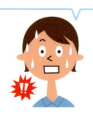

症状が出たら、すぐ医師へ報告しましょう。

4. 出血傾向への対応

- rt-PA静注療法は静脈内投与で行うため、全身の出血傾向に注意します。

▼出血傾向の観察

- 消化管出血（腹痛、腹部症状の有無）
- 血尿
- 皮下出血（拡大の有無も）
- 口腔・鼻腔からの出血
- 採血跡や穿刺部位からの後出血の増強

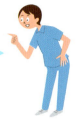

これら全身の出血の有無を観察します。

❶ 皮下出血がある場合

- 発症時に転倒した場合は、rt-PA投与後に徐々に打撲した部分が皮下出血斑として現れることがあります。入室時に全身の皮膚を観察して、皮下出血がある場合は==マーキングし、拡大状況を観察==します。

> **注意**
> 自動血圧計のマンシェット部分にも皮下出血斑ができやすいので、適宜、外して観察します。

❷ 体動が激しい場合

- 体動が激しい場合は、些細な打撲でも内出血を起こす可能性が高いため、患者のベッド柵を保護したり、患者・家族の同意のもとでミトンを装着するなどして、外傷を予防します。

5. 排泄の援助

- 尿道留置カテーテルは、挿入時の損傷による出血を避けるため、==原則的には挿入しません==。やむを得ずカテーテルを挿入した場合は、血尿の有無などを観察します。
- 尿意をがまんして血圧が上昇する場合もあり、適宜、排尿誘導を行います。

6. 精神的支援

- 不安やストレスに対して、精神的支援を行います。
- 密な観察の必要性について説明し、患者から協力が得られるようにします。
- 家族は突然の脳梗塞発症により、戸惑いや不安を抱きやすく、また短時間で治療の意思決定を行わなければいけません。そのため、症状や治療の説明で理解が不十分であれば、補足説明を行います。必要なときは、医師の説明を再度依頼します。

文献
1. 日本脳卒中学会脳卒中医療向上・社会保険委員会 rt-PA（アルテプラーゼ）静注療法指針改訂部会：rt-PA（アルテプラーゼ）静注療法適正治療指針 第2版, 2012（2016年9月一部改訂).

治療別の看護

④ ドレナージ管理

- 挿入部位や使用目的によって、異なるドレナージを行います。

▼脳卒中で行われるドレナージの種類

方式	閉鎖式		開放式		
種類	❶皮下ドレナージ	❷硬膜下・硬膜外ドレナージ	❸脳室ドレナージ	❹脳槽ドレナージ	❺スパイナル(腰椎)ドレナージ
目的	術後創部に貯留した血液の排出	貯留した血液の排出	血液を排出し、血管攣縮の予防と髄液の通過障害を防ぐ		
			頭蓋内圧の調整		術後の鼻漏を防ぐ
適応疾患	・開頭手術後 ・創部洗浄術後	・急性硬膜下・硬膜外血腫 ・慢性硬膜下血腫	・くも膜下出血 ・水頭症 ・脳出血や脳梗塞で頭蓋内圧亢進状態	・くも膜下出血術後	・くも膜下出血術後 ・髄液鼻漏
留置部位	・皮下 ・硬膜下	・硬膜外 ・血腫腔内	多くは劣位半球(通常は右側)	頭蓋底部(視交叉槽・シルビウス裂槽)	腰椎くも膜下腔
構造	→p.173参照		→p.175参照		
排液のしくみ	ドレーンの挿入部から排液バッグまでの高低差を利用		サイフォンの原理を利用(→p.176参照)		
			・外耳孔とドリップチャンバーの高さで調整する		
			・心拍に一致した拍動がある	心拍に一致した拍動はあるが、脳室ドレーンより弱い	心拍に一致した拍動はない

ドレーンの挿入位置

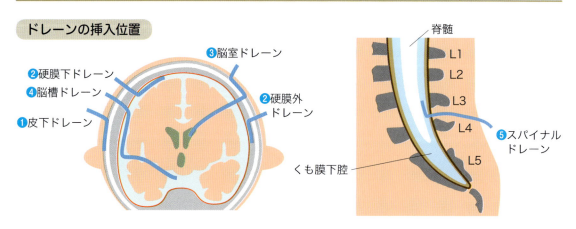

刺入部の固定方法
スパイナルドレナージ

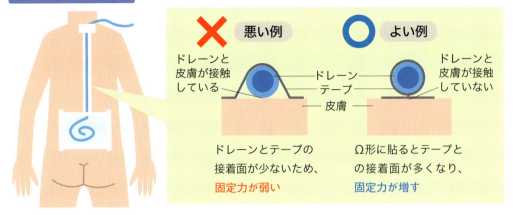

その他のドレナージ

ガーゼの上にループを作って固定する

- ドレーン
- 閉塞に注意
- ゆるやかなループ
- ガーゼ

閉鎖式ドレナージ（皮下、硬膜下、硬膜外）の看護

1 回路の設定

- ドレーン先端の留置部位は、CT画像検査で確認できます。
- 固定する位置とベッドの高さを医師に確認後、クレンメを開放します。
- 落下防止のため、排液バッグの上部をテープなどで固定します。

▼閉鎖式ドレナージの構造

- 閉鎖式排液バッグの位置はベッド上の枕元にテープで固定する、または枕元の布団にピン止めする

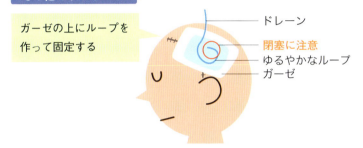

脳脊髄液リザーバ（一例）

- アクティーバルブⅡ（株式会社カネカメディックス）

治療別の看護

2 排液・髄液の観察
- **性状**：初期の排液は血性ですが、徐々に色も薄くなります（→p.176参照）。
- **排液量**：正常の場合、時間の経過とともに減少します。血性の排液が急に増えて持続する場合には、再出血が疑われます。排液が出ていない場合は皮下が緊満します。

> **注意**
> 排液量の急激な減少が認められる場合には、血液の塊が原因のドレーン閉塞の可能性があるため、すぐに医師に報告します。

3 ドレーン刺入部の観察
- ドレーン刺入部のガーゼ汚染や漏れがないか、観察を行います。
- ガーゼ汚染が多量の場合、感染の危険が高くなるため、早期に医師へ報告します。

4 ケア・検査によるクランプ
- 体位変換や検査による移動、吸引操作、食事、注入、リハビリテーションなど、０点の高さが変わり圧力がかかる処置を行う際は、==一時的にドレナージを止めて（クランプする）、終了後に再び開放==します。
- 検査室より帰室後は、２名でダブルチェックを行い、確実に再設定した後、開放します。

5 ミルキング
- 血性の排液ではドレーンが閉塞しやすいため、==ドレーンチューブ内に滞った排液を手で揉んだり、専用のローラーなどを使って流す作業（ミルキング）==を行います。
- ミルキングを行ってよいかは、原則、医師の指示が必要です。

6 排液バッグの交換
- ドレーンは==術後１日程度で抜去することが多い==ですが、数日にわたる使用や排液量が多い場合は、排液バッグを交換することもあります。その場合、清潔操作で医師が行います。

> **POINT**
> 排液バッグの交換時に準備する物品は、交換用の排液バッグ、鑷子、消毒用薬剤と綿球、滅菌手袋です。

7 抜去予防

- 術後や入院直後は意識レベルに変動がみられることもあるため、ドレーンの自己抜去に注意が必要です。患者の理解力を評価し、必要時は抑制帯を使用します。
- 体位変換や更衣などの処置をする際は、ドレーンチューブを引っ張らないよう十分注意します。

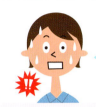

もしも…ドレーンが抜けてしまったら！？
①すぐに清潔ガーゼで刺入部を保護します。
②先端まで抜けているかを確認します。頭部に残っている場合は開頭手術をしなければいけない場合もあります。

POINT
くも膜下出血の開頭クリッピング術後など、脳室・脳槽・硬膜外ドレーンなど複数のドレーンが狭い範囲に挿入されることも多いので、固定を正確に行い、ライン類の整理が重要です。

開放式ドレナージ（脳室、脳槽、スパイナル）の看護

1 回路の設定

①固定板にドレーンを固定します。落下防止のため、ネジやヒモはしっかり留めます。
②レーザーポインターで0点を外耳孔にあわせます。
③安静度と設定圧を医師に確認し、チャンバー内の滴下部を設定圧の高さにあわせます。
④クレンメを4点開放します。開放時は患者側から遠位の順（下図❹→❸→❷→❶）で行います。
⑤閉じるときは、患者側から近位の順で行います（下図❶→❷→❸→❹）。
⑥刺入部は抜けないように固定されているか、ガーゼに汚染がないかを確認します。

▼開放式ドレナージの構造

- 設定圧は、0点（外耳孔=モンロー孔）からの円盤の高さ（↔）で決まります。頭蓋内圧が設定圧を超えると排液があります。
- ドリップチャンバー上部のエアフィルターを通して、チャンバーは大気圧と同圧になっており、髄液の排出量はサイフォンの円盤の高さに依存します。

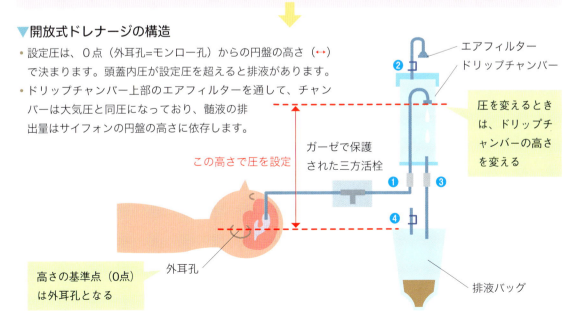

治療別の看護

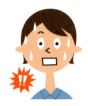

エアフィルターが濡れたら、どうする！？
- 閉塞と同じ状態になって陰圧がかかり、排液量が多くなります。ただちに医師に報告し、回路の交換を依頼する必要があります。
- 排液バッグ側のエアフィルターが汚染した場合は、看護師が排液バッグを交換します。

> **注意**
> - 給油ポンプにも用いられている、大気圧の作用などを利用し、液体が高いところを通って低いほうへ移動するしくみのことを「サイフォンの原理」といいます。
> - エアフィルターのクレンメ（→p.175図❷参照）のみを閉鎖すると、チャンバーは大気圧から遮断され、サイフォンの原理が機能しません。つまり、圧設定が患者の外耳孔～排液バッグの高低差となり、多量に排液されます。

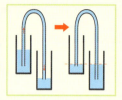

POINT
- 医師に指示を確認し、排液量の目標にあわせて設定の高さを変更していきます。
- 脳室ドレーンで頭蓋内圧を調整したい場合は、量での調整ではなく設定圧を固定します。

2 排液・髄液の観察

- 1～2時間ごとに排液の有無、量、性状、液面の高さを正確に観察します。
- 出血の場合は、色調が 血性 → 淡血性 → 淡々血性 → 淡黄色 → キサントクロミー（淡々黄色）→ 透明 と変化していきます。

> **注意**
> 脳室・脳槽ドレーンは回路内の髄液液面の高さが頭蓋内圧と同じため、液面の推移も注意して観察します。

▼ドレーン排液の変化（出血の場合）

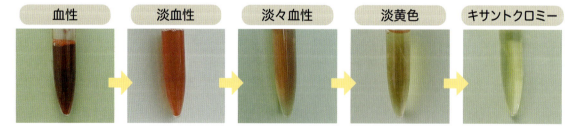

血性　→　淡血性　→　淡々血性　→　淡黄色　→　キサントクロミー

▼注意したい排液の性状

排液の性状	疑われること	対応
混濁し、浮遊物がある	感染	バイタルサインとともに、すぐに医師へ報告（髄液検査する場合もあり）
急に血性になった	再出血や新たな出血	意識レベル、神経学的所見、バイタルサインの変化（特に急激な血圧の上昇・呼吸の変化・除脈の有無）を確認し、ただちに医師へ報告
排液量が少ない	刺入部からの漏れ ドレーンの閉塞	ドレーンを確認後、医師へ報告
（脳室・脳槽ドレーン）拍動がない	ドレーンの屈曲、閉塞 クランプの開放忘れ	ドレーンを確認し、閉塞の場合はただちに医師へ報告

排液が少なくても、液面が移動していれば閉塞していません。

> **注意**
> - 脳室や脳槽ドレーンの場合：閉塞すると**急性水頭症**を起こす可能性があります。急変時に備えて、すみやかに準備を整えておくことが大切です。
> - 排液量が多い場合：脳が沈下し、静脈など頭蓋内痛覚感受部が刺激されて、低髄圧（症）性頭痛が起こります。これにより、悪心・嘔吐、めまいが出現します。
> - 陰圧がかかることで脳ヘルニアになる恐れがあります。ただちに医師へ報告しましょう。

POINT
- 脳室・脳槽ドレーンは、心拍に一致した拍動がみられます。
- 液面が先端にあり、動かない場合は、いったん先端を下げ、液面をチャンバーの中央あたりに移動させて、拍動を確認します。

3 ドレーン刺入部の観察
- ドレーン刺入部のガーゼ汚染や漏れがないか観察します。
- 髄液漏れは、感染（髄膜炎）の危険が高くなるため、ガーゼ汚染時はすみやかに医師へ報告します。
- 医師が来るまでの間、清潔なガーゼなどを当てて対応することもあります。

治療別の看護

4 ケア・検査によるクランプ

- ケアや体位変換、検査による移動、処置などで0点が変化する場合は、必ずクレンメを止めます。
- 食事、経管栄養の注入、リハビリテーションの際は、クレンメを止めてよいか、止める時間はいつまでかを医師に確認します。
- 帰室後は、医師の指示とあわせながら圧設定を行い、ダブルチェックを行います。確実に再設定し、開放します。

開放するとき＝患者からみた**遠位**から、閉じるとき＝患者からみた**近位**から扱います。

POINT
- 患者側より近位2番目のクレンメ（→p.175図の❷参照）の開放忘れを防ぐため、検査などの移動時のみ4か所すべてのクレンメを止めます。
- ケアで一時的にクランプする場合は、患者側に最も近いクレンメ（→p.175図の❶参照）のみ止めます。
- 基本的にミルキングは**禁忌**です。

5 排液バッグの交換

- **毎日同じ時間**に以下の手順で行います。
① 必要物品（排液バッグ、鑷子、消毒薬と綿球、滅菌手袋）を準備します。
② エアフィルター以外の3か所を止め、排液バッグとドレーンチューブの接続部を外します。
③ 新しい排液バッグとチューブの接続部の2か所を綿球で消毒し、交換します。
④ 交換した古い排液バッグ内の排液を廃棄します。
⑤ 交換後はクランプを再開放して、すぐにダブルチェックを行います。

この処置は、看護師が行うことができます。

6 抜去予防

- 十分なチューブ長をとって刺入部にループを作り、固定します（→p.173参照）。

看護実践 編

3章
脳卒中急性期のリハビリテーションと看護

脳卒中急性期リハビリテーションは、機能回復を促す目的で、発症早期から積極的に行うことが強く推奨されています。ここでは、十分なリスク管理のもと、病棟内で行いたい急性期リハビリテーションと評価、脳卒中によって生じた障害に対する看護について紹介します。

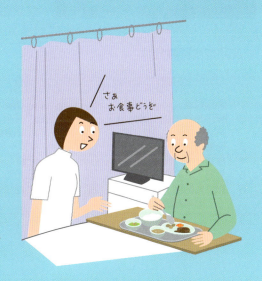

1 脳卒中急性期の離床とADL評価

- 急性期リハビリテーションの大きな目的として、合併症予防、廃用症候群予防のために運動量を可能な限り確保すること、機能の回復を促すために適切な運動課題を実施することが挙げられます。
- 脳卒中の早期リハビリテーション介入を発症してから何時間後に、もしくは、何日後に始めるべきか、明確な基準がないのが現状ですが、リスク管理を徹底して行いながら、可能な限り介入していきます。
- 機能障害の面だけをみて患者を評価せず、病棟での実際の日常生活動作（activities of daily living：ADL）にも着目する必要があります。

早期離床

- 車椅子に移乗し、ベッドから離れて、食事や洗面、トイレ、歩行などのADLを進めていきます。
- 過度の安静により臥床が続くと、廃用症候群によるさまざまな二次的合併症が出現します[1]。

▼離床のイメージ

ベッド臥床	車椅子への移乗
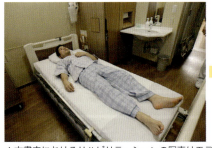	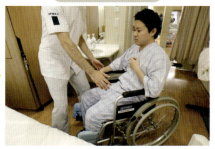

＊本書内におけるリハビリテーションの写真はモデルによるものです。

▼廃用症候群の分類

体の一部に起こるもの	全身に影響するもの	精神や神経のはたらきに起こるもの
1. 関節拘縮 2. 廃用性筋萎縮・筋力低下・筋持久性低下 3. 廃用性骨萎縮 4. 皮膚萎縮（短縮） 5. 褥瘡 6. 静脈血栓症 　→ 肺塞栓症　など	1. 心肺機能低下 2. 起立性低血圧 3. 消化器機能低下 　a. 食欲不振 　b. 便秘 4. 尿量の増加 　→ 血液量の減少（脱水） 　　　　など	1. うつ状態 2. 知的活動低下 3. 周囲への無関心 4. 自律神経不安定 5. 姿勢・運動調節機能低下　など

大川弥生：生活不活発病（廃用症候群）．上田敏編，新・セミナー介護福祉：リハビリテーションの理論と実際 3訂版，ミネルヴァ書房，京都，2007：46-66．より引用

これらの二次的合併症を予防します。

- 早期離床の大きな効果として、ADL能力の向上、二次的合併症の予防が挙げられます。
- 脳卒中の急性期では、脳の血流を一定に保つはたらきをする脳循環自動調節能が障害されます。そのため、脳血流は血圧の影響を大きく受けやすくなっています。
- 座位や立位によって血圧が変動すれば、脳循環に影響を与え、症状の悪化につながる危険があります。そのため、血圧変動に注意しながら、意識レベル、バイタルサイン、呼吸状態、神経症状の有無などを、注意深く観察する必要があります。

1. 離床前 〈これだけは必ずチェック！〉

- 離床する前に、少なくとも以下の基準[2]を満たしているか確認しておきます。

▼日本離床研究会共通基準

1. 意識障害の進行がない
2. 神経症状の進行がない
3. 心原性ショック／急性循環不全（収縮期血圧＜90mmHg）がない

曷川元監修：脳卒中急性期における看護ケアとリハビリテーション完全ガイド．慧文社，東京，2015：158．より引用

2. 離床実施中の中止基準（一例） 〈中止基準のめやすを持とう！〉

- 離床を実施するにあたり、途中で運動を中止する場合の基準となるめやすを、あらかじめ決めておきます[3]。

▼運動の中止基準

途中で運動を中止する場合

- 中等度以上の呼吸困難、めまい、嘔気、狭心痛、頭痛、強い疲労感などが出現
- 脈拍が140/分を超えた
- 運動時の収縮期血圧が40mmHg以上または拡張期血圧が20mmHg以上上昇
- 30回/分以上の頻呼吸、息切れが出現
- 運動により不整脈が増加
- 徐脈が出現
- 意識状態の悪化

いったん運動を中止し、回復を待って再開する場合

- 脈拍数が運動前の30％を超えた（ただし、2分間の安静で10％以下に戻らないときは以後のリハビリは中止、またはきわめて軽労作のものに切り替える）
- 脈拍が120/分を超えた
- 10回/分以上の期外収縮が出現
- 軽い動悸、息切れが出現

そのほか、以下の場合も注意が必要です。
- 血尿が出現
- 喀痰量や体重、下肢の浮腫が増加
- 倦怠感がある
- 食欲不振・空腹時

3. 病型別のリスク管理 〈離床開始基準の違いを理解する〉

- 脳卒中の病型によって、離床開始の基準は異なります。離床を行う際は、病型による違いをふまえて検討します[2,4]。
- 離床に伴う血圧変動にも注意します（特に脳出血の急激な血圧上昇、脳梗塞の急激な血圧低下）。

▼病型別の離床開始基準

病型		離床開始基準
脳梗塞	ラクナ梗塞	・診断日より離床開始可能 ・進行性麻痺を認めるBAD症例は個別検討
	心原性脳塞栓症	・心エコーの評価後、残留心内血栓と心不全徴候がなければ離床開始
	アテローム血栓性脳梗塞	・原則、診断日翌日より離床開始を検討 ・検査画像上、梗塞の拡大を認める場合、神経症状の進行を認める場合は個別に検討
脳出血		・収縮期血圧140mmHg以下にコントロール＊ ・フォローアップ画像検査で、血腫の増大、急性水頭症が否定されている
くも膜下出血		・破裂脳動脈瘤の根治術が行われている ・症候性脳血管攣縮がない ・急性水頭症がない

＊『脳卒中治療ガイドライン』[5]によれば、収縮期血圧140mmHg未満に降下させ、7日間維持することを考慮してもよい（グレードC1）

POINT
【脳梗塞の場合】
- 血圧が220/120mmHgを超えた場合、そのまま離床せずに降圧療法を検討します。
- 出血性梗塞の場合は、収縮期血圧の上限指示が変更となる場合があるので確認が必要です。

COLUMN 離床を行う際の基準は？

脳卒中において、早期離床は世界的にも推奨されていますが、発症から何日目に行うか、離床中の具体的な血圧管理・変動に対する判断などは、各病院・施設に委ねられているのが現状です。また一方では、発症24時間以内の早期離床は危険であるとの報告[6]もあります。

つまり、離床を画一的に行うのではなく、患者の病態、既往歴、合併症などを含めて、慎重に判断し実施していくことが重要となります。

4. 早期離床の個別検討例[4]

- 早期離床を個別に検討したい例をいくつか挙げます。

▼早期離床の個別検討例

病型	個別に検討が必要となる例
共通	意識レベル・バイタルサイン増悪、頻脈性心房細動、急性期心不全、低酸素血症、重症感染症、深部静脈血栓症（DVT）
脳出血	入院後の血腫増大、急性水頭症、降圧薬でコントロール困難な血圧上昇例、脳動静脈奇形（AVM）
脳梗塞	内頸動脈狭窄ないし閉塞、脳底動脈血栓症、解離性動脈瘤、出血性梗塞、塞栓源が特定困難な脳塞栓症、トルーソー（Trousseau）症候群

原寛美：脳卒中急性期リハビリテーション－早期離床プログラム－. 医学のあゆみ 1997；183：407-410. より引用

- 重症例で、長期臥床や低活動の場合は、特に以下の2点に注意します[7]。

❶ 深部静脈血栓症（DVT）[7]

- 脳卒中患者は、安静臥床や片麻痺による血流の停滞、血液凝固能の亢進など、DVTを発症しやすい状況にあります（→p.60参照）。
- 肺塞栓症（PE）をきたす確率が高く、呼吸状態の急性増悪、心肺停止のリスクがあります。担当医に治療方針を確認後、酸素飽和度、APTT、D-dimer、PT-INRの値を確認し、離床再開のタイミングを検討します。

❷ 起立性低血圧

- 座位や起立の抗重力位をとることで、下肢静脈に血液が貯留し、静脈還流が減少することで血圧低下が引き起こされます。
- 離床は ヘッドアップ座位 → 端座位 → 立位 の順に段階的に進めていき、下肢運動を実施しながら行うなど工夫が必要です。

5. 離床の実際（当院での一例）

1 離床前

- 最低限の開始基準（「1．離床前」、→p.181参照）を満たしていることを確認する。
- 2以降の離床中、「2．離床実施中の中止基準（→p.181）」の状態になれば中止します。

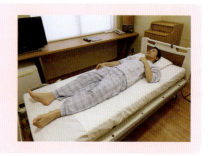

2 ヘッドアップ

- 患者状態の観察を行いながら徐々にベッドの角度を調整します。
  ①ヘッドアップ30°
  ②ヘッドアップ30°を3分

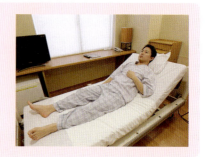

3 端座位

- 血圧変動を起こしやすい体位であるという認識をもちながら介助します。
  ①端座位
  ②端座位を3分

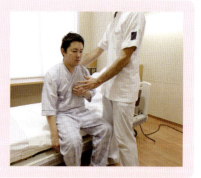

4 車椅子座位

- 時間の経過とともに血圧が変動する患者もいるため適宜、観察を行います。
  ①車椅子座位
  ②車椅子座位を3分
  ③30分の耐久性獲得をめざし適宜観察

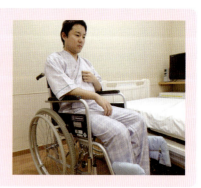

6. ADL拡大に伴う注意点

1 ADL実施・拡大時の状態観察
- 臥位・座位でバイタルサインが安定している場合であっても、起立・歩行などを実施する際に変動することがあります。
- 循環動態に影響を及ぼす原因がないか、==脱水、不整脈、心不全などの合併症の有無==をチェックします。

2 転倒予防
- 転倒の原因は、麻痺や関節拘縮、筋力低下などが挙げられます。また、立ち直り反射（姿勢反射）が低下しているため、バランスを崩しやすく、==軽度の麻痺でも転倒のリスクがあります==。
- 転倒の特徴は、==トイレ動作や排泄に関連する転倒の頻度が高い==といわれています。患者に応じて転倒を生じやすい場面を具体的に予測し、転倒予防に努めます。

ADL評価の必要性

- 『脳卒中治療ガイドライン2015』のなかで、リハビリテーションは発症早期からADL向上と社会復帰を図るために、十分なリスク管理のもと、積極的に行うことが強く勧められています。
- 特に==発症早期の患者では、機能低下の回復を促すために、訓練量や頻度を増やし、日常生活の場面で課題を繰り返し行う==ことが勧められています。
- リハビリテーションは、患者のADLや機能障害、患者属性など、さまざまな背景をもとにリハビリテーションプログラムが計画されています。
- このプログラムを計画、実施、評価、修正するにあたり、リハビリテーションの効果を評価するには、機能障害を評価するだけでは不十分であり、ADLを評価する必要があります。
- 『脳卒中治療ガイドライン2015』のなかでも、一般的に広く用いられ、信頼性・妥当性が検証されているADL評価法が紹介され、勧められています。
- 看護師は、24時間患者のそばにいる環境のなかで、==日常生活援助を通してリハビリテーションを行い、その成果を評価していく==ことが大切です。

1.「できるADL」と「しているADL」 <ADL評価の違いはココにある！>

- ADL評価は、実際のADLを観察して評価していくものです。
- 特に脳卒中急性期には、投与される薬剤や、日々変化する神経症状など、患者の状態そのものが変動的な時期にあります。そのため、評価するスタッフ（職種）や時間帯、環境や条件などによりADL評価は変化します。
- 理学療法士（PT）や作業療法士（OT）、言語聴覚士（ST）など、リハビリテーション機能訓練の専門スタッフが、「リハビリで○○さんは、何とか歩行器を使用してトイレまで歩けましたよ」と言っても、病棟で看護師は「夜は歩かず、オムツや尿器を使用しているなぁ」と感じることがよくあります。これは、訓練などで最大限の能力を発揮する場合での「**できるADL**」と、普段、日常生活で実際に行っている「**しているADL**」による評価の違いがあるからです。
- 患者のリハビリテーションを行っていくうえで、発症早期から十分なリスク管理のもとに、この**がんばって「できるADL」を、普段の生活のなかでも「しているADL」に近づけていく**ことが、急性期脳卒中リハビリテーションの目標といえます。

2. 看護を活かしたADL評価 <日常生活を24時間みるからできること！>

- 看護師は、患者の日常生活を24時間みているという専門性から、普段から日常的に行っている活動「しているADL」を評価することができます。その際は、これまでのように「食事は一部介助で全量摂取」ではなく、患者はどのような姿勢で、どちらの手（麻痺側、健側）で摂取したか、看護師はどの部分をどのように介助したか、その介助量はどれくらい必要であったかなど、患者のADLを細かく評価しなければなりません。
- 看護師は、患者の「できるADL」に常に関心をもち、把握し、看護師が普段みている「しているADL」との間の差を、客観的に評価できるスキルを身に着けなければなりません。
- そこで「できるADL」と「しているADL」の乖離している要因について、PTやOT、STと話し合い、より効果的な支援ができるよう介入計画を作成する必要があります。そのためには先述のようなADL評価法を用いて、「しているADL」を客観的に評価することが重要となります。

「しているADL」と「できるADL」の差を埋めることが大切！

POINT
病棟看護師・セラピスト（PT・OT・ST）が、密に連携を取り患者の情報交換を行い、どのような介助を行うことが適切であるかを検討しあうことが重要です。

▼「しているADL」の評価

- 「しているADL」とは、実際の生活場面において行っているADL動作のこと
- 入院中であれば、病棟で看護師などにどの程度の介助を要しているかを評価する

評価法(例)

FIM (functional independence measure、機能的自立度評価法)

- セルフケア・排泄コントロール・移乗・移動・コミュニケーション・社会認知の6つをカバーした全18項目
- それぞれを実生活のなかで実際に行っている介助の量・質に従い、7段階で評価する評価表

評価項目		得点
セルフケア (42)	A) 食事 (箸、スプーン)	1－7
	B) 整容	1－7
	C) 清拭	1－7
	D) 更衣 (上半身)	1－7
	E) 更衣 (下半身)	1－7
	F) トイレ	1－7
排泄コントロール (14)	G) 排尿コントロール	1－7
	H) 排便コントロール	1－7
移乗 (21)	I) ベッド、椅子、車椅子	1－7
	J) トイレ	1－7
	K) 浴槽、シャワー	1－7
移動 (14)	L) 歩行、車椅子	1－7
	M) 階段	1－7
コミュニケーション (14)	N) 理解 (聴覚、視覚)	1－7
	O) 表出 (音声、非音声)	1－7
社会認識 (21)	P) 社会的交流	1－7
	Q) 問題解決	1－7
	R) 記憶	1－7
合計		18－126点

文献

1. 大川弥生：生活不活発病(廃用症候群). 上田敏編, リハビリテーションの理論と実際 3訂版, ミネルヴァ書房, 京都, 2007：46-66.
2. 葛川元監修：脳卒中急性期における看護ケアとリハビリテーション完全ガイド. 慧文社, 東京, 2015：158.
3. 日本リハビリテーション医学会診療ガイドライン委員会編：リハビリテーション医療における安全管理・推進のためのガイドライン. 医歯薬出版, 東京, 2006：6.
4. 原寛美：脳卒中急性期リハビリテーション―早期離床プログラム―. 医学のあゆみ 1997；183 (6)：407-410.
5. 日本脳卒中学会脳卒中治療ガイドライン委員会編：脳卒中治療ガイドライン2015 [追補2017対応]. 協和企画, 東京, 2017：145-146.
7. 原寛美, 吉尾雅春編：脳卒中理学療法の理論と技術. メジカルビュー社, 東京, 2016：182, 184-186, 338.
6. AVERT Trial Collaboration group. Efficacy and safety of very early mobilisation within 24 h of stroke onset (AVERT): a randomised controlled trial. *Lancet* 2015；386 (9988)：46-55.
8. 上田敏：ICF (国際生活機能分類) の理解と活用. きょうされん, 東京, 2005：27.
9. 水尻強志, 冨山陽介：脳卒中リハビリテーション 第3版. 医歯薬出版, 東京, 2013：19-27.
10. 日本脳卒中学会脳卒中ガイドライン委員会編：脳卒中治療ガイドライン2015 [追補2017対応]. 協和企画, 東京, 2017：274-291.
11. 吉田澄恵, 安酸史子, 鈴木純恵：健康危機状況/セルフケアの再獲得. ナーシング・グラフィカ成人看護学②. メディカ出版, 大阪, 2014：233.

▼「できるADL」の評価

- 「できるADL」とは、セラピストによる訓練時や、装具または補助具などを使用した際に可能となる最大限のADL能力のこと

評価法（例）

バーセルインデックス（Barthel Index：BI、機能的評価）

- 各ADLについて、患者の能力が「自立」「要介助」「全介助」のいずれであるかを簡潔に評価する評価法

評価項目	点数	質問内容	得点
1．食事	10	自立、自助具などの装着可、標準的時間内に食べ終える	
	5	部分介助（たとえば、おかずを切って細かくしてもらう）	
	0	全介助	
2．車椅子からベッドの移動	15	自立、ブレーキ、フットレストの操作も含む（歩行自立も含む）	
	10	軽度の部分介助または監視を要する	
	5	座ることは可能であるがほぼ全介助	
	0	全介助または不可能	
3．整容	5	自立（洗面、整髪、歯磨き、ひげ剃り）	
	0	部分介助または不可能	
4．トイレ動作	10	自立（衣服の操作、後始末を含む、ポータブル便器などを使用している場合はその洗浄も含む）	
	5	部分介助、体を支える、衣服、後始末に介助を要する	
	0	全介助または不可能	
5．入浴	5	自立	
	0	部分介助または不可能	
6．移動	15	45m以上の歩行、補装具（車椅子、歩行器は除く）の使用の有無は問わず	
	10	45m以上の介助歩行、歩行器の使用を含む	
	5	歩行不能の場合、車椅子にて45m以上の操作可能	
	0	上記以外	
7．階段昇降	10	自立、手すりなどの使用の有無は問わない	
	5	介助または監視を要する	
	0	不能	
8．更衣	10	自立、靴、ファスナー、装具の着脱を含む	
	5	部分介助、標準的な時間内、半分以上は自立で行える	
	0	上記以外	
9．排便コントロール	10	失禁なし、浣腸、坐薬の取り扱いも可能	
	5	ときに失禁あり、浣腸、坐薬の取り扱いに介助を要する者も含む	
	0	上記以外	
10．排尿コントロール	10	失禁なし、収尿器の取り扱いも可能	
	5	ときに失禁あり、収尿器の取り扱いに介助を要する者も含む	
	0	上記以外	
合計得点			／100点

判定 100点：全自立、60点：部分自立、40点：大部分介助、0点：全介助

Mahoney FI, Barthel DW. Functional Evaluation: The Barthel Index. *Md State Med J* 1965；14：61-65. より引用

2 運動機能障害

運動機能と感覚の見かた

1. 運動麻痺
- 運動麻痺は、==大脳皮質の一次運動野からの指令が筋に伝わるまでの経路（運動路、→p.8参照）が障害==されることで起こります。
- これにより、随意運動が正常に行うことができなくなります。

❶ MMTを用いた評価
- 臨床でよく用いられる筋力検査法として、徒手筋力テスト（manual muscle testing：MMT）で、筋力低下を0〜5の6段階で評価します。

▼MMT

5（normal）	強い抵抗を加えても正常可動域を運動できる
4（good）	中等度の抵抗を加えても正常可動域を運動できる
3（fair）	重力に打ち勝って正常可動域を動かすことができる
2（poor）	重力を除いた状態であれば関節運動可能
1（trace）	筋収縮はあるが、関節運動はなし
0（zero）	筋収縮なし

急変をいち早くとらえるために、麻痺の程度をスタッフ間で共有しましょう。

❷ MMT評価の問題点
- MMTは個別の筋に対する評価方法です。一方、脳卒中の麻痺は個別の筋でなく、複数の筋群が障害を起こすので、おおまかな評価しか行えません。
- より詳細に麻痺の段階を評価する方法の1つとして、ブルンストロームステージ（Brunnstrom Stage、→p.102参照）があります。

❸ 軽度の麻痺を見逃さない方法
- 一見、麻痺がないようにみえても軽度の麻痺がある場合があります。
- 軽度の麻痺をみつける方法をいくつか紹介します。

▼第5手指徴候

方法 手のひらを下にして、5本の手指をくっつけたまま、腕と手をまっすぐ伸ばす。
麻痺の評価 麻痺側小指（第5指）は環指（第4指）から離れていく。

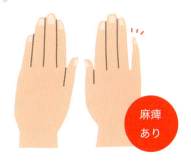

麻痺あり

▼上肢：バレー徴候

方法 閉眼し、手のひらを上にして両腕を前方に水平挙上させ、そのままの位置を保つように指示する。
麻痺の評価 麻痺側上肢は回内、くぼみ手、下垂などがみられる。麻痺が明らかなほど複数同時にみられやすい。

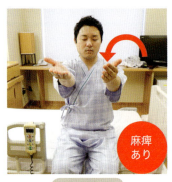
回内

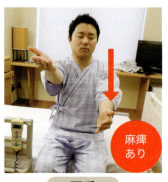
下垂

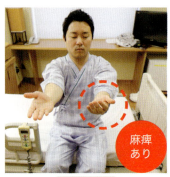
くぼみ手

▼下肢：Mingazzini試験（左下肢下垂例）

方法 仰臥位で両側下肢を挙上させ、股・膝関節を90°屈曲させ、空中に保持させる。
麻痺の評価 麻痺側下肢は、次第に落下してくる。

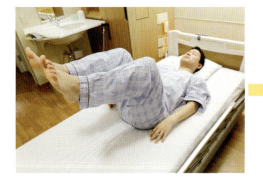
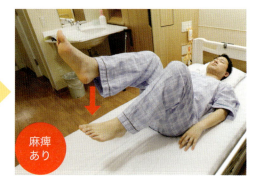

> **POINT**
> 意識障害がある患者では、患者の上肢・下肢を他動的に持ち上げてから放すと、麻痺側は抵抗がなく急激に落下します。

2. 感覚障害

- 感覚障害は、<mark>末梢にある感覚受容器（皮膚・粘膜・筋・腱・関節など）から大脳皮質の感覚野までの経路（感覚路、→p.8参照）が障害</mark>されると起こります。
- 感覚は、大きく**体性感覚**、**内臓感覚**、**特殊感覚**に分けられます。
- ここでは体性感覚（表在感覚、深部感覚）について説明します。

❶ 感覚障害の評価

- 病棟で行う感覚検査の方法を以下に紹介します。

温覚と痛覚の伝導路は同じなので、臨床では簡便に行える**痛覚評価のみの実施**が多いです。

▼ 主な感覚検査

感覚	方法	異常所見
触覚	ティッシュなどで左右の顔面・上肢・体幹・下肢に触れる	左右差、鈍麻、過敏、消失
温覚・痛覚	爪楊枝などで左右の顔面・上肢・体幹・下肢に触れる	左右差、鈍麻、過敏、消失
深部感覚・位置覚	患者の母指(第1指)、母趾(第1足趾)を検者の母指と示指(第2指)でつまみ、上下に動かす。左右行う	左右差、動いた方向がわからない

❷ 病棟生活場面での注意点

- 病棟生活において"やってはいけない"注意点を、左感覚障害を例に紹介します。

ベッド上臥位時
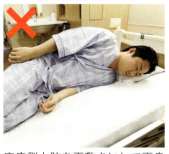
麻痺側上肢を下敷きにして不良肢位になる

→ 肩の痛みの原因となり、ADLの阻害因子となるため、ポジショニングする

車椅子移動時
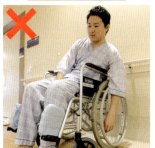
麻痺側上肢を巻き込む

→ 車椅子移動前に、クッションなどでポジショニングする

立位・歩行時
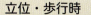
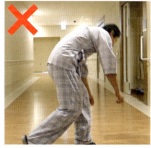
バランスが崩れやすい

→ 支えが必要であれば介助する

やってはいけない！

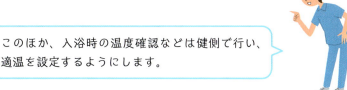
このほか、入浴時の温度確認などは健側で行い、適温を設定するようにします。

3. 運動失調

- 運動失調とは、運動を正確に効率よく行うことが障害された状態です。
- 障害部位により、小脳性、脊髄後索性、前庭迷路性の大きく3つに分類されます（小脳の病変以外でも起こる）。
- ここでは、脳卒中にみられる小脳性運動失調について説明していきます。

❶ 運動失調のアセスメント 〈生活場面のココを見る！〉

更衣時	起床時	立位・歩行時

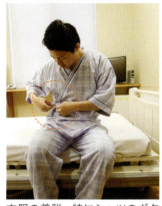 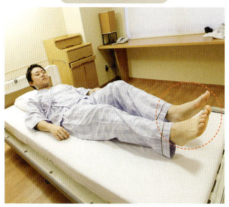 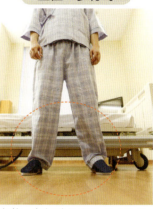

衣服の着脱、特にシャツのボタンの掛け・外しに時間を要す、または困難

上肢を使わず起きようとすると、下肢も上がり、起き上がることができない

立位・歩行時にふらつくため、足を肩幅に広げる。後方転倒リスクが高い

このほか、以下のような場面も要チェックです！
・会話中の発語が爆発的、不明瞭、緩慢など、特有の構音障害がある（→p.206参照）
・テーブルの上の物を取ろうとしても、取り損ねる、途中で落としてしまうなど

❷ 運動失調の評価 〈病棟でもやってみよう！〉

- 病棟で取り入れやすい運動失調の検査をいくつか紹介します。

▼ 指－鼻－指試験

方 法

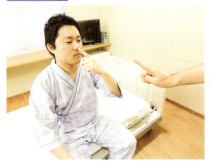
①示指（第2指）を患者自身の鼻に当てさせる

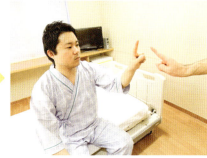
②検者の指先に触れてもらう

①と②の動作を繰り返し行う

異常所見

測定異常	目標点の手前で止まる。行き過ぎる
企図振戦	目標点に近づくと、ふるえがひどくなる
運動分解	目標点に到達するのに回り道をしてしまう

患者の肘が伸びるようにすると、異常をみつけやすくなります。

▼ 踵－膝試験

方 法

③と④の動作を繰り返し行う

異常所見

- 踵が膝にしっかり乗らない（②）
- 脛に沿わせながら、足背まで正確に到達できない（③）
- 動作がぎこちない（①〜④）

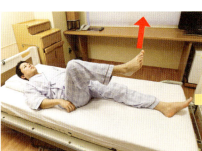
①仰臥位となり、足を上げる

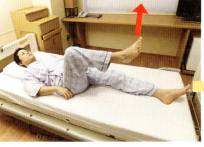
②踵を他側の膝につける

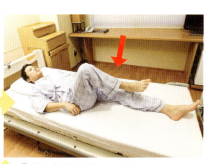
③母趾を天井に向けながら、踵を脛に沿ってすべらせ下降させる

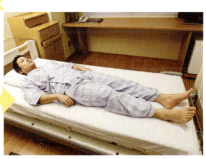
④踵が足背に達したら、もとの位置に戻す

❸ 病棟生活場面での支援方法

- 患者が勢いで動作を行うのではなく、安定して動作を行えるように、環境設定を工夫します（体との接触面を増やす）。

起床時
問題点 起き上がり困難

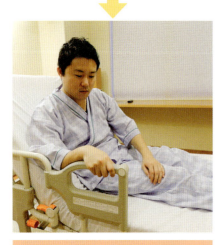

手すり＋ギャッジアップの使用

起立時
問題点 起立直後のふらつき

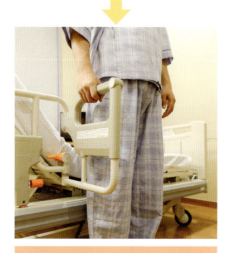

手すりの把持

歩行時
問題点 歩行時のふらつき

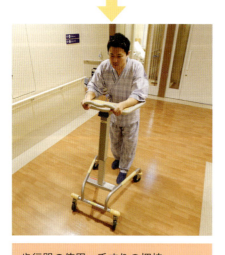

歩行器の使用、手すりの把持

脳卒中片麻痺患者へのポジショニングと動作介助

1. ポジショニング

- 脳卒中による意識障害や重度麻痺があると、患者自身で動くことが難しくなります。長時間の同一肢位は拘縮、褥瘡、疼痛、過緊張などの二次障害の原因となるため、ポジショニングが重要です。
- ここで大切なことは、==体位変換とポジショニングは違う==ということです。体位変換は、体と接触している接地面を、体の向きや角度、姿勢などを変えることで==圧力を分散、変更する行為==をいいます。一方でポジショニングは、体位変換した後で、クッションなどを活用し、==安全で安楽な良肢位を保持するための行為==と位置付けられます。
- 体位変換だけでなく、==体位変換後のポジショニングが重要==です。
- 脳卒中の片麻痺患者に対するポジショニングのポイントを、以下に紹介します。

▼脳卒中患者の背臥位（左片麻痺）

| 不良肢位 | 良肢位 |

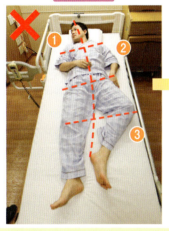

左記の3点を改善！
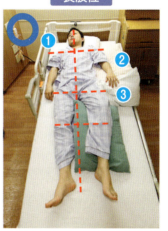

❶頭部が傾いている
❷麻痺側肩が落ちこんでいる
❸麻痺側下肢が外側に開いている

❶枕の高さを調整し、頭部は軽度前屈
❷麻痺側上肢をクッションで下から支えるようにすると、肩関節亜脱臼や上肢のむくみ、拘縮の予防ができる
❸麻痺側骨盤の下にもクッションを入れ、下肢も中間位とする

POINT

- 麻痺側手指にタオルを握らせることが過緊張を誘発し、拘縮の原因となる可能性もあると考えられています。タオルは、基本的には使用しません。すでに手指拘縮があり、手指汚染や爪の食い込みがある場合は、清潔にする、皮膚の損傷を防ぐなどの目的で小さめのタオルを使用します。
- 足底にクッションを入れることも同様の考え方です。尖足（足関節が足底の方向へ屈曲し拘縮）予防に足関節を背屈位にしようと、クッションを押し込むように足底に入れることは、かえって過緊張となり拘縮の原因となる可能性があります。過剰な緊張を与えないように、良肢位の保持に使用する程度にします。

▼脳卒中患者の側臥位（左片麻痺）

不良肢位

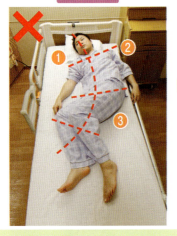

❶頭部が傾いている
❷麻痺側肩が落ちこんでいる
❸体幹がねじれている

左記の3点を改善！

良肢位

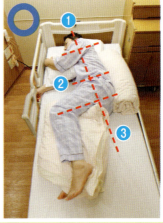

❶枕の高さを調整し、頭部は中間位
❷麻痺側上肢・下肢をクッションで下から支えるように全面接触させる
❸体幹はねじれないようまっすぐに整える

POINT

麻痺側を下にした側臥位は、肩関節疼痛、むくみの原因となりやすいリスクがあります。一方で、筋緊張亢進の緩和や麻痺側への気づき増加につながるといったメリットもあるため、時間を決めて、除圧に注意しながら行うとよいでしょう。

▼ギャッジアップ座位のポジショニング（左片麻痺）

不良肢位

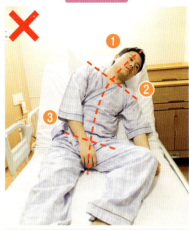

❶ 頭部が過屈曲
❷ 麻痺側肩が下がっている
❸ 体幹が傾いている

左記の3点を改善！

良肢位

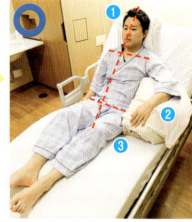

❶ 枕の高さを調整し、頭部は中間位
❷ 麻痺側上肢をクッションで下から支える
❸ 体幹が傾かないように丸めたバスタオルも併用するとよい

▼車椅子での座位保持（左片麻痺）

不良肢位

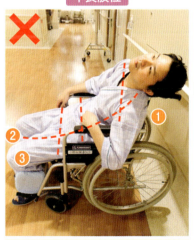

❶ 麻痺側肩が下がっている
❷ 体幹が傾いている
❸ 麻痺側股関節が外旋

左記の3点を改善！

良肢位

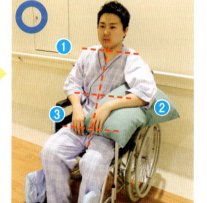

❶ 体幹を起こし、殿部が前方に滑ってこないようにする
❷ アームレストの高さ調整や体幹クッションを使い、体幹が傾かないようにする
❸ 大腿部後面を座面にしっかり接触させる

2. 動作介助

- 脳卒中患者の基本動作は、健側の力で努力性に行っていることが多く、疼痛や過緊張を引き起こしやすいです。正しい姿勢で動作を誘導し、再学習していくように促すことが大切です。
- 脳卒中の片麻痺患者に対する動作介助のポイントを以下に紹介します。

▼寝返り（左片麻痺）

脳卒中患者に起こる問題点

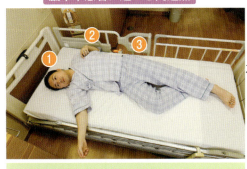

❶ 頭部が下がったままの状態
❷ 麻痺側上肢・下肢がついてこない
❸ 体幹が十分に回旋しない

適切な介助方法

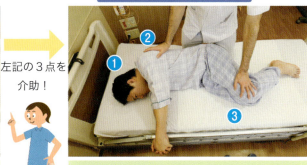

❶ 頭部を寝返る方向に向ける
❷ 麻痺側上肢を健側上肢で誘導
❸ 両膝を立てて、寝返る方向に倒す

左記の3点を介助！

▼起き上がり（左片麻痺：部分介助）

脳卒中患者に起こる問題点

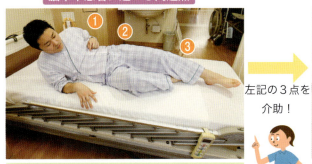

❶ 麻痺側肩が落ち込む
❷ 体幹が回旋不十分
❸ 下肢の過緊張

適切な介助方法

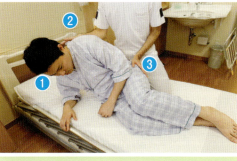

❶ 頸部を起き上がる方向に屈曲
❷ 麻痺側肩が落ち込まないように、前方へ介助
❸ 体幹回旋の介助

左記の3点を介助！

▼車椅子への移乗（左片麻痺）

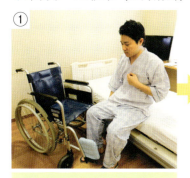

① 患者：殿部は少し前へ出し、座高もやや高めに（起立が楽になる）
介助者：健側に車椅子をつける

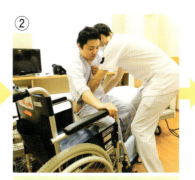

② 患者：車椅子のアームレスト把持
介助者：骨盤を介助し車椅子の座面へ誘導

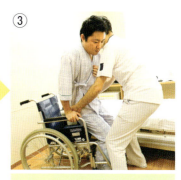

③ 患者：車椅子座位となる

POINT
健側に車椅子をつけることで、移乗時に健側下肢が軸足となり安定します。

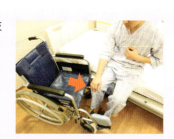

車椅子は、患者の斜め方向からつける

注意
移乗時に、患者の下肢を車椅子のフットレストでこすらないように注意します。

COLUMN　よりよい介助を行うために

　しばしば、現場から「楽に行える介助方法を教えてほしい」と訊ねられることがあります。介助方法に関する理論や実際の方法は多岐にわたるため、本書では割愛しますが、おさえておきたいポイントがあります。

①介助者目線で負担の少ない環境設定を行う
　　例：体位変換時、介助者が力を出しやすい高さへ、ベッドの高さを調整する
②患者さん目線で力を出しやすい環境設定を行う
　　例：楽な起立を行う前の準備として、座面に浅く腰掛け、座高は足底が床面に軽く接地する程度、膝は軽度屈曲位をとる
③移乗・移動の際には、患者さんに手順を説明し、患者さんのタイミングに合わせて声かけを行い、協力動作を最大限まで引き出す

　どれもよく耳にする内容ですが、実際の現場では、スピード重視で、介助者のペースで行ってしまい、多介助、過負担になってしまう場面が多々見受けられます。
　一手間を惜しまないことが、スタッフ自身の身体的負担を軽減し、患者さん自身の身体機能の向上にもつながります。よりよい介助をめざしましょう。

▼車椅子からトイレへの移乗（左片麻痺）

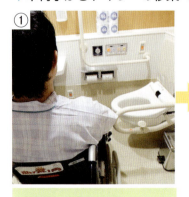

①
介助者：健側に便座をつける（健側下肢が軸足となり移乗しやすい）

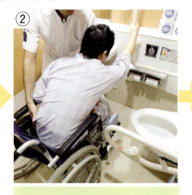

②
患者：移乗する前にしっかり手すりを把持してもらう

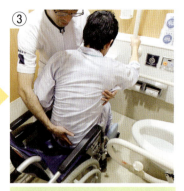

③
患者：殿部は少し前へ出し、座高もやや高めに（起立が楽になる）

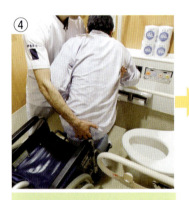

④
介助者：骨盤を介助し、便座方向へ誘導する

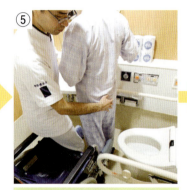

⑤
介助者：ズボンを下ろす際は、前後への転倒に対応できるように手を添えながら行う

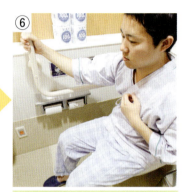

⑥
患者：便座上での座位は、手すりを把持してもらう

POINT

【運動失調が強い場合】
- 後方に倒れないように、特に体幹を介助します。
- 介助者につかまる、車椅子のアームレスト把持など、なるべく接触面積を増やします。
- ゆっくりと動き、患者に緊張を与えないようにします。

【pusher（健側上下肢で麻痺側へ押してしまう現象）が強い場合】
- 患者にアームレストや手すりを把持させないようにします（押してくるため）。
- pusherが極端な例では、麻痺側に車椅子をつけます（麻痺側に押してくるので、移乗しやすい）。

▼歩行介助（左片麻痺）

❶ 介助者は**麻痺側**に立つ
　→転倒予防が必要なレベルは、麻痺側上肢を支えながら付き添う
　→不安定な場合は、骨盤介助で転倒に備える
❷ 杖の高さのめやすは**大転子部**にあわせる
　→高さが不適切だと、力が入りにくく不安定
❸ 杖を出す位置は、**下肢のやや外側前方**へ。杖を出す幅は、およそ**幅一歩ぶん**にする
　→下肢の前に出すと下肢振り出しを阻害する

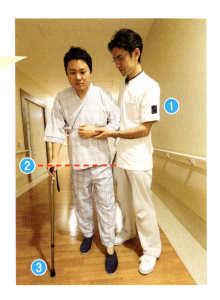

POINT

肩周囲の筋緊張が低い場合、亜脱臼しやすい状態であり、持続的なアライメント（骨や関節がきちんと整列していること、体軸の自然な流れ）不良に陥り、後に疼痛が発生することがあります。亜脱臼予防目的と効率のよい動作を学習していく目的で、肩装具を使用します（写真は一例）。

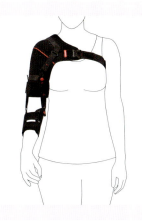

・オモニューレクサ プラス（5065N）
　（オットーボック社）

文献

1. Hislop HJ, Avers D, Brown M：新・徒手筋力検査法 原著第9版．津山直一，中村耕三訳，協同医書出版社，東京，2014．
2. 原寛美，吉尾雅春：脳卒中理学療法の理論と技術 改訂第2版．メジカルビュー社，東京，2016．
3. 昴川元監修：脳卒中急性期における看護ケアとリハビリテーション完全ガイド．慧文社，東京，2015．
4. 田﨑義昭，斎藤佳雄：ベッドサイドの神経の診かた 第18版．南山堂，東京，2016．
5. 医療情報科学研究所編：病気がみえる vol.7 脳・神経第2版．メディックメディア，東京，2017．
6. Davies PM：ステップス・トゥ・フォロー改訂第2版．冨田昌夫監訳，額屋一夫訳，丸善出版，東京，2005：80-93．

3 高次脳機能障害

高次脳機能障害とは

- 人は視覚・聴覚・触覚など、さまざまな刺激を知覚し、それを脳のなかで処理して適切な行動に結びつけています。
- 脳卒中を発症し、その処理過程の一部が欠損されることによりみられる、さまざまな症状を高次脳機能障害といいます。高次脳機能障害は、麻痺などと違い目に見えにくい症状であり、評価が難しい場合が数多くみられます。しかし、家庭・職場復帰などにおいて非常に重要な問題であり、急性期からの正しく適切な評価が必要となります。
- 本章では、臨床時において多くみられる代表的な高次脳機能障害を紹介し、簡便な評価方法・病棟で可能なアプローチ内容などを紹介します。

▼大脳のそれぞれの役割（イメージ）

- 頭頂葉、後頭葉、側頭葉などからの情報を統合し、推理、判断などを行う
- 行動をコントロールする
  →計画を立てる、集中する
  →体を動かす、話す
- 感情をコントロールする　など

〔障害による症状〕
注意障害　　　　情動・感情障害
遂行機能障害　　運動性失語　など

- 空間的な情報を分析、処理する
- 自分の身体の動きを感じ取る
- 触、圧、痛、温など皮膚への刺激を感じ取る　など

〔障害による症状〕
観念失行　　　　半側空間無視
観念運動失行　　身体失認
着衣失行　　　　病態失認　など

前頭葉

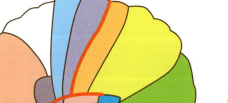
頭頂葉

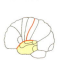
側頭葉

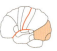
後頭葉

- 耳からの情報を分析、処理、理解する
- 話されたことを理解する
- 記憶する　など

〔障害による症状〕
感覚性失語
記憶障害　など

- 目からの情報を分析、処理、理解する　など

〔障害による症状〕
視覚失認　など

失語症

1. 失語症とは
- 一度獲得した言語機能が後天的な脳の器質的疾患によって、「話す」「聴く」「読む」「書く」という4つのカテゴリーすべてに何らかの障害を認める状態のことです。

2. 失語症の特徴的なタイプ分類

❶ ブローカ（運動性）失語
- 自発語が少なく、努力性（非流暢）の発語です。言語理解は、聴理解・読解ともに比較的保たれています。
- 音読や復唱は障害されていることが多いです。

❷ ウェルニッケ（感覚性）失語
- 自発語は多弁で流暢ですが、言い間違い（錯語）が多く、何を言っているのか理解できない場合が多いことが特徴です。
- 言語理解は聴理解が障害されており、読解（漢字）のほうが比較的保たれています。

❸ 健忘性失語
- 発語は流暢ですが、喚語困難が主症状で、迂回表現が多いことが特徴です。
- 言語理解は聴理解・読解ともに保たれています。

❹ 伝導性失語
- 発語は流暢ですが音韻性錯語が多く、復唱が障害されています。
- 錯語に気づき、自己修正を繰り返すことが特徴です。
- 言語理解は保たれています。

❺ 全失語
- 言語表出と理解ともに重度に障害され、復唱も重度に障害されます。
- 運動性と感覚性失語が合併した最も重度な失語症です。

▼失語症タイプ別の特徴

タイプ	自発語	呼称	復唱	音読	聴理解	読解
ブローカ（運動性）失語	非流暢	×	×	×	◎	○
ウェルニッケ（感覚性）失語	流暢	×	×	×	×	○
健忘性失語	流暢	○	◎	◎	◎	◎
伝導性失語	流暢	○	×	○	◎	◎
全失語	困難	×	×	×	×	×

×：重度障害、○：中等度～軽度障害、◎：比較的良好

▼失語症の発話の症状（「はさみ」と言おうとする場面の例）

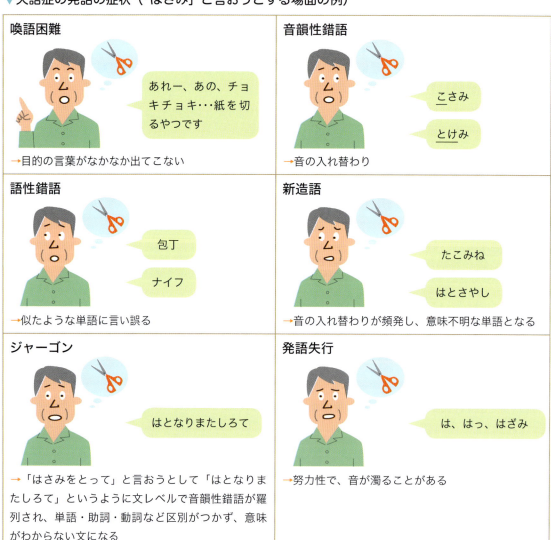

喚語困難
あれー、あの、チョキチョキ…紙を切るやつです
→目的の言葉がなかなか出てこない

音韻性錯語
こさみ
とけみ
→音の入れ替わり

語性錯語
包丁
ナイフ
→似たような単語に言い誤る

新造語
たこみね
はとさやし
→音の入れ替わりが頻発し、意味不明な単語となる

ジャーゴン
はとなりまたしろて
→「はさみをとって」と言おうとして「はとなりまたしろて」というように文レベルで音韻性錯語が羅列され、単語・助詞・動詞など区別がつかず、意味がわからない文になる

発語失行
は、はっ、はざみ
→努力性で、音が濁ることがある

3. 失語症の検査・評価

- 患者と会話を交わしている最中に、「失語症があるのかも」と感じる場面は多くあると思います。失語症の患者は、コミュニケーションが図れないことにより、不安やストレスを感じているため、患者の失語症について評価する必要があります。
- 失語症の評価には標準失語症検査（Standard Language Test of Aphasia：SLTA）やWAB失語症検査が用いられますが、リハビリテーション室で言語聴覚士（ST）が評価を行う場合が多いため、看護師はベッドサイドで「話す」「聴く」「読む」「書く」のどこに障害があるのか簡易的に評価します。
- 患者とかかわる際は、STと看護師が情報を共有します。

▼看護師が行う簡易的な評価方法

検査項目		評価方法
話す	物品呼称	時計、メガネ、ペンなど物品を見せ、呼称してもらう
聴く	単語の理解	「あなたは○○さんですか」「メガネは食べ物ですか」などを質問して、「はい」「いいえ」で答えてもらう
読む	文字の音読	漢字、仮名、文章を読んでもらう
書く	名前・住所	それぞれを漢字、仮名で書いてもらう

4. コミュニケーションのポイント

- 失語症の評価で患者のどこに障害があるのかを把握して、患者にあわせたコミュニケーション手段を探していきます。

▼障害別のコミュニケーションの手段

できないこと（障害のある部分）	コミュニケーション手段
言葉での表現（話す）	・「はい」「いいえ」で答えられる質問形式をとる ・短い文でゆっくりと会話する ・待つ姿勢、聴く姿勢を表す ・ジェスチャーや絵カード、写真を活用する
聴理解（聴く）	・漢字や絵カードを用いる ・患者が聞き取れたか確かめながら、ゆっくりと会話する
書くこと	・簡単な文字や数字を書いてみせる ・内容が理解できるように一緒に書く
読むこと	・文字を指で指しながら読んで聞かせる、一緒に読む ・誤った場合は読み直す

- 失語症患者の多くは、漢字より平仮名の理解が難しいといわれています。そのため、<mark>五十音の文字盤での会話は適切ではありません</mark>。逆に構音障害の患者は、文字盤の使用でコミュニケーションが図れます。

> **POINT**
> 構音障害とは、発声に関与する筋群の運動麻痺によって発音に障害が起こる症状です。そのため、言語理解力や語想起、文字に関しては障害がないので、重度構音障害の患者には五十音表などの使用が可能です。

- 感覚性失語の患者は、一見理解しているそぶりをする場合が多いですが、実際は十分に理解できていないことが多いので、<mark>確実に理解されているか確認が必要</mark>です。

> **POINT**
> 失語症は患者本人だけでなく、患者の家族も不安やストレスを感じます。失語症の症状やコミュニケーション方法について、患者・家族に説明を行います。

失行

1. 失行とは
- <mark>麻痺・感覚障害・運動失調がなく、指示動作の理解が可能ですが、習熟した動作（使い慣れた道具の使用や手を使用しての簡単なパントマイム）ができなくなってしまう状態</mark>です。

2. 失行のタイプ分類と評価法
❶ 肢節運動失行
症状
- 手先の細かい運動や慣れた動作がぎこちなくなったり、歩行時の踏み出しや体の動かしかたが拙劣となります。

評価
- ボタン掛けなどの巧緻動作を行ってもらい、スムーズに行えるか確認します。

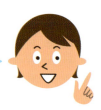

麻痺がないことをしっかり確認しておきましょう。

❷ 観念運動性失行
症状
- 「バイバイ」「ピース」「おいでおいで」など、慣れた動作のジェスチャーを命じると、手の位置や動かしかたを正しく行うことができません。

評価
- 上記のジェスチャーや「OKサイン」などを命じる、あるいは真似してもらい、正しくスムーズに慣れた動作を行えるか確認します。

> **注意**
> 検査場面などでは症状がみられても、自発的な動作は適切に行うことができます。そのため、実生活場面では症状がみられない場合が多いので、注意して評価しましょう。

❸ 観念性失行
症状
- 物品が何であるかはわかっていますが、その物品の使用方法・手順がわからなくなります。

評価
- 日常生活上で使用する物品（スプーン・歯ブラシ・くしなど）を渡し、正しく使用することができるか確認します。また、ADL上で実際の動作の確認を行いましょう。

❹ 着衣失行
症状
- 衣服の着脱時に、左右・上下を間違えるなど、正しく更衣ができなくなります。

評価
- 実際に更衣動作を行ってもらい、スムーズに行えているか確認します。

3. 失行のアプローチ
- 失行のアプローチでは、==誤りなく正しい動作を繰り返し練習する==ことが重要です。
- 例えば、食事場面においてスプーンをうまく使用できない場合、まずは正しく握る、そして料理をスプーンですくい口元まで運ぶ、といった正しい動作を、手を添えながら介助し、繰り返し行っていきます。
- 整容や排泄動作時にも、同様に動作に誤りがないように接していく必要があります。

▼食事動作訓練場面（一例）[2]

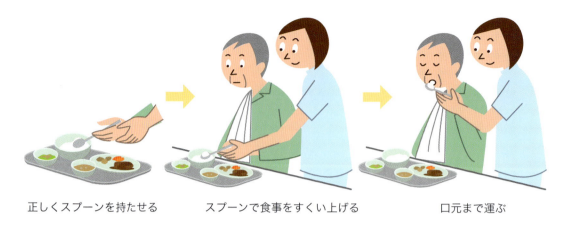

正しくスプーンを持たせる　　スプーンで食事をすくい上げる　　口元まで運ぶ

半側空間無視（USN）

1. 半側空間無視とは
- 半側空間無視（unilateral spatial neglect：USN）は、病巣と反対側からの刺激に対して、反応が鈍く、無視するような症状を呈します。
- 視野の障害と異なる点は、症状に対して認識がなく無関心な点です。

2. スクリーニング評価
- 多くの場合、無視側に顔を向けようとしない症状がベッドサイドでみられ、食事動作時に無視側の食器に気づかないなどの症状がみられます。
- 左右に対して同時に皮膚刺激（閉眼した状態）・視覚刺激を行い、無視側の消去現象がみられるか確認します。
- ヒモなどを用いた二等分試験を実施し、まんなかを指差せるか確認します（→p.121参照）。

3. 半側空間無視のアプローチ
- 半側空間無視のアプローチは、刺激の方向をコントロールすることがポイントです。
- 食事場面では介入当初、食器を無視側とは反対側に寄せて置き、あまりストレスを感じないように介入します。その後、認識範囲の拡大に伴い、徐々に正中へと食器を寄せていきましょう。

▼半側空間無視患者の食事介助（一例）　　　　▼半側空間無視患者の食事での環境調整

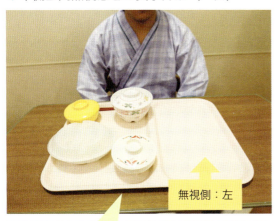

無視側：左

無視側と反対側に食器を寄せて置くと、ストレスを感じにくい

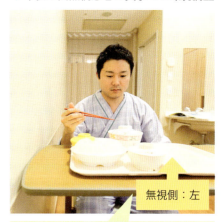

無視側：左

無視側と反対側に壁などを設置し、反対側からの刺激を軽減させるのも有効

刺激の方向をコントロールします。

4. よくある合併症　こんな症状も多くみられる！

❶ 身体失認

症状
- 障害側の空間だけでなく、自分の半身の認識が病的に低下、あるいは無視する状態をいいます。

例
- 臥床の際、麻痺側の手を自分の体の下敷きにしていても気づかない・気にしないことがあります。
- 「左手を挙げてください」と言ったときに右手を挙げる、などがあります。

❷ 病態失認

感覚障害の影響も考えられるので注意！

症状
- 麻痺などがあっても、その症状を無視したり否認する状態をいいます。

例
- 麻痺があり、自力での歩行が困難な状態にもかかわらず、「歩ける」「車を運転して帰る」などの発言をします。
- 立位保持に介助が必要でも、「できると思った」と転倒を繰り返します。

❸ 身体失認・病態失認のアプローチ

- 歩行や移乗時は、麻痺側への注意を促し、障害物を除去するなど環境を整えます。
- 身体失認では、麻痺が重度であれば臥床時に麻痺側上肢の巻き込みを予防するため、クッションなどを使いポジショニングをします。
- 更衣動作などADL指導を通して、健側の手で麻痺側に触れてもらうなどして、自己の身体状況について認識ができるようはたらきかけます。

> **注意**
> 患者が自身の能力を認識していない場合があるため、転倒には注意が必要です。

▼ポジショニングの例

不良肢位

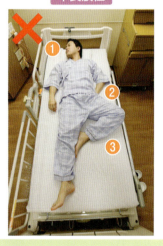

❶頭部が一側に回旋している
❷麻痺側上肢が体幹の下敷きになっている
❸麻痺側下肢が外側に開いている

左記の3点を改善！

良肢位

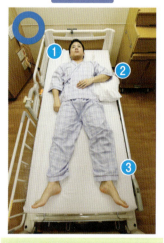

頭部・上下肢が安定して床面に接するように、クッションなどを使用して調整する

肩関節の脱臼にも注意！

注意障害

1. 注意障害とは
- 周囲からの複数の刺激に対して、適切な刺激に目を向けたり、重要な刺激に集中を持続したりすることができなくなる状態です。

2. スクリーニング評価
- 机上評価では、trail making test（TMT）やRating Scale of Attentional Behavior（RSAB）などの簡便な評価方法もあります。
- ADL上での観察も重要です。

▼TMT

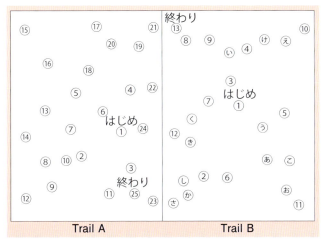

評価の方法
Trail A：1から順番に線で結んでいく
Trail B：数字と文字を交互に結んでいく

原寛美監修：高次脳機能障害の評価．高次脳機能障害ポケットマニュアル第2版，医歯薬出版，東京，2011：57．より引用

▼RSAB

①眠そうである（活力に欠けて見える）
②すぐに疲れる
③動作速度が遅い
④言葉での反応が遅い
⑤頭脳的ないし心理的な作業（例えば計算など）が遅い
⑥言われないと何事も継続できない
⑦長時間（15秒間以上）宙を見つめている
⑧1つのことに注意を集中するのが困難である
⑨すぐに注意散漫になる
⑩同時に2つ以上のことに注意を向けることができない
⑪注意をうまく向けられないためにミスをする
⑫何かをする際に細かいことが抜けてしまう（誤る）
⑬落ち着きがない
⑭1つのことに長く（5分間以上）集中して取り組めない

評価の方法
- 各項目（①〜⑭）がみられる頻度を5段階（0：まったくない〜4：常にみられる）で評価する
- 合計点は0〜56点

網本和編：PT・OTのための高次脳機能障害ABC．文光堂，東京，2015：30．より引用

3. 注意障害のアプローチ

- 注意障害に対するアプローチとして、<mark>注意機能自体に対するアプローチ</mark>と環境調整などにより<mark>問題の生じにくい調整を行うアプローチ</mark>の大きく2つに分けられます。

❶ 1つの動作から指導する

- 複数のことを説明しても、混乱するばかりで実行できません。
- 例えば、食事なら「ご飯を一口食べてみましょう」と説明し、飲み込みが終わったら「次はおかずを食べてみませんか？」と、<mark>1つの動作に区切りをつけながら</mark>指導を行います。

❷ 短時間でポイントをおさえて指導する

- 注意障害がある患者は、集中時間が短くなります。<mark>短時間の指導を繰り返す</mark>ことで動作の獲得につながります。

❸ 環境を調整する

- <mark>できる限り刺激を少なく</mark>し、患者が動作に集中しやすく、注意がさまざまな方向に向かないように環境を調整します。

▼注意障害のある患者の食事環境調整（一例）

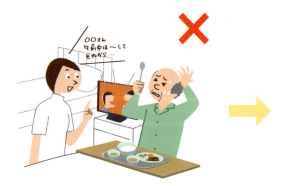
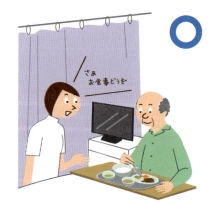

- 食事の際、テレビや周囲の音で集中できず、時間がかかったり、手が止まる
- テレビを消す、カーテンを引くなど、目の前の刺激を減らす

記憶障害

1. 記憶障害とは
- 記憶には、短期記憶・長期記憶などいくつかの分類がありますが、そのいずれかにおいて、==発症以前あるいは発症後などの記憶が曖昧で思い出すことができない状態==をいいます。

2. スクリーニング評価
- 病棟での日常生活で、以下のような症状がみられます。
    - ・日付・場所などの見当識が覚えられず、検査や食事などを行ったことを忘れている
    - ・自室のベッドの位置やトイレとの位置関係が覚えられない

3. 記憶障害のアプローチ
- 記憶障害自体に対するアプローチと、病棟でも行うことができる環境調整があります。
- 環境調整としては、自室・ベッド・トイレなどに目印をつけ、間違いがないように工夫します。
- ベッドサイドに見当識などを書いた紙を貼り、常に確認できるようにします。またスケジュールノートなどを使用し、患者自身で1日のスケジュールを確認しながら行動するなどの代償手段を獲得する方法もあります。

▼ベッドサイドに貼ってあるスケジュール（小倉記念病院の例）

時間	1日の予定	実際に行ったらチェック
8:00	朝食	○
9:00	リハビリ	○
12:00	昼食	○
13:00	面会	妻・母が来た
⋮	⋮	⋮

氏名：　　日時：　　　　　　　　　　様

今日は
平成　年　月　日
小倉記念病院
に入院中です。

少し忘れっぽくなっていますので注意してください。

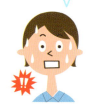

覚えてほしいことを、クイズのように出してはいけません。

POINT
- 作業療法士（OT）の検査結果を情報共有し、生活にどう影響するのかを考えることが大切です。
- ADL場面のどこでエラーが起こっているのかを観察し、どのように援助すればよいかを検討していきましょう。

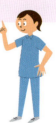

家族が障害を理解できるように、実際の生活場面を通して説明したり、援助場面に参加してもらうとよいです。

文献
1．小山珠美，所和彦監修：脳血管障害による高次脳機能障害 ナーシングガイド第3版．日総研，東京，2008．
2．原寛美監修：高次脳機能障害に対するリハビリテーションの骨子．高次脳機能障害ポケットマニュアル第2版，医歯薬出版，東京，2011：85．
3．原寛美監修：高次脳機能障害の評価．高次脳機能障害ポケットマニュアル第2版，医歯薬出版，東京，2011：57．
4．網本和：PT・OTのための高次脳機能障害ABC．文光堂，東京，2015．
5．長﨑重信監修：高次脳機能障害作業療法学 第2版．メジカルビュー社，東京，2016．

4 嚥下障害

嚥下障害のスクリーニング評価

- 脳卒中では、急性期に嚥下障害を70%程度の例で認めるとされています。そのため、脳卒中発症後はすみやかに、嚥下障害のスクリーニングを行うことが推奨されています。
- ベッドサイドで簡易的にできるスクリーニングには、反復唾液嚥下テスト（repetitive saliva swallowing test：RSST）、改訂水飲みテスト（modified water swallowing test：MWST）、フードテスト（food test：FT）などが標準化されており、初期評価には有効です。
- 一般的に、絶食期間が長くなれば嚥下機能が廃用により低下することに加え、脳卒中発症により嚥下に関与する神経が障害を受けることで、さらに嚥下障害は重篤となります。そのため、脳卒中発症後の嚥下障害スクリーニングは重要です。

> 当院の経管栄養プロトコルでは、プロバイオティクス（酪酸菌製剤、ミヤBM®）とプレバイオティクス（PHGG含有栄養剤、アイソカルサポート®）をベースに栄養管理を実施します。

▼脳卒中栄養プロトコル（小倉記念病院）

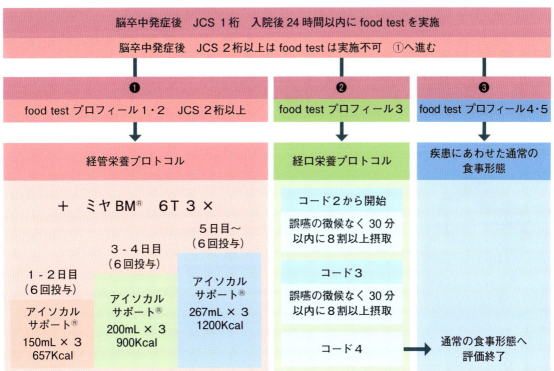

小倉記念病院脳卒中センター（2017.08改定）作成

1. 反復唾液嚥下テスト（RSST）

- 原法は触診のみですが、聴診器での嚥下音の確認と触診を併用すると評価が正確になります。
- 誤嚥症例を同定する感度は0.98、特異度は0.66と報告されています。
- 判定で、口頭指示理解が不良な場合は「判定不可」となります。例えば、「手を上げて」などの指示に従えなければ「判定困難」とみなします。

▼RSSTの方法

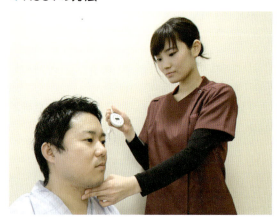

方法
① 示指（第2指）と中指（第3指）で甲状軟骨を触知し、30秒間に何回空嚥下が行えるかを数える
② 喉頭隆起が完全に中指を乗り越えた場合に1回と数える

判定
30秒間に3回未満の場合は「テスト陽性」、すなわち「問題あり」と判定

2. 改訂水飲みテスト（MWST）

- 3 mLの冷水を嚥下してもらい、誤嚥の有無を判定するテストです。
- カットオフ値を3点とすると、誤嚥有無判別の感度は0.70、特異度は0.88とされています。

POINT
口腔内に水を入れる際に咽頭に直接流れ込むのを防ぐため、舌背には注がずに、必ず口腔底に水を入れてから嚥下してもらいます。

▼MWSTの方法

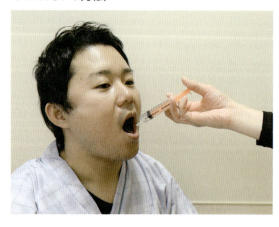

方法
① 3 mLの冷水をシリンジにとり、口腔底に入れる
② その水を嚥下してもらい、誤嚥の有無をみる

判定（MWST評価基準）

1点	嚥下なし、むせる and/or 呼吸切迫
2点	嚥下あり、呼吸切迫
3点	嚥下あり、呼吸良好、むせる and/or 湿性嗄声
4点	嚥下あり、呼吸良好、むせなし
5点	4に加え、反復嚥下が30秒以内に2回可能

＊評点が「4点」以上であれば、最大でさらに2回繰り返し、最も悪い場合を評点とする

3. フードテスト（FT）

- 茶さじ1杯（約4g）のプリンやゼリーを食べてもらい評価するテストで、嚥下後の口腔内残留が評価の対象となる点がMWSTと異なります。
- カットオフ値を4点とすると、誤嚥有無判別の感度は0.72、特異度は0.62と報告されています。

▼FTの方法

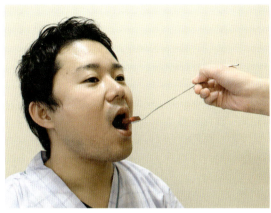

方法
①茶さじ1杯（約4g）のプリンを口腔内に入れる
②嚥下後の口腔内残留をみる

判定（FT評価基準）

1点	嚥下なし、むせる and/or 呼吸切迫
2点	嚥下あり、呼吸切迫
3点	嚥下あり、呼吸良好、むせる and/or 湿性嗄声、口腔内残留中等度
4点	嚥下あり、呼吸良好、むせなし、口腔内残留ほぼなし
5点	4に加え、反復嚥下が30秒以内に2回可能

嚥下機能の評価

- 患者の嚥下機能は、経時的に変化を観察していく必要があります。
- 嚥下機能を示す尺度としてはいくつかありますが、ここでは、摂食・嚥下能力グレードを紹介します。

▼摂食・嚥下能力グレード

Ⅰ 重症 経口不可	Grade 1	嚥下困難または不能、嚥下訓練の適応なし
	Grade 2	基礎的嚥下訓練のみ適応あり
	Grade 3	条件が整えば誤嚥は減り、摂食訓練が可能
Ⅱ 中等度 経口と補助栄養	Grade 4	楽しみとしての摂食は可能
	Grade 5	一部（1～2食）経口摂取
	Grade 6	3食経口摂取＋補助栄養
Ⅲ 軽症 経口のみ	Grade 7	嚥下食で、3食とも経口摂取
	Grade 8	特別に嚥下しにくい食品を除き、3食経口摂取
	Grade 9	常食の経口摂取可能、臨床的観察と指導を要する
Ⅳ 正常	Grade 10	正常の摂食・嚥下能力

藤島一郎：脳卒中の摂食・嚥下障害. 医歯薬出版，東京，1993. より引用

食事の姿勢・体位の調整

- 嚥下障害患者においては、食事形態の調整と食事摂取時の姿勢の調整が重要となります。
- 嚥下障害が重症な患者の食事摂取時は、ベッド上臥位で最も安全な姿勢として推奨されている<mark>リクライニング位30°・顎を少し引いた頸部前屈位</mark>で経口摂取を行います。
- リクライニング位30°で誤嚥がなければ、徐々にリクライニングの角度を上げていき、通常の食事の姿勢である座位での食事摂取をめざします。

▼安全で嚥下しやすい姿勢

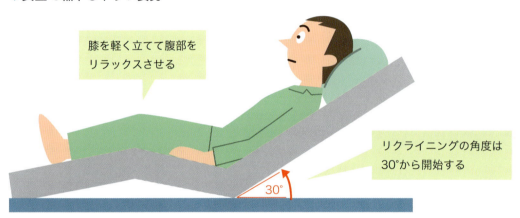

▼リクライニングの角度による食塊の咽頭通過速度の違い

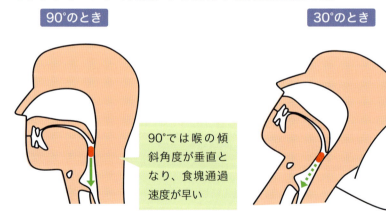

脳卒中が原因の嚥下障害の種類

- 嚥下反射、咳嗽反射の中枢は脳幹部の延髄にあり、ほかにも多くの脳神経が嚥下運動に関与します。
- 脳卒中により引き起こされる嚥下障害は、①一側性の核上性障害（大脳病変）、②両側性の核上性障害（偽性球麻痺）、③核性障害（球麻痺）、の大きく3つに分類され、それぞれに特徴があります。

▼摂食・嚥下障害を起こす脳卒中

1. 一側性の核上性障害（大脳病変）
- 急性期に意識障害を伴うような脳卒中では、病巣部位にかかわらず嚥下障害を伴っています。脳卒中の嚥下障害では最も多くみられます。

2. 両側性の核上性障害（偽性球麻痺）
- 偽性球麻痺とは両側性の核上性障害であり、嚥下障害が生じます。しかし、脳神経核自体の障害はないため、嚥下反射が残っていることが期待できます。

▼一側性の核上性障害

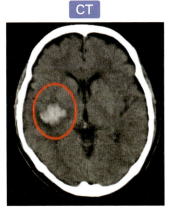

- 右被殻出血

▼両側性の核上性障害（偽性球麻痺）

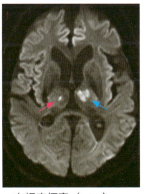

- 右視床梗塞（→）
- 左視床梗塞（→）

3. 核性障害（球麻痺）

- 核性障害（球麻痺）とは、<mark>延髄から出ている脳神経の障害による運動麻痺</mark>です。
- 中心症状は嚥下障害と構音障害で、嚥下筋の萎縮が著明となります。<mark>ワレンベルグ症候群</mark>が有名です。
- 完全な球麻痺では、<mark>嚥下反射が消失</mark>します。

▼核性障害（球麻痺）

- ワレンベルグ症候群は、延髄外側部分が障害を受けることで発症する。延髄の外側には温痛覚にかかわる神経、眼球に対しての交感神経、嚥下・発声にかかわる神経が存在しており、これらのはたらきが障害を受ける

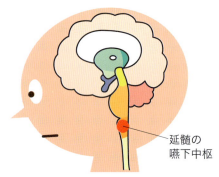
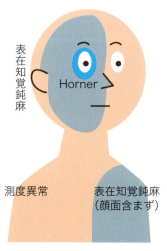
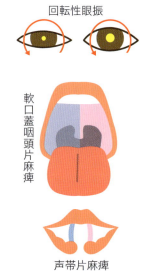

▼脳梗塞（右延髄外側）の例

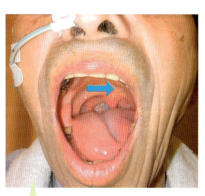
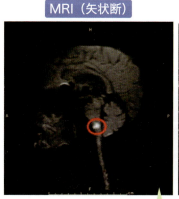
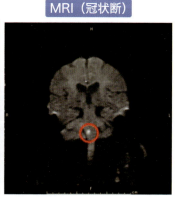

「アー」と発声させると、咽頭後壁が患側（右）から健側（左）に向かって引っ張られる（→）

カーテンを引くのに似ていることから、「カーテン徴候」といわれます。

右延髄外側に病変（梗塞）あり

5 脳卒中後うつ病とアパシー

脳卒中後うつ病（PSD）

- 一般的に、うつ病とは気分がひどく落ち込んだり、何事にも興味を持てなくなり、強い苦痛を感じ、日常生活にまで支障が現れる状態をいいます。
- 脳卒中後うつ病（post-stroke depression：PSD）とは、**脳卒中後に発症する、気分の障害に基づいた活動の低下が認められる状態**です。
- 脳卒中の治療上で問題となることは、PSDは脳障害の機能回復に対する阻害因子となり、また、リハビリテーションを進めるうえで大きな障害となるため、早期発見が必要です。

1. 背景因子

- 一般的にうつ病は、**女性・高齢者に多い**傾向にあり、PSDも同様の傾向にあります。
- **既往歴にうつ病がある場合や家族歴**に注意が必要です。

▼脳卒中後うつ病（PSD）発症のイメージ

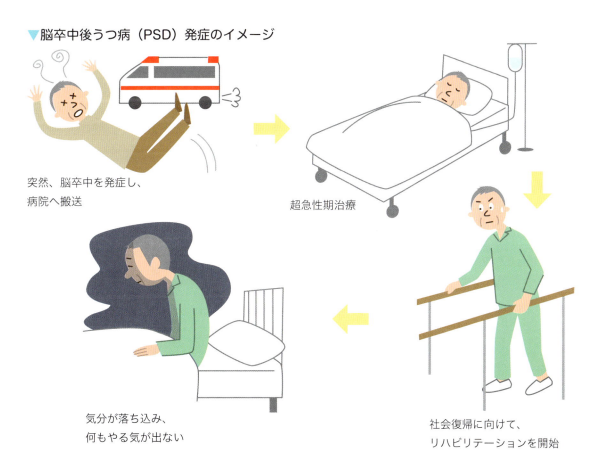

突然、脳卒中を発症し、病院へ搬送

超急性期治療

社会復帰に向けて、リハビリテーションを開始

気分が落ち込み、何もやる気が出ない

2. 症状発現部位

- 脳卒中の病変の場所としては、以前より左の前方に病変のある患者がうつ状態になりやすいといわれています。
- 『脳卒中治療ガイドライン』[1]によると、損傷部位とうつの頻度に有意な関係はなかったとあり、現在における見解となっています。

▼症状発現部位でみるPSDを発症する割合（側脳室体部での水平断）

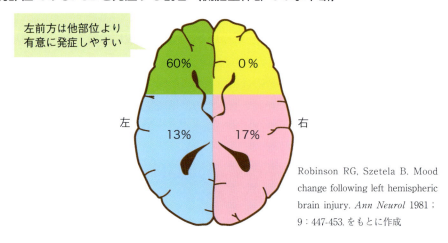

左前方は他部位より有意に発症しやすい

Robinson RG, Szetela B. Mood change following left hemispheric brain injury. *Ann Neurol* 1981；9：447-453. をもとに作成

3. 発症時期

- 脳卒中発症後3～6か月で、うつ病の頻度や程度が最も高くなり、その後は一度減少して再び増加するといわれています。
- 脳卒中発症後より、麻痺などの機能障害を受容していくことが求められ、心理的に不安定な状態となります。一般的には、リハビリテーションが進み、麻痺などの神経症状が次第に安定し、家庭や職場に復帰したころにPSDを発症しやすくなります。

4. 症状

- 脳卒中後のうつ状態の初期症状として比較的よくみられるものは、頭痛、めまい、食欲不振、不眠、倦怠感などの自覚症状や不定愁訴の出現です。
- これらは、脳卒中発症後のさまざまな症状と同じであることから、身体疾患の症状としてとらえられやすく、見逃されてしまうことが多いです。

▼うつ状態の症状（DSM-IVに準ずる）

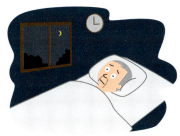
不眠・睡眠過多

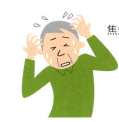
焦燥・感情失禁

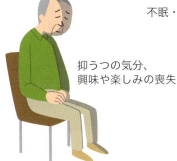
抑うつの気分、興味や楽しみの喪失

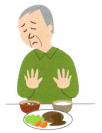
食欲不振・過食

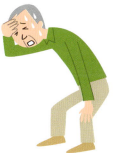
易疲労、気力の減退

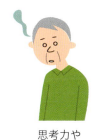
思考力や集中力の低下

5. うつ状態と間違われやすい病態

- うつ病との鑑別が必要なものに、せん妄と認知症があります。
- アルツハイマー型認知症は、徐々に発症し、見当識障害・短期記憶障害が主症状であるのに対し、うつ病ではこれらの症状はありません。

> **注意**
> アルツハイマー型認知症や血管性認知症は、精神症状であるアパシーを発症するため注意が必要です。

▼せん妄と認知症の違い

疾患	せん妄	認知症	うつ病
基本症状	注意・意識障害	認知機能障害	気分の障害、認知機能の低下なし
発症のしかた	急激	緩徐	急激
動揺性	多い、夜間や夕方に悪化	少ない	午前中に調子が悪い
感情変化	感情失禁、興奮など起伏が激しくなる	感情鈍麻	悲哀、むなしさ
睡眠障害	あり	まれ	あり
身体疾患	多い	ときにあり	多い
薬物の関与	しばしばあり	少ない	しばしあり

脳卒中後のアパシー（無感情）

- アパシーとは、==感情、情動、興味、関心が失われた心理的状態で、意欲の障害を表すもの==として用いられています。精神科領域と神経内科領域では見解の違いがみられます。
- アルツハイマー型認知症や血管性認知症で、頻度の高い症状です。しかし、アパシーでは、うつ状態にみられる悲哀感情や希死念慮はほとんど認められません。

PSDとアパシーの治療

- PSDやアパシーは、==早期に気づくこと==が大切です。
- 脳血管障害に対する再発予防の治療とともに、早期に三環系抗うつ薬、選択的セロトニン再取り込み阻害薬（selective serotonin reuptake inhibitors：SSRI）、セロトニン・ノルアドレナリン再取り込み阻害薬（serotonin and norepinephrine reuptake inhibitors：SNRI）などの==抗うつ薬による治療が不可欠==です。
- リハビリテーションについては、重度の場合は無理せず休養し、軽い運動から始めるよう考慮する必要があります。軽度から中等度の場合、ある程度の有酸素運動が有効といわれています。
- アパシーでは、うつ病とは異なり、休養ではなく、レクリエーションを含めたアプローチが必要になります。
- 脳卒中後では、失語や構音障害によるコミュニケーションの難しさや、麻痺により身体が不自由になることで、障害受容の過程で気分が落ち込むことが考えられます。治療が必要な症状であるか、慎重に区別する必要があります。
- 実際の臨床場面では、明らかに気分が落ち込んでいる状態やリハビリテーションが進まない状況で発見されることがあります。
- 家族からの情報や日常生活の様子に注意し、変化がみられた場合は、早期に専門家への受診を心がけるよう指導しましょう。

> 常に患者への共感と支持が必要です。

文献
1．日本脳卒中学会脳卒中ガイドライン委員会編：脳卒中治療ガイドライン2015［追補2017対応］．協和企画，東京，2017：19．

看護実践 編

4章

脳卒中に使用される薬剤の知識

ここでは、脳卒中に対して行われる薬物療法として、「脳梗塞急性期・慢性期」「脳出血」「くも膜下出血」で使用される薬剤について解説します。

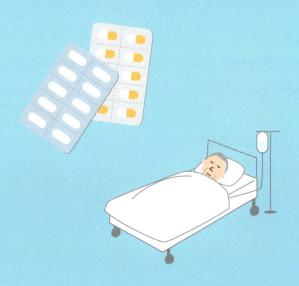

① 脳梗塞の薬物療法

急性期の薬物療法

- 脳梗塞急性期は脳梗塞が拡大したり、再発する危険性があります。この時期を乗り越えるため、薬剤による治療を行います。

▼脳梗塞急性期に使用される薬剤[1-4]

分類	一般名（商品名）	作用	適応	注意事項
血栓溶解薬	アルテプラーゼ（グルトパ®、アクチバシン®）	血栓を溶解する	虚血性脳血管障害急性期（原則、発症後4.5時間以内、→p.55参照）	出血性脳梗塞、脳出血、皮下出血、消化管出血などに注意
脳浮腫治療薬	高張グリセロール（グリセオール®）	脳浮腫を改善し脳血流量を増加させる	頭蓋内圧亢進、頭蓋内浮腫	塩化ナトリウムを含有するため、過剰に注意
	D-マンニトール（マンニットール）	浸透圧利尿作用で脳浮腫を改善する	脳圧降下および脳容積の縮小を必要とする場合	−
抗凝固薬	アルガトロバン水和物（ノバスタン®、スロンノン®）	トロンビンに拮抗して抗凝固作用を示す	発症後48時間以内の脳血栓症急性期（ラクナ梗塞は除く）アテローム血栓性脳梗塞（塞栓症は禁忌　ただし、ヘパリン起因性血小板減少症の患者を除く）	脳梗塞が広範囲で出血性梗塞になる危険性が高い場合には、急性期に抗血小板薬や抗凝固薬を使用しない
	ヘパリン	アンチトロンビンⅢと結合し、抗凝固作用を示す	血栓塞栓症	
抗血小板薬	オザグレルナトリウム（カタクロット®、キサンボン®）	血小板凝集を抑制する	急性期の血栓症（心原性脳塞栓症を除く脳梗塞）（発症5日以内に開始）	
	アスピリン		発症早期の脳梗塞（発症48時間以内に開始）	
	抗血小板薬2剤併用（アスピリンとクロピドグレルなど）		発症早期の心原性脳塞栓症を除く脳梗塞もしくは一過性脳虚血発作（TIA）	
脳保護薬	エダラボン（ラジカット®）	脳細胞の酸化的傷害を抑制する	発症24時間以内の脳梗塞（血栓症・塞栓症）	腎機能障害のリスク（重篤な腎機能障害のある患者は禁忌）

1. 血栓溶解療法[1, 2]

- 血栓溶解薬のアルテプラーゼ（rt-PA）は、発症から4.5時間以内に治療可能な虚血性脳血管障害に使用されます。治療決定のための除外項目、慎重投与項目が適正治療指針[2]に定められています。
- 発症後4.5時間以内であっても、治療開始が早いほど良好な転帰が期待できるため、患者が来院した後、少しでも早く投与を始めることが推奨されています。

詳しい治療法については、p.53を参照！

> **注意**
> 治療開始後は、出血性脳梗塞などの頭蓋内出血に注意する必要があります。そのため血圧モニタリングを頻回に行い、収縮期血圧180mmHgまたは拡張期血圧105mmHgを超えないよう、降圧薬を使用します。

慢性期の薬物療法

- 脳梗塞慢性期の治療は、**内服薬による再発予防**が基本です。

1. 生活習慣病[1]

- 脳梗塞の発症に対する危険因子として、高血圧、糖尿病、脂質異常症などが挙げられます。食事療法、運動療法とあわせて薬物療法を行います。
- 再発予防の目標血圧は、**140/90mmHg未満**が推奨されます。糖尿病ではHbA1cを指標とした血糖コントロールを行います。脂質異常症にはスタチン系薬剤やエイコサペンタエン酸（eicosapentaenoic acid：EPA）製剤の使用が推奨されます。
- 脂質管理の目標は、LDLコレステロール120mg/dL未満、HDLコレステロール40mg/dL以上、中性脂肪150mg/dL未満が推奨されています。

2. 再発予防の抗血小板療法[1]

- 非心原性脳梗塞（アテローム血栓性脳梗塞、ラクナ梗塞など）の再発予防には、**抗血小板薬**が推奨されます。
- 心原性脳塞栓症の再発予防では、抗血小板薬ではなく**抗凝固薬が第1選択薬**となります。ただし、ワルファリンや直接作用型経口抗凝固薬（direct oral anticoagulant：DOAC）が禁忌の患者のみ、アスピリンなどの抗血小板薬を投与するよう勧められています。

▼非心原性脳梗塞に使用される抗血小板薬[1,4]

一般名（商品名）		特徴・注意事項
アスピリン		・アスピリン喘息患者には禁忌 ・消化性潰瘍の既往がある患者には、PPIの併用を考慮する
チエノピリジン系	クロピドグレル硫酸塩（プラビックス®）	・血栓性血小板減少性紫斑病、無顆粒球症、重篤な肝障害などの副作用が発現することがあるため、投与開始後2か月間は、2週間に1回程度の血液検査などを実施する ・クロピドグレルは遺伝子多型による効果減弱の可能性がある ・クロピドグレルはチクロピジンに比べ有害事象が少ない
	チクロピジン塩酸塩（パナルジン®）	
シロスタゾール（プレタール®）		・頭痛、動悸、頻脈の副作用の可能性があり、少量から開始する場合がある

3. 再発予防の抗血栓療法（心原性脳塞栓症）[1,5]

- 非弁膜症性心房細動をもつ脳梗塞またはTIA患者の再発予防には、抗凝固薬の**DOACやワルファリン**が勧められています。
- DOACは、ワルファリンに比較して重篤な出血合併症が少ないので、これらの薬剤の選択をまず考慮します。
- ワルファリンは、リウマチ性心臓病、拡張型心筋症、機械人工弁をもつ患者では第1選択となります。

▼ 抗凝固薬[1,4,5]

一般名（商品名）		特徴・注意事項
ワルファリン（ワーファリン）		・定期的なPT-INR測定が必要 ・僧房弁狭窄症や人工弁ではPT-INR 2.0〜3.0 ・非弁膜症性心房細動の患者では70歳未満はPT-INR 2.0〜3.0、70歳以上ではPT-INR 1.6〜2.6 ・ビタミンK含有製剤はワルファリンの効果を減弱するため禁忌 ・ビタミンKを多く含む食品（納豆、青汁、クロレラ食品など）を摂取しないように指導する
DOAC	ダビガトランエテキシラートメタンスルホン酸塩（プラザキサ®）	・1日2回服用 ・腎機能が低下した患者やP糖タンパク阻害薬（ベラパミル塩酸塩やアミオダロン塩酸塩など）を併用している場合は減量が必要 ・70歳以上や消化管出血の既往を有する患者も減量を考慮する ・イトラコナゾール（経口抗真菌薬）は併用禁忌 ・中和薬あり（→p.230参照）
	リバーロキサバン（イグザレルト®）	・1日1回服用 ・腎機能に応じた用量調節が必要 ・HIVプロテアーゼ阻害薬、アゾール系抗真菌薬の併用は禁忌
	アピキサバン（エリキュース®）	・1日2回服用 ・以下の基準のうち2項目に該当する場合は減量する 　①80歳以上、②体重60kg以下、③血清クレアチニン1.5mg/dL以上 ・併用禁忌薬なし
	エドキサバントシル酸塩水和物（リクシアナ®）	・1日1回服用 ・体重や腎機能、P糖タンパク阻害薬（ベラパミル塩酸塩やアミオダロン塩酸塩など）の併用の有無による用量の適正化が必要 ・併用禁忌薬はなし

2 脳出血の薬物療法

降圧療法[1]

- 脳出血急性期の血圧は、できるだけ早期に収縮期血圧140mmHg未満への降圧が推奨されています。
- 急性期には、**カルシウム拮抗薬のニカルジピン塩酸塩やジルチアゼム塩酸塩、硝酸薬であるニトログリセリン**の微量点滴静注を使用します。注射による降圧治療は可能な限り短期間とし、すみやかに経口投与に切り替えます。
- 経口降圧薬は、カルシウム拮抗薬、ACE阻害薬、アンジオテンシンⅡ受容体拮抗薬（angiotensin Ⅱ receptor blocker：ARB）、利尿薬が推奨されています。

抗脳浮腫[1]

- 脳浮腫や頭蓋内圧亢進が示唆される患者には、**脳浮腫治療薬（高張グリセロール、D-マンニトール）**を投与します（→p.59参照）。

止血薬[1]

- 脳出血の急性期に対して、**血管強化薬のカルバゾクロムスルホン酸ナトリウム水和物や抗プラスミン薬のトラネキサム酸**を使用することがあります。

けいれんに対する薬物療法[1]

- 脳出血では4～18％にけいれん発作を合併します。けいれん治療としては、抗てんかん薬の**レベチラセタム（イーケプラ®）やラモトリギン（ラミクタール）**を第1選択薬として使用します。

> **POINT**
> ラモトリギンは、重篤な皮膚障害が報告されているので、発熱、口唇・口腔粘膜びらん、目充血などもあわせて観察します。

▼脳出血で使用される代表的な薬剤[1,4]

	一般名（商品名）	特徴・注意事項
止血薬	カルバゾクロムスルホン酸ナトリウム水和物（アドナ®）	・細血管に作用して、血管透過性亢進を抑制し、血管抵抗値を増強する
	トラネキサム酸（トランサミン®）	・プラスミンのはたらきを阻止し、抗出血効果を示す
抗けいれん薬	レベチラセタム（イーケプラ®）	・注射剤と経口剤がある ・腎機能に応じて減量が必要 ・傾眠、皮膚障害に注意する
	ラモトリギン（ラミクタール®）	・導入後、維持容量まで漸増するが、併用薬の有無により投与量が異なることに注意する

抗血栓療法中の脳出血に使用する薬剤[1]

- 抗血栓療法中に合併した脳出血では、原則として==抗血栓薬を中止==します。
- ワルファリン内服中の場合は、血液製剤とビタミンK製剤の投与により、可能な限りすみやかにPT-INRを正常化します。血液製剤としては、プロトロンビン複合体（ケイセントラ®）が2017年より使用可能となりました。
- ダビガトラン内服中の場合は、ダビガトラン特異的中和薬であるイダルシズマブ（プリズバインド®）が2016年から使用可能となりました。また血液透析も有効です。
- ダビガトラン以外のDOACには、現時点では拮抗薬はありません。内服早期の場合には経口活性炭による薬剤除去が有効です。
- ヘパリン使用に伴う症例に対しては、ヘパリン拮抗薬であるプロタミン硫酸塩の使用を考慮します。

3 くも膜下出血の薬物療法

- くも膜下出血の発症直後は、再出血を予防するために、十分な鎮痛、鎮静とともに、積極的に降圧薬を使用します。

降圧療法[6]

- 発症から脳動脈瘤処置までの破裂脳動脈瘤によるくも膜下出血では、すみやかに降圧します。ただし、重症で頭蓋内圧亢進が予想される患者、急性期脳梗塞や脳血管攣縮の併発患者では、血圧低下に伴い脳灌流圧も低下し、症状を悪化させる可能性があることに留意します。
- 急性期の薬物療法は、脳出血と同様です（→p.229参照）。
- 慢性期の血圧は140/90mmHg未満を目標とします。

脳血管攣縮予防[1]

- 脳血管攣縮を予防する目的で、ファスジル塩酸塩水和物、オザグレルナトリウムの全身投与を行います。また、ファスジル動注療法、ミルリノンの動注・静注療法を行うことがあります。
- 脳槽内血腫の早期除去を目的に、脳槽内にrt-PAやウロキナーゼの投与を行うことがあります。

抗脳浮腫[1]

- 脳浮腫や頭蓋内圧亢進が示唆される患者には、脳浮腫治療薬の高張グリセロール、D-マンニトールを投与します。

脳卒中に使用される薬剤の知識

▼くも膜下出血で使用される代表的な薬剤[1,3,4]

分類	一般名（商品名）	特徴・注意事項
降圧薬	ニカルジピン塩酸塩（ペルジピン®）	・強力な降圧作用をもつ ・降圧による反射性頻脈を起こす場合がある ・静脈炎の頻度が高いため、刺入部の観察が重要 ・酸性薬物でpHが高くなると析出する恐れがあり、配合変化に注意が必要
	ジルチアゼム塩酸塩（ヘルベッサー®）	・血管拡張作用および房室結節伝導時間の延長作用がある ・徐脈、完全房室ブロック、心不全、低血圧などに注意する
	ニトログリセリン（ミリスロール®）	・冠動脈拡張作用や前負荷軽減作用をもつため、心合併症患者に使用しやすい ・脳血管拡張作用があるため、頭蓋内圧の上昇の恐れがある
脳血管攣縮の予防・治療	ファスジル塩酸塩水和物（エリル®）	・高齢者、腎機能低下の患者では、過度の降圧をきたす場合がある
	オザグレルナトリウム（カタクロット®、キサンボン®）	・血小板凝集抑制作用があるため、出血傾向に注意する ・腎機能障害の出現に注意する
脳浮腫治療薬	高張グリセロール（グリセオール®）	・脳浮腫を改善し、脳血流量を増加させる
	D-マンニトール（マンニットール）	・浸透圧利尿作用で脳浮腫を改善する

文献
1. 日本脳卒中学会脳卒中ガイドライン委員会編：脳卒中治療ガイドライン2015［2017追補対応］．協和企画，東京，2017．
2. 日本脳卒中学会 脳卒中医療向上・社会保険委員会 rt-PA（アルテプラーゼ）静注療法指針改訂部会編：rt-PA（アルテプラーゼ）静注療法適正治療指針 第2版．2016．http://www.jsts.gr.jp/img/rt-PA02.pdf（2019. 1. 10. アクセス）
3. 病気とくすり2016 基礎と実践Expert's Guide．薬局67（4）増刊号，南山堂，東京，2016．
4. 各種添付文書
5. 日本循環器学会，日本心臓病学会，日本心電学会，日本不整脈学会編：心房細動（薬物）ガイドライン（2013年改訂版）．http://www.j-circ.or.jp/guideline/pdf/JCS2013_inoue_h.pdf（2019. 1. 10. アクセス）
6. 日本高血圧学会高血圧治療ガイドライン作成委員会編：高血圧治療ガイドライン2014．ライフサイエンス出版，東京，2014．

COLUMN NOAC or DOAC？

『脳卒中治療ガイドライン2015』では、非弁膜症性心房細動に対して使用する直接作用型経口抗凝固薬をnon-vitamin K antagonist oral anticoagulant（非ビタミンK阻害経口抗凝固薬）の略称としてNOACと表記しています。近年、国際血栓止血学会からDOAC（direct oral anticoagulant、直接作用型経口抗凝固薬）の名称が推奨されており、本書ではDOACと表記しています。

看護実践 編

5章

脳卒中の栄養管理と看護

脳卒中急性期は、さまざまな悪影響を予防し、すみやかな回復をめざすためにも、早期からの栄養管理が重要です。発症後に、摂食・嚥下障害などから食事摂取能力が低下することも多いので、多職種で連携しながら早期介入を図ります。

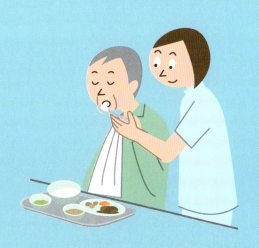

1 脳卒中の栄養管理

- ヒトが生命を維持するためには、必ず栄養補給を行わなければなりません。
- 脳卒中急性期においては救命が第一ですが、患者は数時間前まで食事を摂っており、消化管には異常がないことが多いので、治療開始後は**すみやかに栄養補給を行うことが必要**です。

栄養補給の遅れによる悪影響

- 栄養補給の時期が遅れると、創傷治癒の遅延、活動量・筋肉量の低下を招き、リハビリテーションの遅れや精神状態の悪化、褥瘡発症および悪化、嚥下障害、入院期間の延長など、その影響は非常に大きくなります。
- 特に高齢者やすでに栄養障害を有している患者では、栄養状態の低下がより顕著に現れます。
- 回復期病院でのリハビリテーションを効果的に行い、早期回復をめざすには、早期からの栄養管理を行うことが重要です。
- 長期絶食が続くと、腸管粘膜の萎縮を引き起こします。腸管絨毛には、外敵の侵入を防ぐリンパ管が多数存在し、免疫機能が存在します。腸管を使用しないと、この絨毛が萎縮し、体内へ腸内細菌の侵入が起こります。これを、バクテリアルトランスロケーションといいます。
- 腸管は体内最大の免疫器官であるため、機能維持に努めて自己免疫機能を高めることにより、感染症などのリスクを低減することができます。

> 無意味な絶食は避けるべきです。

POINT
脳卒中急性期では、意識障害や摂食・嚥下障害など、食事摂取能力が低下することが多いです。どのような栄養補給方法が可能であるか、**早期に多職種が連携して検討することが必要**です。

▼腸管使用の意義

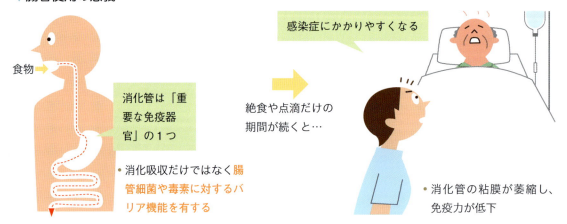

栄養プロトコル

- 当院での脳卒中栄養プロトコル（→p.215参照）を紹介します。

1 フードテストの実施

入院後、24時間以内にフードテスト（→p.217参照）を実施し、通常の食事摂取が可能か、摂食・嚥下障害により誤嚥を招きやすい状態か、嚥下が可能かを評価します。

2 評価の結果

【食事摂取が可能である場合】
- 患者の疾患に応じた食事提供（普通食、減塩食、糖尿病食、腎臓食など）を行います。

【嚥下状態に問題がある場合】
- 嚥下調整食2（→p.238参照）から開始し、モニタリングを行い、摂取可能であれば徐々にレベルを上げていきます。

【嚥下が可能でない場合】
- 経鼻胃管を挿入し、少量から早期に経腸栄養を開始します。
- 循環動態が安定しない、嘔吐などのリスクが高い、消化管出血があるなど、早期に経腸栄養を開始できない場合や経腸栄養のみでは十分な栄養補給ができないときには、静脈栄養を行います。

栄養評価

- 『脳卒中治療ガイドライン2015』[1]では、脳卒中発作で入院したすべての患者で、栄養状態を評価するよう勧めています。病院や施設の状況に応じ、使用しやすい評価方法を選択しましょう。栄養評価の方法（一例）を以下に示します。

▼栄養評価の方法（一例）

- 主観的包括的アセスメント（subjective global assessment：SGA）
- 客観的評価（objective data assessment：ODA）
- MNF®（Mini-Nutrition Assessment）
- MNF®-SF（MNF®-short form）
- その他、身体計測値、血液生化学データ、病歴、問診　など

脳卒中の栄養管理と看護

必要栄養量の推定

- 栄養補給方法には経口摂取、経腸栄養、静脈栄養がありますが、どのくらいの栄養補給が必要なのか推定しなければ、過小あるいは過剰投与を引き起こします。
- 必要栄養量の計算を以下に示します。基礎疾患がある場合は、それを考慮します。基礎代謝(基礎エネルギー消費量〈BEE〉)は個人差が大きいため、体重の変化がないか、血液生化学検査に変化がないかなど、<mark>随時モニタリングを行い、変化にあわせて修正していく</mark>ことが最も大切です。

▼必要栄養量の推定

必要栄養量 = 基礎エネルギー消費量(BEE) × 活動係数 × ストレス係数
　　　　　　　↓

■ BEE の求め方

①Harris-Benedictの式

男性　BEE=66.47+13.75×W+5.0×H−6.76×A
女性　BEE=655.1+9.56×W+1.85×H−4.68×A
W:体重(kg)　H:身長(cm)　A:年齢(歳)

基礎代謝基準値(kcal/kg/日)

年齢	男性	女性
18〜29	24.0	22.1
30〜49	22.3	21.7
50〜69	21.5	20.7
70以上	21.5	20.7

②日本人の食事摂取基準
　BEE = 体重×基礎代謝基準値

③体重当たり25〜30kcal

■ 活動係数

寝たきり	1.0
ベッド安静	1.2
トイレ歩行	1.3
リハビリテーション	1.4

■ ストレス係数

手術	
超高度(膵頭十二指腸切除、肝切除、食道切除)	1.8
高度(胃全摘、胆肝切除)	1.6
中等度(胃亜全摘、大腸切除)	1.4
軽度(胆囊、総胆管切除、乳房切除)	1.2
外傷	
複合外傷(人工呼吸器使用)	1.5〜1.7
筋肉	1.25〜1.5
頭部	1.6
骨折	1.15〜1.3
熱傷	
0〜20%体表面積	1.0〜1.5
20〜40%体表面積	1.5〜1.85
40〜100%体表面積	1.85〜2.05
(熱傷範囲10%ごとに0.2ずつUP)	
感染症	
軽症	1.2〜1.5
重症(敗血症など)	1.5〜1.8
その他	
飢餓	0.7
褥瘡	1.2〜2.0
悪性新生物	1.1〜1.45
COPD	1.1〜1.3
ステロイド使用	1.6〜1.7
臓器障害(1臓器につき0.2ずつUP、4臓器以上は2.0)	1.2

生体のエネルギー代謝は、外気の温度や食物摂取状況、身体活動状況などにより変動しますが、これらの外的な影響を除いた<mark>安静時エネルギー代謝</mark>が基礎代謝と定義されます。

食事摂取時の注意点

- 食事を提供しても、摂取できていなければ、適切な栄養補給を行うことはできません。食事を摂取できているか、患者の疾患に応じた栄養必要量を確保できているか、管理栄養士とともに確認することが必要です。
- 食欲不振、麻痺などにより、エネルギーやタンパク質などの必要量が不足する場合や、栄養評価で「低栄養状態」と評価された場合、褥瘡や感染症がある場合などは、経口的栄養補助食品（oral nutrition supplementation：ONS）の使用も考慮します。
- 一方、間食や嗜好品などによるエネルギーや塩分の過剰摂取にも注意が必要です。高血圧は脳卒中の危険因子であり、減塩への意識をもつことが、再発予防に大切です。
- リハビリテーションが進むとともに活動量が増し、エネルギー必要量は増加していきます。摂取エネルギーが消費エネルギーを下回ると、消耗を招きます。食事内容の定期的な見直しが必要です。また、レジスタンス運動後には30分以内にBCAA（分岐鎖アミノ酸）補給を行うことで、筋肉増加効果があるといわれています。患者の体格や必要度、運動量にあわせて摂取を考慮してもよいでしょう。
- 食品のエネルギーは、糖質、脂質と体構成成分であるタンパク質によって決定されます。
- これらのエネルギーが代謝されるには、消化酵素やホルモンが必要です。ビタミンやミネラル、微量元素は代謝するための酵素や補酵素としてはたらきます。ビタミンは体内でつくることができない、もしくは微量しかつくることができないため、特に食事摂取が少ない患者では不足しやすい栄養素です。
- 糖質代謝にはビタミンB_1が不可欠です。高カロリー輸液の添付文書でみられるように、欠乏するとアシドーシスや神経障害を引き起こします。食事に置き換えると、白米や砂糖を多く摂取するときには、ビタミンB_1供給源となる食品（豚肉などの動物性タンパク質に多く含まれる）を摂る必要があります。
- 嚥下障害がある場合には、水分も摂取方法を考えなくてはならない大切な栄養素です。

▼ 6大栄養素

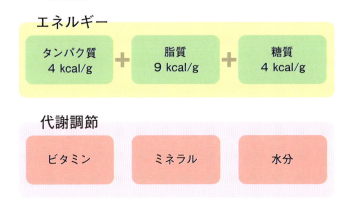

エネルギーの代謝には、ビタミン・ミネラル・水分も必要です

> **POINT**
> 食事の際、ご飯のみを食べる患者は、タンパク質やビタミン不足になっている可能性があります。副食を勧め、バランスよく栄養補給を行うようにアドバイスしましょう。

嚥下調整食摂取時の注意点

- 患者の摂食・嚥下障害レベルに応じた嚥下調整食を提供できているか、随時確認が必要です。

▼嚥下調整食のレベル（当院の例）

嚥下開始食

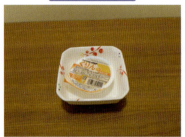

ゼリー食（1個）

嚥下調整食1

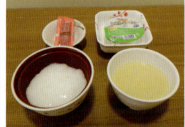

ゼリー・ムース食

嚥下調整食2

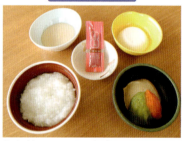

ミキサー・ペースト食

嚥下調整食3

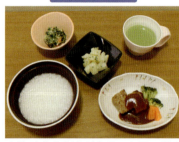

食塊形成や移送が容易、多量の離水がない

軽菜食

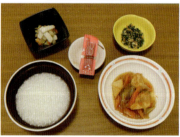

副菜は歯茎で噛める程度の固さ

▼日本摂食・嚥下リハビリテーション学会嚥下調整食分類2013

嚥下訓練食品0j
嚥下調整食1　嚥下訓練食品0t
嚥下調整食2-1
嚥下調整食2-2
嚥下調整食3
嚥下調整食4

嚥下機能に合わせた4つのレベルがあります。

2 栄養剤の投与

経腸栄養剤の選択

- 経腸栄養剤は、医薬品と食品に分けられます。
- さらに、窒素源の大きさがアミノ酸までのものが<mark>成分栄養剤</mark>、ペプチドまでのものが<mark>消化態栄養剤</mark>、タンパク質までのものが<mark>半消化態栄養剤</mark>の3種類に分かれます。

▼経腸栄養剤の分類

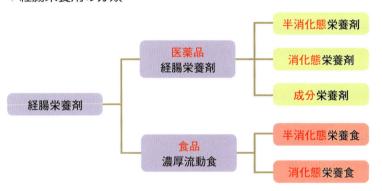

日本静脈経腸栄養学会編：静脈経腸栄養ガイドライン 第3版. 照林社, 東京, 2013：25. より引用

▼医薬品と食品の特徴の違い

	医薬品	食品
法規	薬事法	食品衛生法
保険適用	あり	なし
医師の処方	必要	不要
組成分類	成分栄養剤 消化態栄養剤の一部 半消化態栄養剤の一部	消化態栄養剤の一部 半消化態栄養剤の一部 天然濃厚流動食
診療報酬上の取り扱い	医薬品	入院時食事療養費
患者負担（入院時）	薬剤費に対する法定負担率	食事療養費の一部自己負担
患者負担（外来・在宅）	薬剤費に対する法定負担率	全額負担
費用請求	薬価請求	給食費請求

- 栄養剤の種類は、食品の栄養剤のほうが圧倒的に多く、一般的なものと、タンパク質や電解質調整、耐糖能障害用、免疫調整、BCAA補給、逆流防止、呼吸不全用、経口補食用飲料やゼリーなどがあり、患者の状態に応じて選択していきます。

▼栄養剤の種類（一例）

消化態栄養剤		
ペプタメン®AF、ペプタメン® スタンダード、ペプチーノ®、ハイネイーゲル®		
半消化態栄養剤		
一般用		メイバランス®、アイソカル®サポート、CZ-Hi、K-5S
特殊疾患用	糖尿病用	タピオン®α、ディムス、インスロー®グルセルナ®
	腎疾患用	リーナレン®LP、リーナレン®MP、レナウェル®A、レナジーbit、レナジーU
	肝疾患用	ヘパス、アミノレバン®ED
	免疫賦活	インパクト®、メイン®
	肺疾患用	プルモケア®
	逆流防止	ハイネ®ゼリー、PGソフト™、マーメッド®
その他（経口補助食品）		
飲料		ジューシオ®、すいすい、テルミール®スープ、ブイ・クレス、アルジネード®、ファインケア
ゼリー		エネルギーゼリー、ビタミンゼリー、アイソカル®ゼリー、プロテインゼリー

種類が非常に多いので、一例を紹介します。

経腸栄養剤投与時の注意点

- 早期経腸栄養では、下痢、嘔吐などのトラブルを起こしにくい栄養剤を選択します。
- 当院では、腸内環境を整え、免疫力を低下させないことを目的とし、食物繊維が含まれる半消化態栄養剤の使用と、乳酸菌の薬剤投与を行っています。ただし、腎機能低下による透析や高カリウム血症の有無があった場合は、患者の状態にあわせた栄養剤を使用します。開始後1週間程度で必要栄養量を確保できるように調整します（→p.215参照）。
- 『脳卒中治療ガイドライン2015』[1]では、一時的に経静脈栄養を行った後、経腸栄養に移行する際にはグルタミンが多い流動食を用いるほうが、小腸粘膜の回復が早いとされています。絶食期間が長期に及ぶときは考慮してもよいでしょう。
- 経腸栄養を始める際には、下痢を伴いやすいため、50～100mLの白湯を先に投与し、その後に経腸栄養を投与するほうがよいとされています。必要水分量から輸液による水分量と栄養剤による水分量を引いたものが追加水分量となります。患者により、その量は異なりますので、随時確認が必要です。その際に注意すべきことは「栄養剤の量＝水分量」ではありません。1mLが1Kcal、1.5Kcal、2Kcal、4Kcalの栄養剤は、それぞれ水分量が異なるため、必ず確認しましょう。
- 意識レベルの改善などにより、経口摂取が可能となれば、すみやかに開始します。
- 経口摂取は最も自然な栄養補給方法であり、脳相、胃相を刺激し、生理的な消化作用を促進します。
- 経口摂取での栄養補給が十分でない場合には経腸栄養と併用します。

▼経口摂取の意義

1. 摂取する栄養素の効果
   ビタミン、タンパク質、ミネラル、脂質、微量元素、炭水化物、食物繊維

2. 食べる、飲むなどの行為

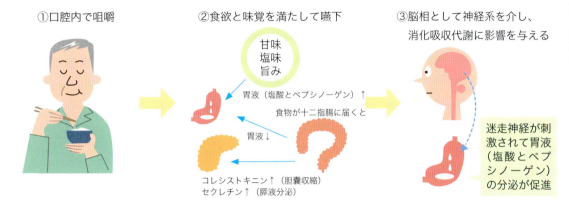

1. 経腸栄養開始後に生じる下痢

- 何が原因で下痢が起こっているのか、よくアセスメントし、対策を考えることが大切です。
- 下痢が原因となり、皮膚トラブルの発生につながります。皮膚を清潔に保つことはもちろん、予防的に肛門周囲に撥水剤の塗布を行うことも必要です。

下痢が起こる原因として、以下のことが考えられます。
- 投与速度・量
- 栄養剤の浸透圧、組成
- 細菌汚染
- 薬剤性の腸炎

など

2. 経腸栄養剤の逆流・誤嚥

- 経腸栄養剤の逆流とその誤嚥によって、重篤な肺炎を起こしたり、多量に誤嚥した場合に窒息が起こる場合があります。体位を整え、誤注入を防ぐポイントを確認することで合併症を予防することができます。

POINT

経腸栄養剤の投与時は、以下の点を確認する。
- **体位**：ギャッジアップ30〜45°
- **誤注入防止対策**：以下の3点を確認する
  ・胃内容物が吸引できるか？
  ・口腔内でチューブがとぐろを巻いていないか？
  ・聴診器で胃泡音が聞こえるか？

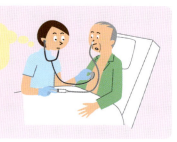

胃泡音は聞こえる？

末梢静脈栄養剤投与時の注意点

- 末梢静脈栄養剤のエネルギー量は100〜200kcalであり、食事に例えるとおにぎり1個分程度の栄養量しかありません。
- 生命維持のため、栄養補給は必須です。栄養補給が可能となった場合は、すみやかに補給方法を検討しましょう。

文献
1．日本脳卒中学会脳卒中ガイドライン委員会編：脳卒中治療ガイドライン2015［追補2017対応］．協和企画，東京，2017．
2．日本摂食・嚥下リハビリテーション学会医療検討委員会：日本摂食・嚥下リハビリテーション学会嚥下調整食分類2013．日摂食嚥下リハ会誌 2013；17（3）：255-267．

看護実践 編

6章

再発予防と退院支援

脳卒中が再発した場合、さらに重症になることも多いため、再発予防は重要です。患者と家族に向けて、生活習慣の見直しを含めた再発予防の指導を行いましょう。
退院後は、後遺症によって患者と家族の生活を再構築する必要があり、脳卒中急性期から退院支援を行うことが大切です。職種や施設間の垣根を越えて地域で連携し、患者・家族が「いつもの生活」に近づけるよう支援します。

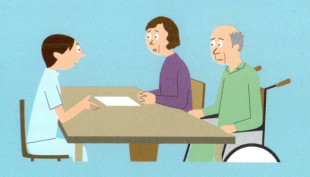

再発予防と退院支援

1 再発予防と退院指導

脳卒中と再発予防

- 脳卒中を一度起こした人は、原因となる生活習慣や基礎疾患をもっていることが多く、==脳卒中を再発するリスクが高い==といわれています。
- 脳卒中が再発すると、初発のときよりも重症であったり、重度の後遺症が残ることもあるため、==再発予防が重要==となります。再発予防には、生活習慣の改善が必要となり、看護師は患者の生活背景を把握し、それぞれの患者にあった生活指導をしていくことが重要です。

脳卒中の予防

- 脳卒中の予防には、一次予防と二次予防があります。
- 脳卒中を起こしたことのない人の発症予防を「一次予防」といい、生活習慣の見直しや環境の改善などにより脳卒中を予防します。また、健診などを受けることで危険因子を早く発見し、治療することが重要となります。
- 脳卒中を起こした患者の再発予防を「二次予防」といいます。二次予防においては、==生活習慣を改善し危険因子を管理すること、また服薬を継続すること==が重要となります。

▼脳卒中の危険因子

- 高血圧症
- 糖尿病
- 脂質異常症
- 心房細動
- 喫煙
- 飲酒
- 睡眠時無呼吸症候群（SAS）
- メタボリックシンドローム
- 慢性腎臓病（CKD）

> これらの危険因子を早期発見して、一次予防につなげます。

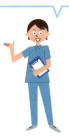

- 日本脳卒中協会は、脳卒中の予防啓発のための『脳卒中予防十か条』、脳卒中の再発予防のための『脳卒中克服十か条』を掲げています[1]。

244

▼脳卒中予防十か条（日本脳卒中協会）

1. 手始めに　高血圧から　治しましょう
2. 糖尿病　放っておいたら　悔い残る
3. 不整脈　見つかり次第　すぐ受診
4. 予防には　たばこを止める　意思を持て
5. アルコール　控えめは薬　過ぎれば毒
6. 高すぎる　コレステロールも　見逃すな
7. お食事の　塩分・脂肪　控えめに
8. 体力に　合った運動　続けよう
9. 万病の　引き金になる　太りすぎ
10. 脳卒中　起きたらすぐに　病院へ

日本脳卒中協会：市民の皆様へ，日本脳卒中協会ホームページ．http://www.jsa-web.org/citizen/85.html （2019.1.10.アクセス）

▼脳卒中克服十か条（日本脳卒中協会）

1. 生活習慣：自己管理　防ぐあなたの　脳卒中
2. 学　　　ぶ：知る学ぶ　再発防ぐ　道しるべ
3. 服　　　薬：やめないで　あなたを守る　その薬
4. かかりつけ医：迷ったら　すぐに相談　かかりつけ
5. 肺　　　炎：侮るな　肺炎あなたの　命取り
6. リハビリテーション：リハビリの　コツはコツコツ　根気よく
7. 社　会　参　加：社会との　絆忘れず　外に出て
8. 後　遺　症：支えあい　克服しよう　後遺症
9. 社会福祉制度：一人じゃない　福祉制度の　活用を
10. 再発時対応：再発か？　迷わずすぐに　救急車

日本脳卒中協会：脳卒中患者さんのための情報，日本脳卒中協会ホームページ．http://www.jsa-web.org/patient/242.html （2019.1.10.アクセス）

退院指導の方法

- 健康の維持・回復のためには、問題のある保健行動を改善していく必要があり、これを**行動変容**といいます。この行動変容が、患者教育・退院指導の主な目的となります。
- 行動変容のためには3つの条件があります。

▼行動変容のための3つの条件

1. 知識　何を行うべきか　その理由は何か
2. 意欲　そうしたいと望む気持ち
3. 技術　どのように行うか

1. 知識

- 患者は何を行うべきか、その理由は何かを知る必要があり、看護師は脳卒中という疾患について、生活習慣の改善方法、内服薬継続の必要性を説明し、指導する必要があります。『脳卒中予防十か条』に沿って説明していくと、患者にもわかりやすく説明ができます。
- コメディカルと連携し、例えば食生活については管理栄養士による栄養指導、運動についてはセラピスト（PT、OT、ST）による自宅で続けられる運動の指導、服薬管理については薬剤師による服薬指導を実施することも効果的な方法です。

2. 意欲

- 患者に知識を提供しても、指導内容を継続できなければ意味がありません。
- 指導後、患者が実際に行動を導入したり、行動継続の過程において重要となるのが**自己効力感**です。
- 自己効力感とは「目的とする結果を得るために必要な行動をうまく実行できる確信」と定義されており、この"できるかもしれない"という確信が、行動に移す意欲を促すとされています。

3. 技術

- 技術には無理なく行動を変えるためのわざ、知恵、コツなどが含まれます。そのなかの1つが「小さな目標設定」です。
- 例えば、生活習慣の改善として適度な運動が挙げられますが、健康増進のためには有酸素運動（30分のウォーキングを週3回行うなど）がよいとされています。しかし運動習慣のない人にとっては、実現できるのだろうかと不安に思い、行動に移せないことも考えられます。そのような患者に対する退院指導では、「バス停1つ分を歩く」「3階までなら階段を使う」など実現できそうな目標を設定し、達成できれば少しずつ目標を上げていく、といった提案をしていくことも重要です。この"小さな目標を達成できた"という気持ちが、自己効力感を高めることにもつながります。

退院指導の内容

1. 血圧

- 「健康日本21」[2]では、国民の平均血圧が2mmHg低下すると、脳卒中死亡患者は1万人減少し、ADLが新たに低下する患者の発生も3,500人減少するといわれています。
- 普段から栄養バランスのよい食事を摂るように意識し、塩分の摂りすぎに注意したり、適度な運動をすることが大切です。
- ==血圧を測る習慣をつけ、血圧を管理する==ことも必要です。同じ時間、同じ条件で測定し記録するように指導しましょう。また、高血圧と診断された患者は、薬物療法で血圧を正常に保っておくことも重要です。

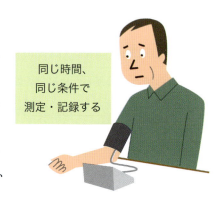

同じ時間、同じ条件で測定・記録する

▼正常血圧のめやす

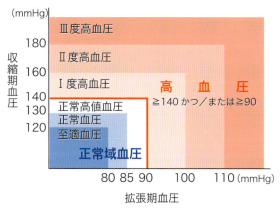

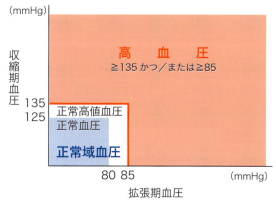

2. 食事
- 偏った食事は、高血圧、脂質異常症、糖尿病、肥満、動脈硬化を促進します。標準体重に対する適切な1日の摂取エネルギー量をめやすにした、バランスのよい食事を摂ることが必要です。
- 塩分控えめ（1日10g未満）、高脂肪の乳製品は控え、魚や植物性（オリーブ油など）の油を積極的に摂るように指導します。また、食物繊維の多い食事も大切です。

3. 運動
- ウォーキングなどの有酸素運動を30分以上、週3回程度行うのが望ましいといわれています。運動を習慣化するためには、毎日10分程度のストレッチ体操を取り入れるのも効果的です。

4. 喫煙
- 喫煙は百害あって一利なしであり、患者には禁煙を指導する必要があります。
- 禁煙に自信がない患者には、「禁煙外来」の受診を勧めるのも1つの方法です。

5. 飲酒
- 飲酒は適正量を守ることが重要です。ビールなら1日当たり中瓶1本（500mL）、日本酒なら1合（180mL）くらいまでといわれています。
- 週に1日の休肝日をつくることも大切です。

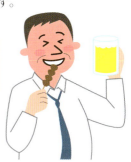

週1日は休肝日をつくる

6. 服薬
- 脳梗塞の再発予防のための抗血栓薬は、効果がみえるものではありません。そのため、勝手に中断したり、手術や検査のために中止になり、そのまま再開されず未内服となったりすることがあります。
- 抗血栓薬が何のための薬剤かを説明し、継続の必要性を伝えることが重要です。

退院指導の対象

- 脳卒中を起こすと失語などの高次脳機能障害が残ります。病識に欠けている患者、理解力が十分でない患者に対しては、家族も一緒に指導するなどの工夫が必要です。
- 食事は配偶者など同居している家族が作ることも多く、特に栄養指導は家族も一緒に行うことが重要です。患者の症状、生活歴をふまえ、指導の対象を考えることが必要となります。
- 脳卒中早期発見の啓発も、行っていかなければなりません。血栓溶解療法は、脳梗塞発症後4.5時間までしか使用できません。「顔・腕の麻痺」「言葉の障害」など、脳卒中の疑いがあれば1秒でも早く救急要請し、治療を開始しなければならないことを、家族を含めて説明する必要があります（→p.104参照）。

再発予防と退院支援

② 退院支援と在宅調整

脳卒中急性期の退院支援

- 退院支援は、疾患の発症により身体的、心理的、社会的な変化を抱えた患者の人生や生活の再構築の支援を目的としています。なかでも、脳卒中の発症は後遺症により介護が必要となるため、患者だけでなく家族の人生も大きく変えてしまうことがあります。そのため、救命だけでなく退院後の生活の質（QOL）の向上が重要であり、患者と家族が、その人らしい「いつもの生活」に近づけることを目標に、当院のSCUでは退院支援に取り組んでいます。

SCUが取り組んでいる退院支援の実際

1. 入院初期（入院〜7日目まで）

- 脳卒中の患者・家族に対する退院支援の介入は、早期に行う必要があります。なぜなら、失行や高次脳機能障害がある場合では、歩くことができたとしても、管理能力が低下するため、退院後に1人では生活できないことがあるからです。
- 看護師は、脳卒中による後遺症を脳の障害部位からアセスメントし、患者の転帰を入院時から予測して、他職種へのマネジメントを行う必要があります。
- 主治医から患者・家族に脳卒中地域医療連携パスの説明があります。急性期治療を終えた後は、リハビリテーションを目的とした回復期リハビリテーション病院への転院、退院後の外来リハビリテーションなどの地域の医療資源と連携して支援していくことを患者・家族が理解できるよう説明します。

▼退院支援介入の例①

麻痺の影響で自宅退院は困難だろう。家族が遠方と聞いたが、患者さんを支えるマンパワーはあるのだろうか？退院スクリーニングシートを書いて、MSWに介入してもらおう！

いままで1人暮らしをさせていた。親族はみんな遠いし、どうやって介護すればいいのだろうか？生活費をどう工面すればいいのか？

もう仕事ができないかもしれない。これから麻痺のある生活をどう送ればいいのか？
家族に迷惑をかけたくない…

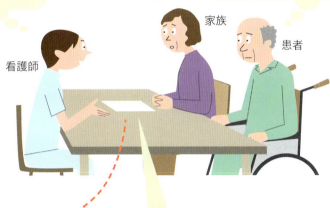

看護師　家族　患者

看護実践 6　退院支援　❷ 退院支援と在宅調整

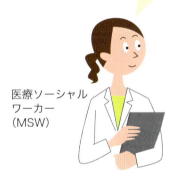

退院スクリーニングシートが届きました。麻痺のある患者さんがSCUにいるので介入を開始します。

医療ソーシャルワーカー（MSW）

〈退院支援介入に必要な情報〉
① 健康保険の未加入、医療費の支払困難などの緊急対応が必要な社会的問題
② 退院支援介入の同意
③ 自宅の状況、マンパワーの有無、利用可能な社会資源
④ 患者・家族の不安の表出
⑤ 疾患に対する理解、現在の状況の整理ができているか
⑥ 患者、家族が主治医に相談できていない問題

2. 入院中期以降（7日目前後〜退院まで）

- 病状が安定してきたころに、患者・家族の病状の受け入れや理解などの状況をふまえて、退院先について検討し、意向を確認します。
- 医療スタッフ間では後遺症、継続が必要な医療処置、ケアの内容、リハビリテーションなどの情報を共有し、患者・家族の意向と医療スタッフ間で共有しているニーズを擦り合わせる作業を経て、退院先についての合意形成をします。

▼退院支援介入の例②

看護師

遠方で暮らしている家族には頼れない、迷惑をかけたくないと本人は言っています。
自宅に帰りたいと言っていますが、回復を望めたとしても、麻痺の影響で介護が必要な状態です。
家族で話し合いをするそうですが、今すぐ同居できる方はいないそうです。

情報共有

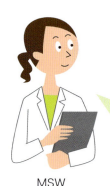

MSW

面談したところ、自宅は4階でエレベーターがないそうです。
まずはリハビリテーション病院への転院がいいでしょう。
本人の意思を尊重しながら、家族とも相談して決めていきましょう。

- 患者の状態から、患者・家族にとって最善の目標を設定していきます。

▼アセスメントしたい患者の状態

①身体的・精神的状態	脳卒中による後遺症、ADL、IADL、リハビリテーションの進行状況、リハビリテーション意欲、食事（胃管挿入の有無、食欲、食事摂取状況）、酸素療法の有無　など
②社会的な状態	家族としての役割遂行（家事など）、復職、地域の役員など社会的な役割の遂行、利用可能な社会資源、転院先の希望　など

▼患者・家族と医療スタッフ間の退院へ向けた合意形成（イメージ）

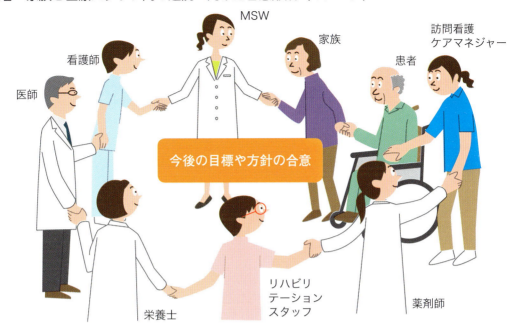

3. 最終的な退院調整

- 患者・家族と今後の目標や方針について合意形成ができた後、転院・退院の調整を行います。
- 転院先には、①回復期リハビリテーション病棟、②医療療養型病棟の選択肢があり、患者の病状や目標にあわせて、患者・家族と相談して決めていきます。

❶ 回復期リハビリテーション病棟

- 回復期リハビリテーション病棟は、急性期治療後のリハビリテーションを専門に実施しています。入院するには発症から2か月以内に転院することが条件とされています。入院期間は最長で5か月間、もしくは高次脳機能障害を有する場合は6か月間です。
- 1日平均2時間以上のリハビリテーションを提供します。

❷ 医療療養型病棟

- 医療療養型病棟は、医療処置が多い人の継続管理を提供しています。リハビリテーションも行っていて、患者の状態によって頻度や内容が決まります。

❸ 退院

- 退院の場合は、介護とリハビリテーションのニーズを評価し、介護保険サービスや外来リハビリテーションなどの社会資源を調整します。
- 退院前に在宅の介護・医療サービス担当者とカンファレンスを開き、退院後の課題を事前に確認して、解決策を立てておくことも必要です。

再発予防と退院支援

▼退院支援の流れ

入院

病棟看護師

[入院時]
- 入院時の病歴聴取
- 生活背景と家族構成
- キーパーソンの確認
- 脳卒中後遺症の観察
- 患者・家族の不安の聴取
- 退院支援介入のアセスメント

情報共有
- 患者・家族の現状理解
- 心配、不安の内容
- 生活背景
- 家族関係

退院支援部門

初回面接
- 緊急対応が必要な社会的問題
- 心配や不安の表出
- 病状の受入、理解
- キーパーソンの確認
- 入院前の生活状況
- 脳卒中地域連携パスの説明

入院中期
- 麻痺、神経徴候の観察
- リハビリテーションの状況
- 患者・家族の今後の意向、不安
- 医師、リハビリテーションスタッフ、MSWとの連携、マネジメント

情報共有
- 患者・家族の今後の目標
- 目標に向かうために必要な社会資源

入院中期
- 患者・家族の今後の目標確認
- 医療機関の紹介
- 在宅介護・医療資源の紹介

退院調整期
- 転院時看護サマリー作成
- 患者・家族への指導
- 転院時の搬送方法の検討

退院調整期
- 医療機関との転院交渉
- 介護保険サービス、在宅医療サービス担当者との連携・カンファレンスの開催

退院

地域医療に根ざした退院支援の取り組み

- 地域のなかで、それぞれの機能をもった病院が存在し、患者は転院しながら治療を受けて、最終的には社会復帰をめざしていくことを<u>地域完結型医療</u>といいます。それらは、病院間の医療連携によって実現されています。
- 当院では「脳卒中地域連携パス」の活用と、各病院の退院支援部門によって、医療連携がなされています。
- また、当院では退院支援委員会が毎月開催され、全病棟の退院支援委員と医師、MSWが参加し、情報共有と今後の課題を検討する機会があります。年に1度、地域の訪問看護ステーションから医師と看護師を招いて症例カンファレンスを行い、どのような介入が必要であったか検討しあう場を設定し、退院支援の質の向上に取り組んでいます。

文献

1．日本脳卒中協会：脳卒中予防十か条，脳卒中克服十か条．http://www.jsa-web.org/10/index.html（2019.1.10.アクセス）
2．21世紀における国民健康づくり運動（健康日本21第2次），平成24年7月10日厚生労働省告示430号．
　http://www.kenkounippon21.gr.jp/（2019.1.10.アクセス）
3．日本高血圧学会高血圧治療ガイドライン作成委員会編：高血圧治療ガイドライン2014．ライフサイエンス出版，東京，2014．
4．日本脳卒中学会脳卒中ガイドライン委員編：脳卒中治療ガイドライン2015［追補2017対応］．協和企画，東京，2017．
5．橋本洋一郎：患者さん・家族にはこう説明する！ナースが話せる脳卒中 そのまま使える一問一答式．ブレインナーシング 2013；
　29（3）：207．
6．山口幸，古瀬みどり：在宅軽症脳梗塞患者の再発予防に向けた自己管理行動と自己効力感，家族の支援行動および家族機能との
　関連．家族看護学研究 2012；17（3）：146-158．
7．中村裕美子，奥山則子，神馬征峰，他：地域看護技術．医学書院，東京，2005．
8．岡山明編：生活習慣改善支援シリーズ メタボリックシンドローム予防の健康教育 教材を用いた実践的プログラム．保健同人社，
　東京，2007．
9．波多野武人編著：まるごと図解 ケアにつながる脳の見かた．照林社，東京，2016．

資料4 本書に登場する 脳卒中にかかわる主なスケール・指標一覧

(アルファベット、50音順)

分類・評価	何をみる？	掲載頁
ABCD^{2}スコア	TIA後の脳卒中発症リスク	44
BI（Barthel Index、バーセルインデックス）	ADL評価	188
Brunnstrom Stage（ブルンストロームステージ）	運動麻痺	102
FIM（Functional Independence Measure、機能的自立度評価表）	ADL評価	187
Fisher分類	くも膜下出血の重症度	22
FT（food test、フードテスト）	嚥下障害	217
GCS（Glasgow Coma Scale、グラスゴー・コーマ・スケール）	意識障害	22
Hunt and Kosnik分類	くも膜下出血の重症度	84
JCS（Japan Coma Scale、ジャパン・コーマ・スケール）	意識障害	51
Mingazzini試験	運動麻痺	190
MMT（manual muscle testing、徒手筋力テスト）	運動麻痺	189
mRS（modified Rankin Scale）	生活自立度	44
MWST（modified water swallowing test、改訂水飲みテスト）	嚥下障害	216
NIHSS（National Institutes of Health Stroke Scale）	神経症状	117
RASS（Richmond agitation sedation scale、リッチモンド鎮静興奮スケール）	鎮静・興奮評価	148
RSAB（Rating Scale of Attentional Behavior）	注意障害	211
RSST（repetitive saliva swallowing test、反復唾液嚥下テスト）	嚥下障害	216
TMT（trail making test）	注意障害	211
WFNS分類	くも膜下出血の重症度	84
踵－膝試験	運動失調	193
摂食・嚥下能力グレード	嚥下障害	217
第5手指徴候	運動麻痺	189
バレー徴候	運動麻痺	190
指－鼻－指試験	運動失調	193

索 引

和 文

あ

アスピリン	56, 226, 227
アセタゾラミドナトリウム	41
圧迫固定	160, 165
アテローム	46
アテローム血栓性脳梗塞	46
アパシー	224
アピキサバン	228
アミロイドアンギオパチー	73
アライメント	201
アルガトロバン水和物	56, 226
アルツハイマー型認知症	223
アルテプラーゼ（rt-PA）	53, 169, 227
アレンテスト	156
アンギオ	39
アンギオ検査	25
アンギオ室	152
安静時エネルギー代謝	236

い

意識障害	29
意識レベル	110
移乗	199
一次運動野	6, 8
一次視覚野	6
一次聴覚野	6
一次予防	244
一過性脳虚血発作（TIA）	50, 99, 116
一側性の核上性障害（大脳病変）	219
意欲低下	29
医療療養型病棟	251

う

ウィリス動脈輪	12
植込み型心臓モニタ	43
ウェルニッケ（感覚性）失語	203
うっ血乳頭	126
運動路	5, 8
運動失語	29

運動失調	29, 192
運動性言語野（ブローカ野）	6
運動性失語（ブローカ失語）	6
運動麻痺	6, 189

え

エアフィルター	176
栄養管理	234
栄養評価	235
エイリアンハンド症候群	29
エコー検査	37
エダラボン	56, 226
エドキサバントシル酸塩水和物	228
嚥下障害	29, 215
嚥下調整食	238
延髄	2, 7, 219
延髄交叉	5
延髄梗塞	49

お

横静脈洞	14, 101
オザグレルナトリウム	56, 226, 231
音韻性錯語	203
温風式加温装置	158

か

カーテン徴候	220
外頸動脈	11, 16
改訂水飲みテスト（MWST）	216
ガイディングカテーテル	159
外転神経	9
開頭外減圧術	59, 113
開頭クリッピング術	86
開頭血腫除去術	81
開頭手術	136
灰白質	4
回復期リハビリテーション病棟	251
開放式ドレナージ	175
海綿静脈洞	14, 101
解離性脳動脈瘤	98
踵-膝試験	193
過灌流症候群	66, 167
拡散強調画像（DWI）	33

核種	41
核性障害（球麻痺）	219
下行性ヘルニア	128
下肢虚血	156
仮性動脈瘤	165
片麻痺	29
滑車神経	9
活性化部分トロンボプラスチン時間（APTT）	56
活動係数	236
カテーテル	151
カプノグラフィ	146
下吻合静脈	14
カルバゾクロムスルホン酸ナトリウム水和物	229
感覚失語	29
感覚障害	29, 190
感覚性言語野（ウェルニッケ野）	6
感覚性失語（ウェルニッケ失語）	6
感覚路	5, 8
眼球運動障害	29
環境音失認	6
環境調整	132
喚語困難	203
感情失禁	29
感情鈍麻	29
眼振	123
眼動脈	15
観念運動性失行	7, 207
観念性失行	7, 207
ガンマナイフ	100
顔面神経	9
灌流域	18

き

奇異性脳塞栓症	49
記憶障害	213
気管支喘息	155
キサントクロミー	85, 176
基礎エネルギー消費量（BEE）	236
基礎代謝	236
気道浄化	147
記銘力障害	6, 29

嗅覚障害 29	血行力学的脳梗塞 48	呼気終末炭酸ガス分圧（EtCO$_2$） 146
嗅神経 9	血腫 124	黒質 4
急性期リハビリテーション 180	血腫形成 165	骨膜 139
急性血行再建術 55	血栓回収 55	コンピューター断層撮影（CT） 24
急性水頭症 125	血栓塞栓症 161	
橋 2, 7	血栓溶解療法（rt-PA静注療法） 53, 169, 227	**さ**
仰臥位 142	血糖管理 112	最終健常確認時刻 107
境界領域 48	血尿 162	再出血 124, 130
胸神経 2	言語聴覚士（ST） 186	再発予防 244
胸髄 2	肩装具 201	細胞毒性浮腫 57, 125
共同偏倚 123	顕微鏡操作 140	作業療法士（OT） 186
共同偏視 29	健忘性失語 203	鎖骨下動脈 11
起立性低血圧 114, 183		左右失認 7
	こ	三叉神経 9
く	コイルコンパクション 87	
空気塞栓 142	コイル塞栓術 86	**し**
クッシング現象 127, 131	降圧薬 86	シース 151, 159
くも膜 10	構音障害 192, 206	視覚運動盲 6
くも膜下腔 10, 21, 83	後下小脳動脈 12, 17	視覚前野 6
くも膜下出血 10, 83, 130	抗凝固療法 56	磁気共鳴画像（MRI） 24
くも膜顆粒 21	口腔底 216	自己効力感 245
倉敷病院前脳卒中スケール（KPSS） 107	高血圧性脳出血 73, 122	視床 4
	抗血小板療法 56, 227	視床下核 4
クランプ 178	抗血栓療法 228	視床下部 4
クロピドグレル硫酸塩 56, 153, 227	高血糖 112	視床膝状体動脈 17
	後交通動脈 12	視床上部 4
け	高次運動野 6	視床性失語 29
鶏冠（ブレブ） 83	高次脳機能障害 130, 202	視床穿通動脈 17
経口摂取 240	拘縮 196	視神経 9
経口的栄養補助食品（ONS） 237	構成障害 7	肢節運動失行 206
頸神経 2	後大脳動脈 12, 17	失計算 7
頸髄 2	高張グリセロール 59, 226, 229, 231	失行 206
経頭蓋ドプラ（TCD）検査 25, 38	交通性水頭症 125	失語症 203
経腸栄養剤 239, 240	後頭蓋窩 7	失書 7, 29
頸動脈ステント留置術 62, 167	行動変容 245	失読 7, 29
頸動脈洞反射 167	後頭葉 2, 5	シバリング 147
頸動脈内膜剝離術 62	後腹膜血腫 165	視野障害 6
頸動脈プラークイメージ 36	鉤ヘルニア 128	ジャパン・コーマ・スケール（JCS） 50
頸動脈閉塞 49	後方循環 12, 18	
経皮的血管形成術（PTA） 88	硬膜 10	周期性垂直眼球運動 123
けいれん 71	硬膜下ドレナージ 172	粥状動脈硬化 15
血圧管理 111	硬膜外ドレナージ 172	縮瞳 123
血液脳関門（BBB） 20	硬膜下腔 10	手術室 137
血管解離 162	硬膜静脈洞 21, 101	出血性梗塞 49, 110, 115
血管原性浮腫 57, 125	硬膜動静脈瘻（dAVF） 101	術後合併症 150
血管支配領域 27	硬膜動脈 101	術後疼痛 150
血管穿孔 162	抗利尿ホルモン不適切分泌症（SIADH） 91	術創部の観察 149
血管造影室 152, 157		症候性頭蓋内出血 170
血管予備能 41	誤嚥性肺炎 68	上行性ヘルニア 128
血管攣縮（スパズム） 161		

上小脳動脈	12, 17
小脳	2, 7
小脳脚	7
小脳テント	3, 7
小脳皮質	7
上部消化管出血	129
上吻合静脈	14
静脈血栓塞栓症（VTE）	129
静脈洞	14
上矢状静脈洞	14
褥瘡	114
ジルチアゼム塩酸塩	124, 229
シルビウス溝（シルビウス裂）	3
シルビウス静脈	14
シロスタゾール	56, 227
心エコー検査	43
神経原性肺水腫	92
神経細胞体	4
神経症状	110
神経線維（軸索）	4
神経脱落症状	133
心原性脳塞栓症	43, 46, 110
シンシナティ病院前脳卒中スケール（CPSS）	104
心臓超音波検査	43
身体失認	209, 210
心内血栓	43
深部静脈血栓症（DVT）	60, 129
心房細動（Af）	43

す

髄液	21
髄液循環	21
髄質	4
錘体路	8
推定糸球体濾過量（eGFR）値	155
水頭症	21
水分バランス	112
髄膜	10
頭蓋骨	10, 139
頭蓋内圧亢進	126
頭蓋内圧亢進症状	113
頭蓋内外バイパス術	65
頭蓋内出血	167
スタンダードプリコーション	106
頭痛	168
ストレス係数	236
スパイナル（腰椎）ドレナージ	88, 172
スパズム	133, 161

せ

生活指導	244
生活習慣病	227
正常圧水頭症	88, 90, 130, 134
精神的支援	115
脊髄神経	2
脊髄	2
脊髄後索性	192
脊髄視床路	5, 8
舌咽神経	9
舌下神経	9
摂食・嚥下能力グレード	217
前下小脳動脈	12, 17
前交通動脈	12
仙骨神経	2
全失語	203
穿刺部出血	165
仙髄	2
前脊髄動脈	17
尖足	196
浅側頭動脈（STA）	65
前大脳動脈	12, 15, 16
穿通枝	13, 46
前庭迷路性	192
前頭葉	2, 5
前頭連合野	6
線分二等分試験	121
前方循環	12, 18
前脈絡叢動脈	15
せん妄	223

そ

造影剤アレルギー	152
造影剤腎症	155
総頸動脈	11
相貌失認	6
側頭葉	2, 5
側頭連合野	6
側脳室	21

た

体位変換	195
退院指導	245
退院調整	251
体温管理	112
体幹失調	29
大後頭孔ヘルニア	128
第3脳室	21
帯状回ヘルニア	128
体性感覚野	6, 8
体性感覚	190
対側空間失認	29
大腿動脈アプローチ	65
大動脈	11
大動脈弓	11
大脳	2
大脳鎌	3
大脳鎌下ヘルニア	128
大脳基底核	4
大脳半球	2
タイムアウト	138, 159
第4脳室	21
たこつぼ型心筋症	92
タップテスト	134
ダビガトランエテキシラートメタンスルホン酸塩	228
淡蒼球	4

ち・つ

地域完結型医療	252
チクロピジン塩酸塩	227
チタンプレート	141
着衣失行	7, 207
注意障害	211
中心溝	3
中心性ヘルニア	128
中枢神経系	2
中枢性塩類喪失症候群	91
中大脳動脈	12, 15, 16, 66
中脳	2, 7
中脳水道	21
超音波（エコー）検査	25, 37
聴覚周辺野	6
蝶形骨縁ヘルニア	128
聴神経（内耳神経）	9
枕子	160
鎮静薬	86
椎骨動脈	11, 17

て

低血糖	112
低酸素症	161
低ナトリウム血症	91
電気メス	137
伝導性失語	203
伝導性失語症	29
転倒予防	185
テント切痕	3
テント切痕ヘルニア	128

と

同意書	106
動眼神経	9
動作介助	198
頭頂葉	2, 5
頭頂連合野	6
頭皮	10
頭皮クリップ	139
動脈解離	49
動脈血CO_2分圧（$PaCO_2$）	146
同名半盲	15, 29
特殊感覚	190
徒手筋力テスト（MMT）	189
トラネキサム酸	229
ドリップチャンバー	175
トリプルH療法	88
トロラール静脈	14

な

内頸静脈	14
内頸動脈	15
内頸動脈狭窄症	62
内視鏡的血腫除去術	81
内臓感覚	190
内側側頭葉	6
ナイダス	100
内包	4
軟膜	10

に・ぬ・ね

ニカルジピン塩酸塩	79, 124, 229
二次予防	244
日常生活動作（ADL）	180
ニトログリセリン	229
乳酸アシドーシス	155
認知機能障害	134
認知症	29, 223

の

脳	2
脳回	3
脳幹	2, 7
脳血管撮影（DSA）検査	25, 39
脳血管内治療	151
脳血管攣縮（スパズム）	88, 130
脳血流シンチグラフィー（SPECT）検査	25, 41
脳血流量（CBF）	20
脳溝	3
脳梗塞	46, 110
脳細胞	19
脳室心房（V-A）シャント	90
脳室ドレナージ	82, 172
脳室-脳槽灌流	88, 89
脳室腹腔（V-P）シャント	90
脳出血	53, 73, 122
脳循環	18, 20
脳循環自動調節能	181
脳神経	2, 9
脳脊髄液（髄液）	10
脳槽ドレナージ	172
脳卒中栄養プロトコル	235
脳卒中後うつ病（PSD）	221
脳卒中センター（SCU）	89
脳卒中地域医療連携パス	248
脳卒中病院前救護（PSLS）	104
脳底動脈	12, 17
脳動脈瘤	83, 96
脳動静脈奇形（AVM）	73, 100
脳動脈解離	98
脳表静脈	14
脳浮腫	57, 110, 125
脳ヘルニア	59, 127, 177
脳保護療法	56
脳梁	3

は

バーセルインデックス（BI）	188
肺塞栓症（PE）	61
肺水腫	148
排尿障害	114, 134
排便管理	114
肺胞内CO_2濃度（$PACO_2$）	146
バイポーラ	137
廃用症候群	180
白質	4
バクテリアルトランスロケーション	234
バレー徴候	190
半側空間無視（USN）	7, 208
半側身体失認	7
反復唾液嚥下テスト（RSST）	216

ひ

被殻	4
皮下ドレナージ	172
非高血圧性脳出血	73
非交通性水頭症	125
尾骨神経	2
皮質	4
皮質枝	13
皮質脊髄路（錐体路）	5
皮質聾	6
尾状核	4
微小脳出血（microbleeds）	95
尾髄	2
必要栄養量	236
被曝	163
標準失語症検査（SLTA）	205
標準予防策	106
病態失認	7, 209, 210

ふ

ファスジル塩酸塩水和物	231
フードテスト（FT）	217, 235
腹臥位	142
副交感神経	9
副神経	9
不顕性誤嚥	69
物体失認	6
プラーク	36, 46
フリーラジカル	56
ブルンストロームステージ	102
フレア（FLAIR）	33
プレバイオティクス	215
ブローカ（運動性）失語	203
フローダイバーターステント	96
フローリバース法	65
プロテクション（遠位塞栓予防）	65
プロテクター	163
プロトロンビン時間（PT）	56
プロバイオティクス	215
分枝粥腫型梗塞（BAD）	48, 116
分水嶺	48

へ

閉鎖式ドレナージ	173
ヘッドピン	139
ペナンブラ	19
ヘパリン	56, 226

ほ

放射線治療	100
歩行介助	201
歩行障害	134
ポジショニング	195
ホルター心電図	43

ま

マイクロカテーテル	159

マジャンディ孔	21
末梢静脈栄養剤	242
末梢神経	2, 9

み

未破裂脳動脈瘤	96
脈絡叢	21
ミルキング	174

む

無言無動	29
無症候性頭頸部動脈狭窄	94
無症候性脳梗塞	93
無症候性病変	93
無名動脈	11

め

迷走神経	9
メンデルソン症候群	69

も

盲（皮質盲）	6
モノポーラ	137
もやもや病	99
モンロー孔	21

や・ゆ

野	5
優位半球	3
有酸素運動	246
輸血	143
指-鼻-指試験	193

よ

葉	5
腰神経	2
腰髄	2
腰椎穿刺	21, 85
腰部くも膜下腔腹腔（L-P）シャント	90

ら

ラクナ梗塞	46

ラモトリギン	229
卵円孔開存	49

り

理学療法士（PT）	186
離床	180
リッチモンド鎮静興奮スケール（RASS）	147
リバーロキサバン	228
両側性の核上性障害（偽性球麻痺）	219

る・れ・ろ

ルシュカ孔	21
レベチラセタム	229
聾	6

わ

ワルファリン	228
ワレンベルグ症候群	220
腕頭動脈	11

欧文・略語・その他

ABCDEアプローチ	108
$ABCD^2$スコア	44
ADL	185
blue toe	161
BPAS	36
CT（computed tomography）	24, 30
CT定位的脳内血腫除去術	80
CTA（CT angiography）	24, 31
CTP（CT perfusion）	32
D-マンニトール	59, 226, 229, 231
DOAC	228, 232
DSA（digital subtraction angiography）	39
DWI（ディフュージョン、拡散強調画像）	33
FAST	50
FIM（機能的自立度評価法）	187
Fisher分類	22
FLAIR（フレア）	33
GCS	22
Hunt and kosnik分類	84
ISLSアルゴリズム	105
JCS	51
MEP（運動誘発電位モニタリング）	160
Mingazzini試験	190
MMT	189
MRA（MR angiography）	24, 35
MRI（magnetic resonance imaging）	24, 33
MRP（MR perfusion）	35
mRS	44
MWST	216
NIHSS	50, 117
NINDS-Ⅲ	46
pusher	200
RASS	148
Rating Scale of Attentional Behavior（RSAB）	211
RSAB	211
RSST	216
rt-PA静注療法	109, 169
S状静脈洞	14, 101
SCU（stroke care unit）	169
SEP（体性感覚誘発電位モニタリング）	160
SPECT（single photon emission computed tomography）	25, 41
$T2^*$（ティーツースター）強調画像	33
TCD検査	38
TEMPLA	143
trail making test（TMT）	211
WAB失語症検査	205
WFNS分類	84
X線防護衣	163
3D-CTA	31
3D-DSA	39
3H療法	88

急性期の検査・治療・看護・リハビリまで
やさしくわかる脳卒中

2019年2月13日　第1版第1刷発行	監　修　永田　泉
2021年7月25日　第1版第2刷発行	編　集　波多野　武人、平田　雅彦
	発行者　有賀　洋文
	発行所　株式会社 照林社
	〒112-0002
	東京都文京区小石川2丁目3-23
	電話　03-3815-4921（編集）
	03-5689-7377（営業）
	http://www.shorinsha.co.jp/
	印刷所　共同印刷株式会社

- 本書に掲載された著作物（記事・写真・イラスト等）の翻訳・複写・転載・データベースへの取り込み、および送信に関する許諾権は、照林社が保有します。
- 本書の無断複写は、著作権法上での例外を除き禁じられています。本書を複写される場合は、事前に許諾を受けてください。また、本書をスキャンしてPDF化するなどの電子化は、私的使用に限り著作権法上認められていますが、代行業者等の第三者による電子データ化および書籍化は、いかなる場合も認められていません。
- 万一、落丁・乱丁などの不良品がございましたら、「制作部」あてにお送りください。送料小社負担にて良品とお取り替えいたします（制作部　0120-87-1174）。

検印省略（定価はカバーに表示してあります）
ISBN978-4-7965-2454-4
©Izumi Nagata, Taketo Hatano, Masahiko Hirata/2019/Printed in Japan